MEDICAL
MORPHOLOGY

医学形态学
学习指导

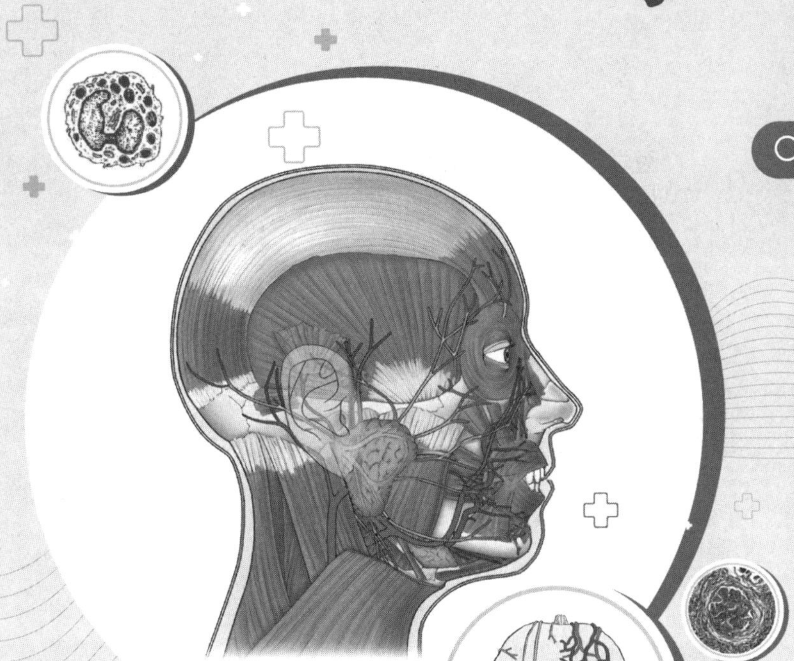

主 编 张雁儒

重庆大学出版社

图书在版编目(CIP)数据

医学形态学学习指导 / 张雁儒主编. -- 重庆: 重庆大学出版社, 2025.7. --(高等医学院校教材).
ISBN 978-7-5689-5370-2

Ⅰ.R32

中国国家版本馆 CIP 数据核字第 2025X2H678 号

医学形态学学习指导

YIXUE XINGTAIXUE XUEXI ZHIDAO

主编 张雁儒

策划编辑 胡 斌

责任编辑:张羽欣 版式设计:王 杭

责任校对:邹 忌 责任印制:张 策

*

重庆大学出版社出版发行

社址:重庆市沙坪坝区大学城西路 21 号

邮编:401331

电话:(023) 88617190 88617185(中小学)

传真:(023) 88617186 88617166

网址:http://www.cqup.com.cn

邮箱:fxk@ cqup.com.cn (营销中心)

全国新华书店经销

重庆市正前方彩色印刷有限公司印刷

*

开本:787mm×1092mm 1/16 印张:27 字数:604 千

2025 年 7 月第 1 版 2025 年 7 月第 1 次印刷

ISBN 978-7-5689-5370-2 定价:78.00 元

编委会

主　　编：张雁儒

副 主 编：邢景军　王　庚

编　　委：（排名不分先后）

郭洪胜（广东医科大学）
先德海（西南医科大学）
钟建桥（西南医科大学附属医院）
孟步亮（昆明医科大学）
庞爱兰（昆明医科大学第一附属医院）
刘乃心（昆明医科大学）
于　洋（昆明医科大学）
张雁儒（宁波大学医学部）
邢景军（宁波大学医学部）
王　庚（宁波大学医学部）
林　荣（宁波大学医学部）
徐　晨（宁波大学医学部）
金渝崴（宁波大学医学部）
李宏达（宁波大学医学部）
杨　越（河南理工大学医学院）
卿艳平（宁波大学附属第一医院）
蔡张瑜（宁波大学附属第一医院）

编写秘书：徐　晨

目录

绪论

绪　论

重点内容纲要

医学形态学是研究人体形态结构的科学，由人体解剖学、组织胚胎学和病理学相互融合而成，是医学科学中一门重要的基础课程。

1. 解剖学姿势

身体直立，两眼平视前方；上肢垂于躯干两侧，手掌朝向前方（拇指在外侧）；两足并拢，足尖向前。

2. 常用的方位术语

（1）躯干
- 上和下：按解剖学姿势，近头侧为上，远头侧为下。常用颅侧代替上，尾侧代替下。
- 前和后：靠身体腹面者为前，靠背面者为后。
- 掌侧和背侧：在描述手时则常用掌侧和背侧。
- 内侧和外侧：以身体的中线为准，距中线近者为内侧，离中线相对远者为外侧。描述上肢的结构时，由于前臂尺、桡骨并列，尺骨在内侧，桡骨在外侧，故可以用尺侧代替内侧，用桡侧代替外侧。下肢小腿部有胫、腓骨并列，胫骨在内侧，腓骨居外侧，故又可用胫侧和腓侧。

（2）四肢
- 近侧：靠近躯干的根部为近侧。
- 远侧：相对距离较远或末端的部位为远侧。

（3）与体表关系
- 浅：靠近体表的部分称为浅。
- 深：相对深入且潜居于内部的部分称为深。

（4）中空性器官
- 内：空腔脏器近内腔者为内。
- 外：空腔脏器远内腔者为外，应注意与内侧和外侧区分。

3. 轴和面

（1）轴。轴多用于表达关节运动时骨的位移轨迹所沿的轴线。以解剖学姿势为准，可将人体设为3个典型的互相垂直的轴：矢状轴、冠状（额状）轴、垂直轴。

（2）面。按照轴线可将人体或器官切成不同的切面，以便从不同角度观察某些结构。例如，矢状面、冠状面（额状面）、水平面（横切面）。

复习思考题

一、选择题

A 型选择题（每题仅有 1 个正确答案）

1. 关于板障的存在，下列描述正确的是（　　）。

A. 是存在于扁骨内的松质骨　　B. 存在于长、短骨内　　C. 存在于胸骨内

D. 存在于肋骨内　　E. 仅存在于颅盖骨内

2. 下列不能用于计数肋骨和椎骨的结构是（　　）。

A. 隆椎棘突　　B. 肋弓　　C. 胸骨角

D. 肩胛骨下角　　E. 上述结构都不可以

3. 关于骨髓的描述，错误的是（　　）。

A. 可分为黄骨髓和红骨髓

B. 红、黄骨髓皆有造血功能，是人体最大的造血器官

C. 胎儿及婴幼儿时期都是红骨髓

D. 存在于骨髓腔和骨松质中

E. 短骨、扁骨、不规则骨和长骨骺的红骨髓终生存在

4. 黄骨髓位于（　　）。

A. 幼儿长骨骨干的内部　　B. 幼儿长骨骨骺内部

C. 成人长骨骨干的内部　　D. 成人扁骨内部　　E. 所有骨的内部

5. 关于骨髓的描述，正确的是（　　）。

A. 胎儿和幼儿骨内完全是黄骨髓，成人长骨干内为红骨髓

B. 骨髓除充填于髓腔内，还充填于松质间隙内

C. 黄骨髓有造血功能

D. 失血时红骨髓能转化为黄骨髓

E. 临床上检查骨髓象可于肱骨或股骨中段穿刺抽取

6. 一位 18 岁的女性患者，拟诊白血病，需进行骨髓穿刺来检查骨髓象。医生穿刺时选择髂嵴处进行。其选择的原因是（　　）。

A. 髂骨骨松质间隙内终生充填有红骨髓

B. 髂骨的髓腔内为红骨髓

C. 髂骨的髓腔内黄骨髓因重度贫血可转化为红骨髓

D. 全身骨中只有髂骨可供骨髓穿刺　　E. 髂骨位置较表浅

7. 以下不是长骨的骨是（　　）。

A. 肱骨　　B. 掌骨　　C. 髋骨

D. 跖骨　　E. 腓骨

8. 关于长骨的描述，正确的是（　　）。

A. 指所有形状长的骨　　B. 骨干内具有含气的腔

C. 骨表面均覆盖有骨膜　　D. 骺线是成年后骨化了的骺软骨

E. 上述都不对

X 型选择题（每题选择两个或两个以上的正确答案）

1. 长骨的特点是（　　）。

A. 分为一体两端　　B. 体内有骨髓腔　　C. 骺的内部为骨松质

D. 内部只有黄骨髓　　E. 体中部有滋养孔

2. 成人红骨髓位于（　　）。

A. 髓腔内　　B. 短骨的骨松质内　　C. 颅骨的板障内

D. 扁骨的骨松质内　　E. 某些长骨骨端骨松质内

二、名词解释

1. 骨质；2. 板障；3. 红骨髓；4. 骺；5. 骺线

三、简答题

1. 从体表如何确定棘突和肋骨的序数？

2. 骨有哪些形态？简述其结构和功能。

3. 简述骨的基本构造。

系统解剖学

第一部分
系统解剖学

第一章　运动系统

第一节　躯干骨及其连结

重点内容纲要

一、躯干骨的组成

躯干骨包括 24 块椎骨、1 块骶骨、1 块尾骨、1 块胸骨和 12 对肋骨。24 块椎骨、1 块骶骨和 1 块尾骨借骨连结构成脊柱。

1. 椎骨

幼年时椎骨有 32 或 33 块，分为颈椎 7 块，胸椎 12 块，腰椎 5 块，骶椎 5 块，尾椎 3~4 块。成年后，5 块骶椎融合形成 1 块骶骨；3~4 块尾椎融化形成 1 块尾骨。

2. 胸骨

胸骨分为胸骨柄、胸骨体和剑突。

3. 肋

肋分为肋骨和肋软骨。

（一）椎骨的一般形态结构

椎骨由前方短圆柱形的椎体和后方板状的椎弓组成。

1. 椎体

椎体位于椎骨前方，是负重部分，外层为骨密质，内层为骨松质。

2. 椎弓

椎弓：
- 椎弓根：与椎体相连，有椎上切迹和椎下切迹。
- 椎弓板：两侧椎弓根向后内侧扩展呈板状。
- 突起：1 个棘突、1 对横突、1 对上关节突、1 对下关节突。

各部椎骨的主要特征

椎骨	椎体	椎孔	横突	棘突	关节突节面方向
颈椎	小、椭圆形	三角形	有横突孔	短小、末端分叉	近水平方向
胸椎	呈心形	圆形	有横突肋凹	长、伸向后下方	近冠状方向
腰椎	似蚕豆形	三角形	稍细、向两侧	宽扁呈板状向后	近矢状方向

3. 特殊的颈椎

寰椎（C_1）：无椎体、关节突及棘突，由两个侧块和前、后弓构成。前弓较短，后面正中有齿突凹。

枢椎（C_2）：椎体向上伸出齿突，与寰椎前弓后方的齿突凹相连。

隆椎（C_7）：棘突长，末端不分叉，当头部前曲时为项部最高突起，是计数椎骨的标志。

4. 骶骨

骶骨由5个骶椎融合而成，呈倒置的三角形，尖部接尾骨。

(1)骶骨的盆面（前面）
- 岬：骶骨前面上缘向前隆凸。
- 横线：骶椎在盆面愈合的痕迹。
- 骶前孔：位于横线两端，有4对。

(2)骶骨的背面（后面）
- 骶中间嵴：骶正中嵴外侧，骶椎关节愈合的隆起。
- 骶后孔：骶正中嵴外侧，有4对骶后孔。
- 骶外侧棘：骶后孔外侧，由骶椎横突愈合的突起。
- 骶粗隆：在最上一对骶后孔外侧的粗糙骨面。
- 骶管：骶椎椎孔连成，上端与椎管相续。
- 骶角：骶管裂孔两侧向下的突起，是进行骶管麻醉的标志。

(3)骶骨的耳状面：骶骨外侧上份，粗糙不平的关节面。

5. 尾骨

尾骨由3~4块退化的尾椎融合而成。

（二）胸廓的一般形态结构

胸廓由胸椎、肋、胸骨和它们之间的骨连结共同构成，胸椎与12对肋相连接。肋前端连胸骨，形成骨性胸廓。肋包括肋骨和肋软骨，共12对。肋骨可分为体和前、后两端。后端膨大称为肋头，与胸椎体上的肋凹相关节。

1. 肋的分类

上 7 对肋骨的前端借助软骨连于胸骨，称为真肋。
第 8~10 肋，肋软骨的前端与上位相邻的肋软骨相连接，构成肋弓，称为假肋。
第 11、12 肋末端游离于腹壁肌层中，称为浮肋。

2. 特殊的肋骨

第 1 肋：扁宽而短，分上、下面和内、外两缘，无肋角及肋沟。内缘前份有前斜角肌结节，为前斜角肌腱附着处。其前、后方分别有锁骨下静脉和锁骨下动脉经过的压迹。
第 2 肋：为第 1 肋与其他肋骨之间的过渡型。
第 11、12 肋：较直，无肋颈、肋结节及肋角。

（三）躯干骨的重要骨性标志

1. 颈静脉切迹

颈静脉切迹位于胸骨柄上缘，左右锁骨内侧端之间，与第 2 胸椎椎体下缘线平齐。

2. 胸骨角

胸骨角位于胸骨柄与胸骨体相连结处，微向前凸，两侧接第 2 肋软骨，是计数肋骨的重要标志。可与第 4 胸椎体下缘平齐。

3. 肋弓

肋弓由第 8~10 肋软骨依次连于上位肋软骨，形成左右肋弓。

4. 骶管裂孔

骶管裂孔在骶骨背面正中的下端，左右两骶角之间，为骶管向下的开口，与脊髓硬膜外腔的终点平齐。

5. 第 7 颈椎棘突

头向前俯屈时，在项下部正中最突出处，即为第 7 颈椎棘突，可作为确定椎骨棘突序数的标志。

二、躯干骨的连结

24 块椎骨、1 块骶骨和 1 块尾骨借骨连结形成脊柱，构成人体的中轴，上承托颅，下接下肢带骨。12 块胸椎、12 对肋、1 块胸骨和它们之间的骨连结，共同形成胸廓。

（一）脊柱

1. 椎骨间的连结

各椎骨之间，通过韧带、软骨和滑膜关节相连，可分为椎体间连结和椎弓间连结。

（1）椎体间的连结：相邻各椎体之间通过椎间盘、前纵韧带和后纵韧带相连。

①椎间盘：连结相邻两个椎体的纤维软骨盘。椎间盘由两部分构成，中央部为髓核，是柔软而富有弹性的胶状物质；周围部为纤维环，由多层纤维软骨环按同心圆排列组成，富于坚韧性，牢固连结各椎体的上、下面，保护髓核并限制髓核向周围膨出。椎间盘既坚韧，又富弹性，承受压力时被压缩，除去压力后又复原，具有“弹性垫”样缓冲作用，并允许脊柱作各个方向的运动。当纤维环破裂时，髓核容易向后外侧脱出，突入椎管后椎间孔压迫脊髓和脊神经，导致椎间盘脱出症。

②前纵韧带：位于椎体前面，宽而坚韧，从枕骨大孔前缘延伸至第 1 或第 2 骶椎体，防止脊柱过度后伸和椎间盘向前脱出。

③后纵韧带：位于椎管内椎体后面，窄而坚韧，起自枢椎并与覆盖枢椎体的覆膜相续，向下达骶管，与椎间盘纤维环及椎体上下缘紧密连结，而与椎体结合较为疏松，限制脊柱过度前屈。

（2）椎弓间的连结

- 黄韧带：连结相邻两椎弓板之间的韧带，由黄色弹性纤维构成，又称弓间韧带。
- 棘间韧带：连结相邻两棘突之间。
- 棘上韧带：连结胸、腰、骶椎各棘突尖之间的纵行韧带。
- 项韧带：由颈椎棘突尖向后扩展成三角形的弹性膜，起肌间隔作用。
- 横突间韧带：连结相邻椎骨横突之间。
- 关节突关节：由相邻椎骨的上下关节突的关节面构成。

2. 寰椎与枕骨及枢椎的关节

（1）寰枕关节：为两侧枕髁与寰枕侧块的上关节凹构成的联合关节，属于双轴性椭圆关节。两侧关节同时活动，可使头作俯仰和侧屈运动。

（2）寰枢关节：包括 3 个滑膜关节，2 个在寰椎侧块，1 个在正中复合体，分别称为寰枢外侧关节和寰枢正中关节。寰枢关节沿齿突垂直轴运动，使头连同寰椎进行旋转。寰枕、寰枢关节的联合活动能使头作俯仰、侧屈和旋转运动。寰枢关节还有齿突尖韧带、翼状韧带、寰枕横韧带及覆膜加强。

3. 脊柱的形态和功能

从前面观察脊柱，可见椎体从第 2 颈椎向下逐渐增大。从后面观察，可见各部椎骨的棘突连贯成纵嵴。从侧面观察，可见脊柱有颈、胸、腰、骶 4 个生理弯曲。其中，颈曲和腰曲凸向前，胸曲和骶曲凸向后。脊柱除支持体重、保护内脏外，还可做前屈后伸、侧屈和旋转运动。

（二）胸廓

1. 构成胸廓的关节

（1）肋椎关节：肋骨与脊柱的连结包括肋头和椎体的连结（肋头关节），以及肋结节和横突的连结（肋横突关节）。这两个关节在功能上是联合关节，运动时肋骨沿肋头至肋结节的轴线旋转，使肋上升或下降，以增加或缩小胸廓的前后径和横径，从而改变胸腔的容积，辅助呼吸。

肋头关节：由肋头的关节面和与之相应胸椎体的肋凹构成。
肋横突关节：由肋结节关节面和相应的横突肋凹构成。

（2）胸肋关节：由第 2~7 肋软骨和胸骨相应的肋切迹构成。

2. 胸廓的整体观

成人胸廓近似圆锥形，容纳胸腔脏器。胸廓有上、下两口和前、后、外侧壁。

（1）胸廓上口：较小，由胸骨柄上缘、第 1 肋和第 1 胸椎体围成，是胸腔和颈部的通道。

（2）胸廓下口：宽而不齐，由第 12 胸椎、第 11 及 12 对肋前端、肋弓和剑突围成，两侧肋弓在中线构成向下开放的胸骨下角。剑突又将胸骨下角分成左、右剑肋角。

3. 胸廓的运动

胸廓主要参与呼吸运动。吸气时，在胸大肌、胸小肌、前锯肌、肋间外肌、肋间最内肌、膈肌作用下，肋的前部抬高，伴以胸骨上升，从而加大胸廓前后径。肋上抬时，肋体向外扩展，加大胸廓横径，使胸腔容积增大。呼气时正好相反。呼气时，在腹外斜肌、腹内斜肌、腹横肌、腹直肌、肋间内肌的作用下，膈肌松弛，胸骨与肋前端下降，使胸腔容积缩小。正是胸廓容积的改变，才促成了肺呼吸。

复习思考题

一、选择题

A 型选择题（每题仅有 1 个正确答案）

1. 关于胸骨角的描述，错误的是（　　）。

A. 为胸骨柄与胸骨体的连接处　　B. 其两侧接第 2 肋　　C. 其后平对第 4 胸椎

D. 以此横断平面有主动脉弓的起、止点

E. 以此横断的平面有食管的第 3 个狭窄

2. 关于骶骨的描述，正确的是（　　）。

A. 由 5 块骶椎融合而成　　B. 耳状面是粗糙的关节面，体表可以摸到骶角
C. 骶管由椎孔连接而成　　D. 骶管裂孔是椎管向后的开口
E. 以上均正确
3. 关于椎骨的描述，正确的是（　　）。
A. 分颈、胸、腰、骶、尾椎，5 块腰椎融合成一块腰骨
B. 椎骨由前面的锥体、后部的椎弓组成，两者围成椎孔
C. 相邻椎骨的椎弓板之间围成椎间孔
D. 椎间孔上下贯连形成椎管
E. 从椎弓上发出棘突、横突、上关节突、下关节突各 1 对
4. 关于椎骨的描述，正确的是（　　）。
A. 颈椎棘突部分叉　　B. 颈椎均有椎体　　C. 第 12 胸椎无肋凹
D. 腰椎关节突关节面呈矢状位　　E. 第 6 颈椎棘突又称隆椎
5. 横突孔中通行的结构有（　　）。
A. 椎动脉　　B. 眼动脉　　C. 颈外动脉
D. 颈内动脉　　E. 以上都不是
6. 关于黄韧带的描述，正确的是（　　）。
A. 连接相邻的椎弓根之间　　B. 连接相邻的椎弓板之间
C. 连接相邻的横突之间　　D. 参与椎管前壁的构成
E. 硬膜外麻醉不需穿经此韧带
7. 假肋是指（　　）。
A. 第 1~7 肋　　B. 第 8~11 肋　　C. 第 8~12 肋
D. 第 1~10 肋　　E. 第 11~12 肋
8. 关于颈椎的描述，正确的是（　　）。
A. 椎体呈椭圆形　　B. 椎孔呈三角形
C. 第 6 颈椎横突末端前方隆起有颈动脉结节　　D. 第 7 颈椎也称隆椎
E. 以上均正确
9. 关于肋的描述，正确的是（　　）。
A. 外面近下缘处有肋沟　　B. 第 8~10 肋软骨连成肋弓
C. 分真肋和肋　　D. 第 1~8 肋前端连于胸骨为真肋
E. 10~12 肋称浮肋
10. 起于骶骨穿坐骨大孔止于大转子的肌是（　　）。
A. 半膜肌　　B. 梨状肌　　C 臀中肌
D. 闭孔内肌　　E. 闭孔外肌

11. 关于颈椎的描述，正确的是（　　）。
A. 都有一个较小的椎体
B. 横突孔只存在于第 1~6 颈椎
C. 关节面都呈冠状位
D. 都有棘突
E. 以上均不正确
12. 关于胸骨的描述，正确的是（　　）。
A. 上宽下窄，分胸骨体和胸骨柄两部分
B. 与肋软骨都以关节相连
C. 柄上缘中部有颈静脉切迹
D. 成人胸骨体内含有黄骨髓
E. 胸骨角连接第 1 肋
13. 胸骨角为（　　）的连接处。
A. 胸骨体与剑突
B. 胸骨柄与胸骨体
C. 胸骨与锁骨
D. 胸骨柄与剑突
E. 以上都不是
14. 关于胸廓的描述，正确的是（　　）。
A. 胸廓上口狭小，向前下倾斜
B. 胸廓下口宽大，向前下倾斜
C. 第 1~8 肋连于胸骨
D. 运动时胸廓只有前后径变化
E. 肋下降时，辅助吸气
15. 关于胸锁乳突肌的描述，正确的是（　　）。
A. 斜列于颈部两侧
B. 起于锁骨和肩胛骨
C. 止于颈深肌群
D. 其深面覆盖颈阔肌
E. 收缩时可使头低俯
16. 胸椎的特点是（　　）。
A. 第 1 胸椎具有横突孔
B. 椎体肋凹与肋结节相关节
C. 棘突特别短
D. 关节突关节面呈水平位
E. 横突上有横突肋凹
17. 腰椎的特点是（　　）。
A. 有横突孔
B. 棘突间距离较小
C. 有肋凹
D. 棘突分叉
E. 以上都不是
18. 关于脊柱韧带的描述，错误的是（　　）。
A. 黄韧带连结在相邻椎弓板之间
B. 前纵韧带防止脊柱过伸
C. 前纵韧带防止脊柱过屈
D. 后纵韧带附着于椎体与椎间盘的后面
E. 连接胸、腰、骶椎各棘突尖之间的韧带称棘上韧带
19. 关于椎间盘的描述，错误的是（　　）。
A. 位于相邻椎体之间
D. 各部椎间盘厚薄不一
C. 有弹性
D. 由纤维环和髓核构成
E. 椎间盘脱出最多见于胸椎
20. 椎弓和椎体围成的是（　　）。

A. 椎间孔　　B. 横突孔　　C. 椎孔
D. 椎骨上、下切迹　　E. 椎管

X 型选择题（每题选择两个或两个以上的正确答案）

1. 颈椎的结构特点是（　　）。
A. 椎孔大，呈三角形　　B. 棘突短而分叉　　C. 有横突孔
D. 椎体较大　　E. 有横突肋凹
2. 肋骨的结构特点是（　　）。
A. 属于扁骨　　B. 可分肋头、肋体两部分
C. 前端接肋软骨　　D. 后端接胸椎
E. 除第 1 肋外，内面近下缘处有肋沟
3. 属于扁骨的是（　　）。
A. 肋骨　　B. 顶骨　　C 腕骨
D. 髋骨　　E. 胸骨
4. 椎体间的连结有（　　）。
A. 椎间盘　　B. 项韧带　　C. 前纵韧带
D. 后纵韧带　　E. 黄韧带

二、名词解释

1. 骶角；2. 骨盆；3. 界线；4. 肋弓；5. 胸骨角；6. 胸骨下角；7. 胸廓；8. 椎间盘；9. 足弓

三、简答题

1. 在一堆椎骨中，如何正确并迅速地区分各部椎骨？
2. 试述椎骨间的骨连结形式。

第二节　附肢骨及其连结

重点内容纲要

一、上肢骨及其连结

上肢骨由上肢带骨（锁骨、肩胛骨）和自由上肢骨（肱骨、前臂骨、手骨）组成。

（一）上肢带骨

1. 锁骨

(1) 位置：锁骨位于胸廓前上方，呈“∽”形。

(2) 形态结构。

- 内侧端：粗大，为胸骨端，内侧 2/3 凸向前，呈三棱棒形，有关节面与胸骨柄两侧构成胸锁关节。
- 外侧端：扁平，为肩峰端，有小关节面与肩胛骨肩峰相关节。外侧 1/3 凸向后，呈扁平形。锁骨将肩胛骨支撑于胸廓之外，以保证上肢的灵活运动。锁骨骨折多发生在中、外 1/3 交界处。
- 上面：光滑，全长均在皮下，可在体表扪及。
- 下面：粗糙，有韧带与肌附着。

(3) 神经分布：臂丛在锁骨上部的分支包括胸长神经、肩胛背神经、肩胛上神经；在锁骨下部的分支包括肩胛下神经、胸内侧神经、胸外侧神经、胸背神经、腋神经、肌皮神经、正中神经、尺神经、桡神经、臂内侧皮神经、前臂内侧皮神经。

2. 肩胛骨

(1) 位置：肩胛骨位于胸廓后外侧的上份，相当于第 2~7 肋之间。可分为两面、三缘和三角。

(2) 形态结构

- 两面：腹侧面或肋面与胸廓相对，为一大浅窝，称肩胛下窝。背侧面有一横嵴，称肩胛冈。冈上、下方的浅窝，分别称冈上窝和冈下窝。肩胛冈向外侧延伸的扁平突起，称肩峰，与锁骨外侧端相接。
- 三缘：上缘短而薄，外侧份有肩胛切迹，更外侧有指状突起称喙突。内侧缘薄而锐利，又称脊柱缘。外侧缘肥厚邻近腋窝，又称腋缘。
- 三角：上角为上缘与脊柱缘会合处，平对第 2 肋。下角为脊柱线与腋缘会合处，平对第 7 肋或第 7 肋间隙，为计数肋的标志。外侧角为腋缘与上缘会合处，最肥厚，朝外侧方的梨形浅窝，称关节盂，与肱骨头相关节。盂上下方各有一粗糙隆起，分别称盂上结节和盂下结节。肩胛冈、肩峰、肩胛骨下角、内侧缘及喙突都可在体表扪及。

(二) 自由上肢骨

自由上肢骨包括肱骨、尺骨、桡骨和手骨（腕骨、掌骨和指骨）。

1. 肱骨

(1) 位置：肱骨位于肩部，分为一体两端。

(2) 形态结构。

- 上端
  - 肱骨头：呈半球形，朝向上后内方，周围的环状沟称解剖颈。
  - 大结节：肱骨头外侧的隆起，下延的骨嵴称大结节嵴。
  - 小结节：肱骨头下前方的隆起，下延的骨嵴称小结节嵴。
  - 结节间沟：两结节之间的纵行沟。
  - 外科颈：上端与体交界的缩细部，腋神经绕肱骨外科颈至三角肌深面，分布于三角肌、小圆肌。肱骨外科颈骨折、肩关节脱位或被腋仗压迫，都可造成腋神经损伤而导致三角肌瘫痪，臂不能外展，臂部、臂外上部感觉障碍。由于三角肌萎缩，肩部失去圆隆的外形。
- 体：
  - 三角肌粗隆：体部外侧粗糙的骨面。
  - 桡神经沟：体部后面，自上斜向外下的浅沟，有桡神经和肱深动脉走行，肱骨中部骨折可能伤及桡神经，引起感觉和运动障碍，表现为抬前臂时呈“垂腕”状。
- 下端：肱骨滑车；冠突窝；鹰嘴窝；内上髁；尺神经沟（尺神经的浅支分布于小鱼际、小指和环指尺侧半掌面皮肤，深支分布于小鱼际肌、拇收肌、骨间掌侧肌、骨间背侧肌及第3、4蚓状肌。尺神经损伤致“爪形手”）；肱骨小头；桡窝；外上髁。

2. 尺骨

(1) 位置：尺骨位于臂部内侧，属于长骨。

(2) 形态结构。

- 上端
  - 滑车切迹：前面的半圆形凹陷。
  - 鹰嘴：滑车切迹上方向前的骨性突起。
  - 冠突：滑车切迹下方向前的扁性突起。
  - 桡切迹：冠突外侧的关节面。
  - 尺骨粗隆：冠突下方前面的粗糙骨面。
- 骨间缘：尺骨体外侧锐薄的纵行骨嵴。
- 下端
  - 尺骨头：半球形，周缘为环状关节面。
  - 尺骨茎突：头后侧向下延伸的锥状突起。

3. 桡骨

(1) 位置：桡骨位于臂部外侧，属于长骨。

(2) 形态结构。

- 上端
  - 桡骨头：圆柱状膨大部，周缘为环状关节面。
  - 桡骨颈：桡骨头下方的缩细部。
  - 桡骨粗隆：颈下方偏向前内侧的骨突。
- 下端
  - 尺切迹：下端内侧的关节面。
  - 腕关节面：远端下面与腕骨成关节。
  - 桡骨茎突：远端外侧向下的突起。

4. 手骨

(1) 腕骨共 8 块。

- 近侧列：手舟骨、月骨、三角骨、豌豆骨。
- 远侧列：大多角骨、小多角骨、头状骨、钩骨。

(2) 掌骨：共 5 块，属于长骨，分为近端、中部、远端。

(3) 指骨：共 14 块，属于长骨，分为近节、中节、远节。

(三) 上肢骨的连结

上肢骨的连结包括上肢带骨连结和自由上肢骨连结。

1. 上肢带骨连结

(1) 胸锁关节：由锁骨的胸骨端与胸骨锁切迹及第 1 肋软骨上面构成。关节囊坚韧，并由周围韧带增强。关节囊内有纤维软骨构成的关节盘，将关节腔分为外上和内下两部分，可做多轴运动。

(2) 肩锁关节：由锁骨肩峰端与肩胛骨肩峰关节面构成，属于平面关节。肩锁关节是肩胛骨活动的支点。关节的上方有肩锁韧带，关节囊和锁骨下面有坚强的喙锁韧带连于喙突。囊内的关节盘常出现关节的上部，不部分地分隔关节，关节活动度小。

(3) 喙肩韧带：连于肩胛骨的喙突与肩峰之间，与喙突、肩峰共同组成喙肩弓，可防止肱骨头向上脱位。

2. 自由上肢骨连结

自由上肢骨连结由肩关节、肘关节、桡尺连结、手关节组成。

(1) 肩关节：由肱骨头和肩胛骨关节盂构成（关节窝只容纳关节头的1/4~1/3）。其特点如下。

①肱骨头：大，关节盂浅小，关节盂周缘有纤维软骨构成的盂唇使之略微加深关节窝。典型球窝关节。

②关节囊：薄而松，上方在盂唇外面附于关节盂的周缘，向下附于肱骨解剖颈。囊的上壁有喙肱韧带，前、后、上壁均有肌腱纤维编入得以加强，囊的下壁薄弱，肱骨头易从前下壁脱位。肩关节的上方还有一条附于肩胛骨喙突和肩峰之间的喙肩韧带，它与喙突、肩峰共同构成喙肩弓，从上方保护肩关节，防止肱骨头向上脱位。

③关节腔：宽大，关节盂周缘有纤维软骨构成的盂唇，略微加深关节窝。腔内有肱二头肌长头腱通过，并经结节间沟出囊外。

④运动：肩关节可作三轴运动，即冠状轴上的屈和伸，矢状轴上的收和展，垂直轴上旋内、旋外运动及环转运动。肩关节的运动范围较广，是最灵活的关节之一。

(2) 肘关节：由肱骨下端与桡、尺骨上端构成的复合关节，它包括3个关节（肱尺关节、肱桡关节、桡尺近侧关节）。

①结构：关节囊的前、后壁薄弱而松弛，两侧壁厚而紧张，并有副韧带加强。囊的后壁最薄弱，故常见桡、尺两骨向后脱位，移向肱骨的后上方；韧带有桡、尺侧副韧带及桡骨环状韧带。4岁以前易发生桡骨头半脱位。

②运动：屈、伸运动；旋前、旋后运动。肱桡关节能作屈、伸和旋前、旋后运动，桡尺近侧关节与桡尺远侧关节联合可使前臂作旋前、旋后运动。

(3) 桡尺连结：桡骨、尺骨借桡尺近侧关节、桡尺远侧关节和前臂骨间膜相连。

①结构：前臂骨间膜是连结尺骨和桡骨的骨间缘之间的坚韧纤维膜。桡尺近侧关节由桡骨环状关节面和尺骨桡切迹构成。桡尺远侧关节由尺骨头环状关节面与桡骨尺切迹组成，尺骨远端有关节盘。

②运动：桡尺近侧关节和桡尺远侧关节是联合关节，前臂可做旋转运动，当桡骨转至尺骨前方并与之相交叉时，手背向前，称为旋前；与此相反的运动称为旋后。

(4) 手关节：桡腕关节、腕骨间关节、腕掌关节、掌骨间关节、掌指关节和指骨间关节。

桡腕关节
- 结构：关节头（手舟骨、月骨、三角骨的近侧关节面作为关节头）、关节窝（桡骨远端的腕关节面、尺骨头下方的关节盘作为关节窝）、关节囊松弛、关节的前、后和两侧均有韧带加强，其中掌侧韧带最为坚韧，所以腕的后伸运动受限。
- 运动：屈、伸运动（在冠状轴上运动）、内收、外展运动（在矢状轴上运动）、环转运动（两轴联合运动）。

腕骨间关节：相邻各腕骨之间构成的关节，可分为近侧列、远侧列腕骨间关节和两列腕骨之间的腕中关节。

腕掌关节：由远侧列腕骨与5个掌骨底构成。

掌骨间关节：是第2~5掌骨底相互之间的平面关节，其关节腔与腕掌关节腔交通。

掌指间关节：共5个，由掌骨头与近节指骨底构成。

指骨间关节：由近节指骨滑车与中节指骨底（拇指为远节指骨底）以及中节指骨滑车与远节指骨底构成的关节，共9个。

二、下肢骨及其连结

下肢骨包括下肢带骨（髋骨）和自由下肢骨（股骨、髌骨、胫骨、腓骨和足骨）。

（一）下肢带骨

下肢带骨即髋骨，是不规则骨，由髂骨、坐骨和耻骨三者愈合而成。在16岁左右，由软骨连结骨化为骨性结合，在三骨愈合处的外侧面形成深陷的髋臼。坐骨与尺骨连结形成的骨环组成闭孔。

1. 髂骨

(1) 位置：髂骨位于髋骨的后上部，分体和翼两部分。

(2) 形态结构。

- 髂骨体：下部肥厚，外侧部构成髋臼的上2/5。
- 髂骨翼：上缘肥厚，形成弓形的骨嵴，两嵴最高点连线通过第4腰椎棘突。
- 髂前上棘：髂嵴前端突出的骨点，体表可扪及。
- 髂结节：髂前上棘后方外侧5~7 cm处，髂棘外唇向外的突起。
- 髂前下棘：在髂前上棘下方锐薄的突起。

髂后上棘：髂嵴后端突出的骨点。
髂后下棘：在髂后上棘下方锐薄的突起。
髂窝：髂骨翼内侧面，构成骨盆侧壁的浅窝，其下界为弓状线。
耳状面：髂骨翼的后内侧粗糙的骨面。
髂粗隆：耳状面后上方凹凸不平的骨面。
坐骨大切迹：髂后下棘下方与坐骨棘之间的凹陷部。

2. 坐骨

(1) 位置：坐骨位于髋骨后下部，分为坐骨体和坐骨支。

(2) 形态结构。

坐骨体：外侧部构成髋臼后下 2/5。
坐骨支：
- 坐骨棘：坐骨支后缘锥状突起。
- 坐骨小切迹：坐骨棘下方的凹陷部。
- 坐骨结节：坐骨体与坐骨支移行处后部的粗大隆起，体表可扪及。

3. 耻骨

(1) 位置：耻骨位于髋骨前下部，分为一体和上、下两支。

(2) 形态结构。

耻骨体：构成髋臼前下 1/5，有髂耻隆起，耻骨体上面与髂骨体结合部的粗糙骨性隆起。
耻骨支：
- 耻骨梳：耻骨上支上面一条锐利骨嵴。
- 耻骨结节：耻骨梳前端的突起。
- 耻骨嵴：耻骨结节到中线部粗钝的上缘。
- 耻骨联合面：耻骨上、下肢移行部，内侧的椭圆形粗糙骨面。

4. 髋臼

髋臼由髂、耻、坐三骨的骨体在外侧结合成髋臼。

形态结构：
- 月状面：髋臼周缘半月形的关节面，与股骨头成关节。
- 髋臼窝：髋臼中央的底部，未形成关节面的部分。
- 宽臼切迹：宽臼边缘下部的缺口处。

(二) 自由下肢骨

自由下肢骨包括股骨、髌骨、胫骨、腓骨、跗骨、跖骨和趾骨，后三者合称足骨。

1. 股骨

(1) 位置：股骨位于大腿，约为身高的 1/4。

- 上端
  - 股骨头：球状朝向内上方，中央稍下有股骨头凹。
  - 股骨颈：头下外侧缩细部。
  - 大转子：股骨颈与体连接处外上方较大的骨隆。
  - 小转子：股骨颈与体内下方的较小的骨隆。
- 体部
  - 转子间线：两转子间前方骨线。
  - 转子间嵴：两转子间后方骨嵴。
  - 粗线：后面纵行骨嵴。
  - 臀肌粗隆：粗线外上端的粗糙部。
- 下端
  - 耻骨肌线：粗线内上端的粗糙部。
  - 腘面：粗线下端分叉间的骨面。
  - 内侧髁：内侧向后突出的膨大部。
  - 内上髁：内侧髁的内面突起部。
  - 收肌结节：内上髁后上方的突起。
  - 外侧髁：外侧向后突出的膨大部。
  - 外上髁：外侧髁的外面突起部。
  - 髁间窝：两髁之间后方的凹陷。
  - 髌面：下端前方的关节面。

2. 髌骨

（1）位置：髌骨位于股骨下端前面，在股四头肌腱内，是最大的籽骨。

（2）形态：栗子形，上宽下尖，前面粗糙，后面的关节面分两部，外侧部宽大，内侧部较小。

3. 胫骨

（1）位置：胫骨位于小腿内侧，属于长骨。

（2）结构
- 上端
  - 内侧髁：与股骨内侧髁相关节。
  - 外侧髁：与股骨外侧髁相关节。
  - 髁间隆起：两髁关节面之间的粗糙隆起。
  - 腓关节面：外侧髁后下方的关节面，与腓骨头相关节。
  - 胫骨粗隆：胫骨上端前面的粗糙骨性隆起，体表可扪及。
  - 比目鱼肌线：胫骨上端后份自外斜向内下的粗糙骨线。
- 骨体
  - 胫骨前缘：胫骨前面纵行锐利骨棱，全长位于皮下。
  - 骨间缘：胫骨体外侧的纵行骨嵴。
- 下端
  - 腓切迹：外侧凹陷，与腓骨远端构成胫腓韧带连结。
  - 内踝：内侧向下的股性突起，位于皮下。

4. 腓骨

（1）位置：腓骨位于小腿的外侧，细长，属于长骨。

（2）结构
- 上端：腓骨头为腓骨上端膨大部，其与胫骨外侧髁下方的关节面相关节。腓骨颈为腓骨头下方缩细部。
- 骨间缘：体部内侧缘纵行骨嵴。
- 外踝：腓骨下端的膨大部，内侧面为关节面，参与踝关节的构成，关节面后下方有外踝窝，向下、后内侧，是判断腓骨方位的标志。外踝低于内踝。

5. 足骨

- 跗骨
  - 前列：由内及外，依次为内侧楔骨、中间楔骨、外侧楔骨、骰骨。
  - 中列：足舟骨位于 3 块楔骨后方。
  - 后列：距骨位于足舟骨后方，跟骨上方。
- 跟骨：位于距骨下方，跟结节是跟骨下方的粗糙骨性隆起。
- 跖骨：位于跗骨前方，共 5 块，均属长骨。
- 趾骨：共 14 节。

下肢骨的骨性标志：髂嵴；髂前上棘；坐骨结节；大转子；胫骨粗隆；内、外踝；跟结节。

（三）下肢带骨的连结

1. 骶髂关节

骶髂关节由骶骨和髂骨的耳状面构成，关节面凹凸不平，关节囊紧张。有骶髂前、后韧带及骶髂骨间韧带加强，活动极微，以适应支持体重。

2. 髋骨与脊柱间的韧带连结

- 髂腰韧带：第 5 腰椎横突至髂嵴后上部。
- 骶结节韧带：位于骨盆后方，起自骶尾骨侧缘，呈扇形，集中附于坐骨结节内侧缘。
- 骶棘韧带：位于骶结节韧带的前方，起自骶、尾骨侧缘，呈三角形，止于坐骨棘。

骶棘韧带与坐骨大切迹围成坐骨大孔，骶棘韧带、骶结节韧带和坐骨小切迹围成坐骨小孔。

3. 耻骨联合

耻骨联合由两侧耻骨联合面借纤维软骨构成的耻骨间盘连结构成。上缘有尺骨上韧带，下方有尺骨弓状韧带。属于半关节，活动甚微，但在分娩过程中，耻骨间盘中的裂隙增宽，以增大骨盆的径线。

4. 髋骨的固有韧带

髋骨的固有韧带即闭孔膜。它封闭闭孔并为盆内外肌肉提供附着，闭孔管有神经、血管通过。

5. 骨盆

骨盆由骶骨、尾骨和两侧髋骨及其连结构成。骨盆可由骶岬向两侧经弓状线、耻骨梳、耻骨结节至耻骨联合上缘构成的环形界限，分为大、小骨盆。骨盆上口由上述界线围成，骨盆下口由尾骨尖、骶结节韧带、坐骨结节、坐骨支、耻骨支和耻骨联合下缘围成。两侧坐骨支与耻骨下支连成耻骨弓，它们之间的夹角称为耻骨下角。

（四）自由下肢骨的连结

自由下肢骨的连结由髋关节、膝关节、胫腓连结、足关节构成。

1. 髋关节

髋关节由髋臼和股骨头构成。

（1）结构
- 关节窝周缘有髋臼唇，关节头为球面的 2/3，几乎全部位于关节窝内。
- 关节囊坚韧而紧张，后部仅包罩股骨颈内 2/3。
- 囊外韧带有髂股韧带、耻股韧带、坐骨韧带、轮匝韧带。囊内韧带有股骨头韧带，连接髋臼横韧带，其间有营养股骨头的血管。

（2）运动：为球窝关节变形（杵臼关节），可作三轴运动，但运动范围小于肩关节。

（3）股骨颈骨折：临床表现可分为囊内、囊外、混合骨折 3 种情况。

2. 膝关节

膝关节由股骨下端、胫骨上端和髌骨构成，是人体最大最复杂的关节之一。

（1）结构。

- 韧带
  - 囊外韧带
    - 髌韧带：股四头肌腱包髌骨，经髌骨止于胫骨粗隆。
    - 腓侧副韧带：股骨外上髁与腓骨头之间，与关节囊分离。
    - 胫侧副韧带：股骨内上髁与胫骨内侧髁之间，关节囊的增厚部。
    - 腘斜韧带：关节囊后壁增厚，胫骨内侧髁与股骨外上髁间。
  - 囊内韧带
    - 前交叉韧带：胫骨髁间隆起前方至股骨外侧髁内侧面，防止胫骨前移。
    - 后交叉韧带：胫骨髁间隆起后方至股骨内侧髁外侧面，防止胫骨后移。
- 半月板
  - 内侧半月板：较大，呈“C”形，外缘与关节囊及胫侧副韧带紧密相连。
  - 外侧半月板：较小，呈“O”形，外缘亦与关节囊相连。
  - 半月板使关节面适合而稳固，有弹性，缓冲压力，吸收震荡。
- 关节囊
  - 髌上囊：位于股四头肌肌腱深面，与关节腔相通。
  - 髌下深囊：位于髌韧带与胫骨上端，囊与关节腔不通。

(2) 运动：属于滑车关节，在冠状轴上作屈、伸运动。小腿在半屈位时，可作轻微的内旋、外旋运动。

胫腓关节：由胫骨外侧髁下方的腓关节面与腓骨头构成。

3. 胫腓连结

胫腓连结
- 小腿骨间膜：连结两骨干之间的纤维。
- 胫腓韧带连结：由胫腓前、后韧带连结，胫、腓骨远端活动甚微。

4. 足关节

足关节包括踝关节（距小腿关节）、跗骨间关节、跗跖关节、跖骨间关节、跖趾关节和趾骨间关节。

踝关节由胫、腓骨远端与距骨滑车构成。踝关节属于滑车关节，可在冠状轴上作背屈、跖屈运动（可轻微的侧方运动）。踝关节的内侧韧带，也称为三角韧带，起始于内踝尖，并向下附着于足舟骨、距骨和跟骨；而外侧韧带包括距腓前韧带、距腓后韧带、跟腓韧带，它们均起始于外踝，并附着于距骨。

5. 足弓

跗骨和跖骨连成的凸向上的弓称为足弓，分为纵弓和横弓。

- 纵弓
  - 内侧纵弓由跟骨、距骨、足舟骨、3 块楔骨和第 1、2、3 跖骨构成。
  - 外侧纵弓由跟骨、骰骨及第 4、5 跖骨构成。
- 横弓：由骰骨、3 块楔骨和 5 块跖骨构成，最高点在中间楔骨。

足弓的生理作用和临床意义：足弓具有支持体重、缓冲震荡和保护足底的血管、避免神经受压迫的作用。足弓的维持主要依靠足底的韧带、筋膜和肌肉的牵拉，足底的长、短肌腱的牵引对维持足弓也起重要作用。这些韧带虽然十分坚韧，但缺乏主动收缩能力，一旦被拉长或受损，足弓便有可能塌陷，成为扁平足。

复习思考题

一、选择题

A 型选择题（每题仅有 1 个正确答案）

1. 膝关节的特点不包括（　　）。

A. 关节囊宽大松弛　　B. 关节面由股骨下端、胫骨上端和髌骨构成

C. 半月板完全分隔关节腔　　D. 前交叉韧带在伸膝时紧张

E. 是人体最大、最复杂的关节

2. 不属于肘关节的结构是（　　）。

A. 桡骨环状韧带　　B. 肱尺关节　　C. 肱桡关节
D. 桡尺近侧关节　　E. 桡尺远侧关节

3. 膝关节的主要运动方式是（　　）。
A. 环转运动　　B. 旋转运动　　C. 屈伸运动
D. 内收运动　　E. 外展运动

4. 关于跗骨的描述，正确的是（　　）。
A. 由 6 块骨组成　　B. 距骨位于后上方，跟骨位于后下方
C. 大部分属于扁骨　　D. 跟骨前端朝向前内方与骰骨相关节
E. 以上都不是

5. 关于肱骨的描述，正确的是（　　）。
A. 下端肥大，上端扁平　　B. 三角肌粗隆在肱骨体中部外侧
C. 体后面有尺神经沟　　D. 内上髁后下有桡神经沟
E. 以上都不是

6. 股骨颈骨折分为囊内、囊外骨折的原因是（　　）。
A. 髋关节囊前面仅包裹股骨颈内侧 1/3
B. 关节囊只包裹股骨颈的内侧 1/2
C. 关节囊前面达转子间线，后面包裹股骨颈的内侧 2/3
D. 关节囊未包裹股骨颈　　E. 关节囊前面包裹股骨颈的内侧 2/3

7. 肩关节脱位常见的方位为（　　）。
A. 上方　　B. 前方　　C. 后方
D. 前下方　　E. 后下方

8. 肩胛骨的特征是（　　）。
A. 喙突与肩胛冈相连　　B. 关节盂窝从喙突突出
C. 喙突向前及内侧突出　　D. 关节盂窝从肩胛冈突出
E. 肩峰为最向外突出的部分

9. 一位足球运动员在比赛运动中不慎扭伤左下肢。检查时，医生右手掌置患者左膝外侧稍偏上向内侧推挤，左手握患者左小腿踝关节上方使小腿外展，患者即感觉左膝内侧疼痛加剧。反之，使患者左小腿被动内收时，则左膝不甚疼痛。受伤的结构可能是（　　）。
A. 前交叉韧带　　B. 后交叉韧带　　C. 内侧半月板
D. 腓侧副韧带　　E. 胫侧副韧带

10. 桡腕关节的特点是（　　）。
A. 属椭圆关节　　B. 由远侧列腕骨构成关节头
C. 桡、尺骨下端构成关节窝　　D. 关节囊紧张　　E. 仅能作屈、伸运动

11. 有关髋关节的描述，错误的是（　　）。

A. 属于鞍状关节
B. 髋臼周缘有髋臼唇
C. 关节囊坚韧
D. 有囊内韧带
E. 关节囊分别附着于髋臼的周缘和股骨的转子间线及股骨颈内侧 2/3

12. 有囊内韧带的关节是（　　）。

A. 肘关节
B. 桡腕关节
C. 踝关节
D. 髋关节
E. 颞下颌关节

X 型选择题（每题选择两个或两个以上的正确答案）

1. 肱骨的结构特点是（　　）。

A. 可分为一体两端
B. 解剖颈处较易骨折
C. 有桡神经沟
D. 外科颈处较易骨折
E. 有尺神经沟

2. 踝关节的特点是（　　）。

A. 关节头是距骨滑车
B. 关节窝由胫、腓骨下端构成
C. 关节囊前、后壁薄而松弛，两侧有韧带加强
D. 背屈时足背向上，最稳定
E. 跖屈时足尖向下，容易损伤

3. 肩关节的特点是（　　）。

A. 关节囊薄而松弛
B. 头大盂小
C. 易从囊下壁脱位
D. 全身最灵活的关节
E. 没有关节的辅助结构

4. 肩胛骨的结构特点是（　　）。

A. 属于上肢带骨
B. 位于胸廓的后外侧上方
C. 下角平对第 7 肋
D. 其肩峰与锁骨相关连
E. 有肩胛下窝构成肩关节窝

5. 胫骨的结构特点是（　　）。

A. 内、外侧髁上均有关节面
B. 下端有腓切迹与腓骨相接
C. 前缘在皮下可触及
D. 上端有腓关节面与腓骨头相关节
E. 两髁上关节面之间有髁间隆起

6. 髋关节的特点是（　　）。

A. 股骨头是关节头，髋臼是关节窝
B. 股骨颈骨折可分为囊内和囊外骨折
C. 髋臼唇增加了髋关节的活动度
D. 关节囊内有股骨头韧带，内含血管
E. 髋臼横韧带封闭了髋臼切迹

7. 关于髋臼的描述，正确的是（　　）。

A. 容纳股骨头大部分
B. 窝内的月状面为关节面
C. 由髂骨、坐骨和耻骨 3 骨体组成
D. 股骨头韧带一端附于髋臼横韧带上

E. 髋臼窝为髋关节窝

8. 关于拇指腕掌关节的描述，正确的是（　　）。

A. 由大多角骨与第 1 掌骨底构成　　B. 属鞍状关节　　C. 关节囊松弛

D. 仅能作对掌运动　　E. 能作环转运动

9. 桡腕关节的特点是（　　）。

A. 也称腕关节　　B. 是球窝关节

C. 关节头是近侧列 4 块腕骨　　D. 尺骨不参与构成关节窝

E. 关节窝是桡骨的腕关节面和关节盘

10. 膝关节半月板的形态特点是（　　）。

A. 由弹性软骨构成　　B. 外侧半月板呈“O”形

C. 内侧半月板呈“C”形　　D. 上面凹陷　　E. 下面平坦

11. 膝关节的特点是（　　）。

A. 由股骨、胫骨和髌骨构成　　B. 属滑车关节　　C. 关节囊广阔、松弛

D. 没有囊外韧带　　E. 半月板不完全分隔关节腔

12. 有关膝交叉韧带的结构和功能的描述，正确的是（　　）。

A. 在关节囊内　　B. 表面无滑膜

C. 前交叉韧带防止胫骨前移　　D. 后交叉韧带防止胫骨后移

E. 在伸膝时最紧张

13. 肘关节的特点是（　　）。

A. 为复合关节　　B. 有 3 个独立的关节囊

C. 在肱骨下端与尺、桡骨上端之间　　D. 包括肱尺、肱桡和桡尺远侧关节

E. 囊的后壁最松弛

14. 膝关节的特点是（　　）。

A. 腓侧副韧带与关节囊紧密结合　　B. 髌韧带止于胫骨粗隆

C. 屈膝时可做旋内和旋外运动　　D. 胫侧副韧带与内侧半月板紧密结合

E. 关节囊周围均有韧带加强

二、名词解释

1. 闭孔；2. 关节；3. 桡神经沟；4. 腕骨沟

三、简答题

1. 简述足弓及其生理意义。

2. 简述股骨颈干角及其临床意义。

3. 什么是前倾角、提携角？有何临床意义？

4. 简述肩关节脱位时常向前下方脱位的解剖学基础。

5. 以肩关节为例说明构成关节之基本构造和辅助结构，分析其稳定性和灵活性的因素。

6. 简述髋关节的构成、结构特点和运动方式。

7. 简述桡腕关节的构成和运动方式。

第三节　颅骨及其连接

重点内容纲要

一、颅的组成

颅位于脊柱的上方，由23块扁骨和不规则骨组成（中耳的3对听小骨未计入），分为脑颅和面颅两部分。脑颅骨和面颅骨以眶上缘、外耳门上缘和枕外隆突的连线为分界线。

1. 脑颅骨

脑颅骨包括成对的顶骨和颞骨，不成对的额骨、蝶骨、枕骨和筛骨，共8块，共同围成颅腔，容纳脑。耳位于颞骨内，外面仅见外耳门。

2. 面颅骨

面颅骨包括成对的上颌骨、颧骨、鼻骨、泪骨、腭骨及下鼻甲，以及不成对的犁骨、下颌骨及舌骨，共15块，构成眶、鼻腔、口腔和面部的骨性支架。

二、脑颅的整体观

（一）脑颅外面观

脑颅外面为近似卵圆形的穹窿，内面与脑的形态相适应。一般将脑颅上部称为颅顶，下部称为颅底。颅顶主要由扁骨构成，扁骨两面的骨板分别称为内板和外板，中间为疏松的板障，板障中的比较发达的板障静脉，经导血管孔与颅内外血管相连通。

1. 颅顶面观

（1）形态：呈卵圆形，前窄后宽。

（2）结构
- 冠状缝：位于额骨与两侧顶骨的锯齿状骨缝。
- 矢状缝：两顶骨之间的锯齿状骨缝。
- 人字缝：两侧顶骨与枕骨之间的锯齿状骨缝。

2. 颅顶内面观

（1）上矢状沟：沿正中线可见由前向后逐渐变宽的沟。

（2）颗粒小凹：沟的两侧有蛛网膜颗粒形成的压迹。在顶骨后部矢状缝两侧有时可见导血管孔。

3. 颅顶的后面观

（1）枕外隆凸：枕鳞正中的突起。

（2）上项线：隆凸两侧弓形骨嵴。

（二）颅底内面结构

颅底内面与大脑的额叶、颞叶以及小脑相适应而形成 3 个窝：颅前窝、颅中窝和颅后窝。

1. 颅前窝

颅前窝由额骨、筛骨和蝶骨小翼组成。筛骨鸡冠位居颅前窝正中线。颅前窝两侧为筛板及筛孔，再向外侧为额骨的眶部，有与大脑沟回相应的大脑轭。蝶骨小翼组成窝的后部。

2. 颅中窝

颅中窝由蝶骨体、蝶骨大翼、颞骨岩部和颞骨鳞部组成。

（1）中部
- 视神经管：向前外方，与眶腔相通。
- 前床突：视神经管外侧向后的突起。
- 垂体窝：蝶骨体上方中央部的浅窝
- 鞍背：垂体窝后方横位的骨性突起
  （垂体窝和鞍背组成蝶鞍。）
- 颈动脉沟：蝶鞍两侧的浅沟，后端为破裂孔。
- 后床突：鞍背上缘两侧向上的突起。

（2）外侧部
- 眶上裂：蝶骨大、小翼之间裂隙，通眶腔。
- 圆孔：眶上裂下方水平向前，通翼腭窝。
- 卵圆孔：圆孔后方，向下通颅底外面。
- 棘孔：卵圆孔后方，向下通颅底外面。
- 脑膜中动脉沟：自棘孔走向外上的浅沟。
- 破裂孔：孔内有颈动脉管开口，直通颅底外面，活体被软骨封闭。
- 三叉神经压迹：破裂孔上缘，颞骨岩部尖端处光滑的浅窝。
- 鼓室盖：岩大神经沟外端的光滑小区。
- 弓状隆起：鼓室盖内侧的光滑小隆起。

3. 颅后窝

颅后窝主要由枕骨和颞骨岩部后面组成。

(1) 中部
- 斜坡：枕骨大孔的前方，与鞍背相接。
- 枕骨大孔：颅后窝正中部大孔。
- 舌下神经管内口：枕骨大孔外侧，枕髁上方。
- 枕内隆凸：枕骨大孔后上方的十字形隆起。

(2) 外侧部
- 小脑窝：枕内嵴两侧光滑骨窝。
- 内耳门：颞骨岩部后内侧面中央，向外连内耳道。
- 横窦沟：枕内嵴两侧的深沟。
- 乙状窦沟：与横窦沟相连，终于颈内静脉。
- 颈静脉孔：乙状窦沟的终点，通颅底外面，接颈内静脉。

4. 翼点

翼点位于颞窝内，额、顶、颞、蝶四骨汇合部成“H”形，内面有脑膜中动脉前支通过。

(三) 颅底内面主要孔裂及所通过结构

- 筛孔：嗅神经。
- 视神经管：视神经。
- 眶上裂：动眼、滑车、外展神经，眼上静脉，三叉神经第 1 支（眼神经）。
- 圆孔：三叉神经第 2 支（上颌神经）。
- 卵圆孔：三叉神经第 3 支（下颌神经）。
- 棘孔：脑膜中动脉。
- 破裂孔：颈内动脉，岩大神经。
- 枕骨大孔：脊髓，椎动脉，椎内静脉丛，副神经脊髓根。
- 颈静脉孔：岩下窦、舌咽、迷走、副神经脑根，颈内静脉。
- 舌下神经管：舌下神经。
- 内耳门：前庭蜗神经、面神经、迷路动、静脉。

(四) 颅底外结构

为方便记忆，以两侧关节结节连线，将颅底外面分为前、后两区。

1. 前区

(1) 中部
- 骨腭：由上颌骨腭突与腭骨水平板构成，正中线的骨缝为腭中缝。
- 腭中缝：骨腭正中的骨缝，其前端有切牙孔，经切牙管通骨性鼻腔。
- 梨骨：构成骨性鼻中隔后部，两侧为鼻后孔。
- 腭大孔：第 2 磨牙内侧，经腭大管通翼腭窝。

(2) 外侧部
- 卵圆孔：翼突外侧板的外侧，通颅中窝。
- 关节结节（下颌窝前方）。
- 颞下窝：颧弓平面内侧下方，蝶骨大翼的颞下面。
- 颧弓：由颧骨颞突与颞骨颧突共同构成的骨弓。

2. 后区

(1) 中部
- 枕骨大孔：正中部的大孔，有脊髓，椎动脉，椎内静脉丛，副神经脊髓根通过。
- 枕髁：枕骨大孔两侧的椭圆形关节面，与寰枕相关节。
- 髁管：枕髁后方，通颅后窝。
- 枕外隆突：枕外嵴后端，上项线中点的骨性突起，男性明显。

(2) 外侧部
- 棘孔：位于卵圆窝后外侧，通向颅中窝，由脑膜中动脉穿过。
- 颈静脉孔：位于枕髁外侧，与颞骨岩部交界处，不规则的孔，通颅后窝。
- 颈动脉管外口：位于颈静脉孔前方的圆孔。
- 乳突：颞骨岩部后份，位于外耳门后下方的骨性突起。
- 茎突：位于颈静脉孔后外侧细长的锥状突起。
- 茎乳孔：位于茎突与乳突之间的小孔，有面神经穿出。
- 下颌窝：位于关节结节的后方椭圆形关节窝。

三、面颅整体观

15 块面颅骨结合构成面部的骨骼。面颅包括额区、眶、骨性鼻腔、骨性口腔，以及血管和神经通过的颞下窝和翼腭窝。

1. 额区

额鳞部稍隆起为额结节。

2. 眶

(1) 形态：眶为四边锥体形，尖向后，有视神经管通颅腔。底向前，形成四边形眶缘，在眶上缘可见眶上切迹或眶上孔；眶下缘下方有眶下孔。

(2) 各壁

- 上壁：与颅前窝相邻，在上壁的前外侧部有泪腺窝，前内侧有滑车窝。
- 内侧壁：最薄，上筛骨迷路相邻，壁的前方有泪囊窝向下经鼻泪管通鼻腔，内侧壁的上缘有筛前孔和筛后孔。
- 下壁：下方为上颌窦，上方可见眶下沟，向后达眶下裂，向前经眶下管出眶下孔。
- 外侧壁：最厚，后部和眶下壁之间有眶下裂通颞下窝和翼腭窝，和眶上壁之间有眶上裂通颅中窝。

3. 骨性鼻腔

（1）位置：骨性鼻腔位于颅腔之下，口腔之上，两侧为筛窦、上颌窦和眶。其前方的开口为梨形，称为梨状孔；后方的一对开口叫鼻后孔。鼻中隔由筛骨垂直板和犁骨组成，将鼻腔分成两半。骨性鼻腔的顶主要为筛骨的筛板，筛孔中有嗅神经通过；底是由上颌骨腭突和腭骨水平板组成的骨性硬腭。硬腭前方正中有切牙孔。

（2）鼻甲：骨性鼻腔的外侧壁上有上、中、下 3 个鼻甲，均为薄而卷曲的骨片。上、中鼻甲较小，是筛骨迷路的一部分；下鼻甲较大，是独立的面颅骨。3 个鼻甲下方前后方向的通道分别叫上、中、下鼻道，在鼻中隔两侧未被鼻甲分隔的部分叫总鼻道。在上鼻甲后上方有一小空间，叫蝶筛隐窝，其侧壁上的蝶腭孔，是神经和血管通过处。此外，在下鼻道有鼻泪管下口。

（3）鼻旁窦是位于鼻腔周围的含气空腔，共有 4 对，依所在骨命名。

上颌窦：位于上颌骨体内，开口在中鼻道，窦的最低处比开口低，化脓时不易流出。
额窦：位于额骨鳞部内，有时也可扩大到眶部中，有骨性隔将额窦分成左右份，开口于中鼻道前方。
筛窦（筛骨迷路）：分三群通鼻腔，前、中群开口于中鼻道上部，后群开口在上鼻道。
蝶窦：位于蝶骨体内，也有隔分开，有两个开口分别通向左右侧蝶筛隐窝。

4. 骨性口腔

骨性口腔位于骨性鼻腔下方。前面和两侧为上颌骨牙槽突和上牙，下颌骨体、牙槽突和下牙。下面和后面敞开，活体上附有软组织。上面为骨性硬腭，其前方正中有切牙孔，后方两侧有腭大孔和腭小孔，都是血管和神经的通道。

四、颅骨的骨化及生后变化

1. 颅骨的骨化

颅骨的骨化可分为两类：一类是颅底部分，为软骨化骨，即先由间充质形成软骨，再进一步骨化；另一类是颅顶部分，为膜化骨，由间充质形成纤维膜，再骨化成扁骨。

新生儿的颅底各骨间存在较多的软骨连结，颅顶各骨间则有较宽的膜性连结，在顶骨和额骨之间，留有明显的前囟，至两岁前才闭合成缝，在顶骨和枕骨之间有后囟，此外还有蝶骨大翼尖端处的蝶囟，顶骨后下角处的乳突囟，它们都在生后不久闭合。

2. 新生儿的颅骨的特征

（1）脑颅与面颅比例失调：新生儿的脑颅大而面颅小。这是由于新生儿牙齿尚未萌生，面颅中上下牙槽均未长出，鼻旁窦尚未出现的缘故。随着牙齿生长，面颅不断增大，鼻旁窦也随之出现并扩大。

（2）发育时间不一致：脑和感觉器官发育早，而鼻旁窦及咀嚼器官不发达。

（3）颅顶形态特征：额结节、顶结节、枕鳞有骨化中心，发育明显，颅骨形态略呈五角形。

（4）骨间隙与囟门：各颅骨之间的间隙较大，存在多个囟门（蝶囟、乳突囟及后囟闭合较早，而前囟通常在出生后 1~2 年内闭合）。

五、颅骨的连接

1. 纤维连结和软骨连结

（1）纤维连结（即缝）是颅骨间的主要连结形式，如锯齿缝、齿状缝、冠状缝、矢状缝、人字缝、鳞状缝；在鼻骨和鼻骨之间，两侧腭骨水平板之间，缝较直，称为直缝。

（2）软骨结合：如蝶骨和枕骨之间的软骨结合。

2. 颞下颌关节

颞下颌关节由下颌骨的头和颞骨的下颌窝组成。关节囊的外侧有颞下颌韧带加强。关节内的关节盘将关节腔分为上、下两份。颞下颌关节的运动，两侧同时进行，属于联合关节。运动方式有上提和下降，发生于下关节腔；前进和后退，发生于上关节腔；还有侧方运动，实际上是一侧关节旋转，另一侧做前后运动。

复习思考题

一、选择题

A 型选择题（每题仅有 1 个正确答案）

1. 垂体窝位于（　　）的上面。

A. 筛骨　　B. 额骨　　C. 上颌骨

D. 颞骨岩部　　E. 蝶骨

2. 关于垂体窝的描述，正确的是（　　）。

A. 后方是鞍结节　　B. 两侧是岩上窦　　C. 底与筛窦相邻

D. 前方为颈动脉沟　　E. 以上都不正确

3. 关于蝶骨的描述，正确的是（　　）。

A. 分体、大翼、小翼和翼突等 4 部　　B. 大翼上从前向后有圆孔、卵圆孔和棘孔

C. 视神经管在小翼与体的交界处　　D. 大翼与小翼之间是眶上裂

E. 以上均正确

4. 构成眶内侧壁的是（　　）。
A. 筛骨、泪骨、上颌骨额突　B. 额骨、筛骨、泪骨　C. 颧骨、蝶骨大翼
D. 上颌骨体上面和颧骨　E. 额骨眶板与蝶骨小翼

5. 眶下沟位于（　　）。
A. 上颌骨体内侧面　B. 上颌骨体上面　C. 上颌骨的颞下面
D. 上颌骨牙槽突　E. 上颌骨腭突

6. 关于颅骨孔裂的交通的描述，错误的是（　　）。
A. 卵圆孔通颅中窝　B. 圆孔通颅前窝　C. 眶上裂通眶上孔
D. 筛孔通鼻腔　E. 棘孔通颞下窝

7. 关于颅后窝的描述，正确的是（　　）。
A. 容纳大脑颞叶　B. 后界为颞骨岩部
C. 前界为蝶骨小翼后缘　D. 后外侧界为横窦沟　E. 内有棘孔

8. 脑膜中动脉穿过（　　）。
A. 圆孔　B. 卵圆孔　C. 棘孔
D. 颈动脉管　E. 破裂孔

9. 前庭蜗神经经过（　　）。
A. 舌下神经管　B. 颈静脉孔　C. 内耳门
D. 枕内嵴　E. 枕骨大孔

10. 前囟闭合的时间是（　　）。
A. 出生前　B. 生后 6 个月　C. 生后 1~2 岁
D. 生后 2~3 岁　E. 以上均不对

11. 上鼻甲属于（　　）。
A. 蝶骨　B. 上颌骨　C. 额骨
D. 筛骨　E. 泪骨

12. 上颌窦口位于（　　）。
A. 上颌骨体内侧面　B. 上颌骨体上面　C. 上颌骨的颞下面
D. 上颌骨牙槽突　E. 上颌骨腭突

13. 下列使下颌骨上提的肌是（　　）。
A. 口轮匝肌　B. 咬肌　C. 翼外肌
D. 颊肌　E. 舌骨上肌群

14. 位于垂体窝后方的结构是（　　）。
A. 颈动脉沟　B. 鞍背　C. 视交叉
D. 海绵窦　E. 鞍膈

15. 位于垂体窝前方的结构是（　　）。

A. 棘孔　B. 鞍背　C. 蝶鞍

D. 海绵窦　E. 交叉前沟

16. 下颌骨的描述，正确的是（　　）。

A. 下颌支上前、后方的突起分别为冠突和髁状突

B. 髁状突上端膨大为下颌头　C. 下颌头下方称下颌颈

D. 下颌支内面的中部有下颌孔　E. 以上均正确

17. 一年轻人右侧外耳门附近受到重物的撞击，伤后出现右侧面肌瘫痪，并有血液和脑脊液经外耳门流出，其骨折部位最可能是（　　）。

A. 颞骨鳞部骨折　B. 颞骨鼓部骨折并伴有鼓膜裂伤

C. 鼓室盖骨折并伴有鼓膜裂伤　D. 颞骨乳突部骨折　E. 颞骨颧突骨折

18. 非颅中窝的裂孔是（　　）。

A. 圆孔　B. 卵圆孔　C. 破裂孔

D. 棘孔　E. 颈静脉孔

19. 硬腭的组成是（　　）。

A. 仅为上颌骨腭突　B. 上颌骨腭突和腭骨水平板

C. 上颌骨腭突和蝶骨翼突　D. 腭骨水平板和筛板　E. 以上都不是

20. 有关颅的描述，正确的是（　　）。

A. 全部由扁骨组成　B. 各骨间都由缝相连

C. 主要的囟都与顶骨有关　D. 下颌骨是颅骨中唯一可以活动的骨

E. 上述均不对

21. 关于颞骨的描述，错误的是（　　）。

A. 分为鳞部、鼓部和岩部（或称锥体）

B. 下颌窝、内耳门位于岩部

C. 颈动脉管外口和颈静脉窝也都在岩部

D. 颅后窝颞鳞内侧有鼓室盖

E. 茎突与乳突间有茎乳孔

22. 属于面颅骨的是（　　）。

A. 筛骨　B. 额骨　C. 颞骨

D. 枕骨　E. 腭骨

X 型选择题（每题选择两个或两个以上的正确答案）

1. 构成颅中窝的骨有（　　）。

A. 额骨　B. 蝶骨　C. 枕骨

D. 筛骨　　E. 颞骨

2. 开口于中鼻道的鼻旁窦有（　　）。

A. 上颌窦　　B. 额窦　　C. 蝶窦

D. 筛窦中组　　E. 筛窦后组

3. 颞下颌关节的结构特点是（　　）。

A. 颞骨的下颌窝及关节结节参与构成关节窝

B. 关节头是下颌骨的下颌头

C. 关节囊前部薄而松弛，后部较强

D. 颞下颌关节可单侧运动

E. 关节腔内有关节盘

4. 翼腭窝通过（　　）与鼻腔相通。

A. 圆孔通颅中窝　　B. 棘孔通颅中窝　　C. 腭大孔通口腔

D. 翼管通鼻腔　　E. 眶上裂入眶

二、名词解释

1. 板障；2. 鼻旁窦；3. 骨性鼻中隔；4. 三叉神经压迹；5. 囟；6. 翼点

三、简答题

1. 骨性口腔如何构成？

2. 简述眶的位置、形态和交通。

3. 颅底内面有哪些孔裂及其通过的结构？

4. 简述颅中窝的形态结构。

5. 哪些颅骨中有鼻旁窦？这些鼻旁窦分别开口在鼻的何处？

6. 颅骨可分哪几个部分？分别包括哪些骨？颅底内面有哪些主要的孔和裂？

7. 骨性鼻腔如何构成？可经何结构与何处相通？

第四节　肌学

重点内容纲要

一、概述

根据构造不同，肌可分为平滑肌、心肌和骨骼肌。心肌和平滑肌属于不随意肌，骨骼肌为随意肌。每块肌都是一个器官，都有一定的位置、形态、结构和血管、神经。它们大多附着于骨和关节的周围，收缩和舒张产生运动。全身的肌按所在的部位可分为头肌、颈肌、躯干肌、上肢肌和下肢肌。

（一）肌的形态和构造

肌的外形大致可分为长肌、短肌、扁（阔）肌和轮匝肌 4 种。每块骨骼肌包括肌腹和肌腱两部分。阔肌的腱性部分成薄膜状，称腱膜。

（二）肌的辅助装置

肌的辅助装置包括筋膜、滑膜囊和腱鞘，具有保持肌的位置，减少摩擦和保护的作用。

1. 筋膜

筋膜分为浅筋膜和深筋膜。浅筋膜位于真皮之下，由疏松结缔组织构成。深筋膜由致密结缔组织构成，位于浅筋膜的深面，包被在肌的表面，随肌的分层而分层，在四肢可附着于骨，构成肌间隔等。

2. 滑膜囊

滑膜囊为封闭的结缔组织小囊，位于腱与骨面接触处。

3. 腱鞘

腱鞘是包于肌腱外面的鞘管，位于肌腱活动度较大的部位，分为纤维层和滑膜层。滑膜层又称为腱滑膜鞘。

二、头颈肌

头肌分为面肌和咀嚼肌两部分。

（一）面肌

面部表情肌属于皮肤，是一些薄而纤细的肌纤维。一般起于骨或筋膜，止于皮肤。收缩时牵动皮肤，使面部呈现出各种表情。面肌包含颅顶肌（由额腹、帽状腱膜、枕腹三部分组成）、眼轮匝肌、口周围肌（口轮匝肌、颊肌、鼻肌）。主要分布于面部孔、裂的周围，如眼裂、口裂和鼻孔周围。可分为环形肌和辐射肌两种，有闭合或开大上述孔裂的作用。人类面部表情肌较其他动物发达，而人耳周围肌已明显退化。

1. 颅顶肌

颅顶肌阔而薄，由左右各一块枕额肌组成，它由两个肌腹和中间的帽状腱膜构成。前方的肌腹位于额部皮下，称额腹；后方的肌腹位于枕部皮下，称枕腹。帽状腱膜非常坚韧，连于两肌腹间，与头皮紧密结合，但与深部的骨膜间则隔以疏松结缔组织。枕腹收缩时可向后牵拉帽状腱膜；额腹收缩时可提眉并使额部皮肤出现皱纹。

2. 眼轮匝肌

眼轮匝肌位于眼裂周围，呈扁椭圆形，收缩时可使眼裂闭合。由于少量肌束附着于泪囊，促使泪液经鼻泪管流入鼻腔。

3. 口周围肌

口周围肌包括环形肌和辐射状肌。环形肌，又称口轮匝肌，收缩时关闭口裂。辐射状肌位于口唇的上下方，能上提上唇，下降下唇或拉口角向上、下或外等不同方向。在面颊深部还有一对颊肌，属于辐射状肌，它们紧贴口腔侧壁黏膜，可使唇、颊紧贴牙齿，帮助咀嚼和吸吮，还可外拉口角。

（二）咀嚼肌

咀嚼肌包括咬肌、颞肌、翼内肌和翼外肌，分布于下颌关节周围，主要参与咀嚼运动。咬肌、颞肌、翼内肌参与上提下颌、闭口等运动。

1. 咬肌

咬肌的浅部纤维起自颧弓前 2/3，深部纤维起于颧弓后 1/3 及其内面，为强厚的方形肌肉，纤维行向下后方，覆盖于下颌支外面，止于下颌支外面及咬肌粗隆。

2. 颞肌

颞肌起于颞窝，为扇形扁肌。肌束向下汇聚，通过颧弓深面，以强大的肌腱止于颌骨冠突。

3. 翼内肌

翼内肌以强大肌腱起于翼突窝及上颌结节。纤维向外上方，止于下颌角内面的翼肌粗隆。

4. 翼外肌

翼外肌起于蝶骨大翼的颞下面及翼突外侧板的外侧面，有两个头，纤维行向后外，止于下颌颈、关节盘和关节囊。咬肌、颞肌和翼内肌收缩能上提下颌骨（闭口）；两侧翼外肌同时收缩，使下颌骨向前，并参与张口；一侧翼外肌收缩，则使下颌骨转向对侧；颞肌后部纤维收缩，可使颌骨后移。咀嚼肌由三叉神经的下颌神经运动支配。一侧下颌神经损伤，患者张口时，下颌歪向患侧，咬合时，患侧咬肌、颞肌无力。

（三）颈肌

颈肌依其所在位置，可分为颈浅肌群、颈前肌群和颈深肌群。颈浅肌群包括颈阔肌和胸锁乳突肌，颈前肌群包括舌骨上、下肌群，颈深肌群指位于脊柱颈部两侧和前方的肌群。

1. 颈浅肌与颈外侧肌

（1）颈阔肌为阔而薄的肌片，起于胸大肌上部和三角肌表面的筋膜，向上行，前部肌纤维附于下颌下缘。其前部纤维可协助降下颌，后份纤维可牵引下唇和口角向下。颈阔肌受面神经颈支及颈丛皮支支配。

（2）胸锁乳突肌的两头分别起于胸骨柄和锁骨的胸骨端，合成一个肌腹，而后斜行向外上方，止于乳突和枕骨上项线的外侧部。一侧收缩时，可使头倾向同侧面部转向对侧；两侧同时收缩，可使头后仰，并可屈颈。胸锁乳突肌受副神经和第 2、3 颈神经前支的分支支配。

2. 颈前肌

（1）舌骨上肌群包括二腹肌、下颌舌骨肌、茎突舌骨肌和颏舌骨肌。舌骨上肌群位于舌骨下颌骨、颞骨茎突、乳突之间，主要为封闭口底的肌肉，由浅面的二腹肌和茎突舌骨肌；深面的下颌舌骨肌和颏舌骨肌组成。

（2）舌骨下肌群包括肩胛舌骨肌、胸骨舌骨肌、胸骨甲状肌和甲状舌骨肌。舌骨下肌群为位于中线两侧的扁条肌，浅层为并列的胸骨舌骨肌和肩胛舌骨肌；深层为上、下相续的胸骨甲状肌和甲状舌骨肌。

3. 颈深肌群

（1）内侧群：椎前肌（包括头长肌和颈长肌），作用是使头前俯、颈前屈。

（2）外侧群：前斜角肌、中斜角肌、后斜角肌。前、中斜角肌与第 1 肋之间的空隙为斜角肌间隙，有锁骨下动脉和臂丛。

前、中斜角肌之间称斜角肌间隙，内有锁骨下动脉和臂丛通过。前斜角肌肥厚或痉挛，可压迫锁骨下动脉和臂丛，引起前斜角肌综合征。

三、躯干肌

躯干肌包括背肌、胸肌、膈、腹肌和会阴肌。

（一）背肌

背肌位于躯干的背面，分浅、深两群。浅群主要有斜方肌、背阔肌、肩胛提肌和菱形肌。深群有长肌（竖脊肌和夹肌）和短肌。短肌与脊柱的韧带一起保持各椎骨之间的稳固连接，以保证长肌有效地作用于脊柱。

1. 斜方肌

斜方肌位于项部和背上部的浅层，为三角形扁肌，作用是使肩胛骨向脊柱靠拢，上部肌束可上提肩胛骨，下部肌束使肩胛骨下降。如肩胛骨固定，两侧同时收缩可使头后仰。

2. 背阔肌

背阔肌位于背下部及胸的后外侧，为全身最大的扁肌，呈三角形。作用是使肩关节内收、旋内和外伸。

3. 竖脊肌

竖脊肌为脊柱后方的长肌，下起骶骨背面，上达枕骨后方，填于棘突与肋角之间的沟内。竖脊肌两侧同时收缩可使脊柱后伸，是维持人体直立姿势的重要结构，故又名竖躯干肌。一侧竖脊肌收缩，可使躯干向同侧侧屈。竖脊肌受全部脊神经后支支配。

4. 胸腰筋膜

胸腰筋膜被覆于斜方肌和背阔肌表面的深筋膜较薄弱，但在竖脊肌周围的筋膜特别发达，称为胸腰筋膜。胸腰筋膜包裹在竖脊肌和腰方肌的周围，在腰部筋膜明显增厚，可分为浅、中和深层。浅层位于竖脊肌浅面，内附棘上韧带，外附肋角，下附髂嵴。中层位于竖脊肌和腰方肌之间，与浅层在外侧愈合，构成竖脊肌鞘。深层被覆于腰方肌前面，三层在腰方肌外侧愈合，为腹内斜肌、腹横肌起点。

（二）胸肌

胸肌分为胸部上肢肌和胸部固有肌（肋间肌）。胸部上肢肌起于胸壁，止于上肢骨，包括胸大肌、胸小肌、前锯肌和锁骨下肌 4 块。

1. 胸上肢肌

胸上肢肌包括胸大肌、胸小肌、锁骨下肌和前锯肌等。

2. 胸部固有肌及胸内筋膜

胸固有肌包括肋间外肌、肋间内肌、肋间最内肌和胸横肌等。

（1）肋间外肌位于相邻两肋之间。起于上位肋骨下缘，肌纤维斜向前下方，止于下位肋骨上缘。该肌在肋软骨间的部分移行为腱膜，称肋间外膜，作用为提肋以助吸气。

（2）肋间内肌位于肋间隙的深面。起自下位肋骨的上缘，肌纤维斜向前上方，与肋间外肌的纤维方向呈交叉状，止于上位肋骨的下缘。该肌自胸骨侧缘向后达肋角，于肋角内侧移行为肋间内膜，作用为降肋以助呼气。

（3）肋间最内肌位于肋角至腋前线的肋间隙段。肌纤维方向与肋间内肌相同。肋间血管和神经穿行于肋间内肌与肋间最内肌之间。由于肋间隙的前、后份，肋间最内肌缺如，在该处肋间神经和血管紧贴胸内筋膜走行。

（4）胸横肌位于胸前壁的内面。起自剑突和胸骨体下半的内面，以数个肌束呈扇形散开行向外上方，止于第 2~6 肋软骨内面。该肌由肋间神经支配，收缩时可降肋助呼气。

（5）胸内筋膜为衬于胸廓内面的一层致密结缔组织膜。除脊柱两侧处的部分较薄外，其他部分则较发达。向上经胸廓上口突入颈根部覆盖于胸膜顶并增厚，称为胸膜上膜。向下被覆于膈肌上面的部分为膈上筋膜。在胸内筋膜和壁胸膜之间有少量疏松结缔组织。

（三）膈

膈为主要的呼吸肌，是胸腹腔之间的穹隆形的扁薄阔肌。膈收缩时穹窿顶下降，胸腔容积增大助吸气；松弛时穹窿顶上升，胸腔容积缩小助呼气，与腹肌同时收缩可增加腹压。3 个裂孔的位置及通过的主要结构：主动脉裂孔（位于第 12 胸椎前方，通过主动脉和胸导管）；食管裂孔（约在第 10 胸椎水平，通过食管和迷走神经）；腔静脉孔（约在第 8 胸椎水平，通过下腔静脉）。

（四）腹肌

腹肌位于胸廓下部与骨盆之间，参与构成腹壁，按其部位分为前外侧群和后群。腹肌前外侧群构成腹腔的前外侧壁，包括腹直肌、腹外斜肌、腹内斜肌和腹横肌等。后群有腰大肌和腰方肌。

1. 腹外斜肌

腹外斜肌的纤维方向由外上斜向内下，在距腹直肌外缘约一横指处移行为腱膜，形成半月线。

2. 腹内斜肌

腹内斜肌的纤维方向与腹外斜肌交叉，由外下斜向内上，但其下部纤维几近水平，在腹直肌外侧缘处移行为腱膜。

3. 腹横肌

腹横肌的纤维由后外向前内平行，也在腹直肌外侧缘处变为腱膜，但其上部肌纤维在腹直肌后方向内侧延伸，参与构成腹直肌鞘后层。

4. 腹肌的相关结构

（1）腹直肌鞘：由腹外侧壁 3 个扁肌的腱膜构成，分前、后两层，前层由腹外斜肌腱膜与腹内斜肌腱膜的前层愈合而成；后层由腹内斜肌腱膜的后层与腹横肌腱膜愈合而成。在脐下 4~5 cm 处，三块扁肌的腱膜全部转到腹直肌的前面构成腹直肌鞘的前层，使后层缺如，中断处形成弓状线，弓状线以下，腹直肌后面与腹横筋膜相贴。

（2）白线：由两侧腹直肌鞘的纤维在腹部正中线互相交织形成。白线中部为脐环。自脐向上的白线较明显，宽约 1 cm，脐以下因两侧腹直肌互相靠拢而变窄。白线组织坚实且血管少。

（3）腹横筋膜为深筋膜的最内层，是腹内筋膜衬于腹横肌深面的部分，上与膈下筋膜相续，后方连于髂腰筋膜，向下附着于髂嵴内缘及腹股沟韧带，并在腹股沟韧带中点上方随精索突出形成漏斗状的腹环。

（4）腹膜外组织为充填于腹膜壁层和腹横筋膜之间的脂肪层，向后与腹膜后腔的疏松结缔组织相续。

（五）会阴肌

会阴肌分为浅、深两层，浅层包括会阴浅横肌、坐骨海绵体肌及球海绵体肌三对；深层包括会阴深横肌及尿道括约肌，深层两肌合称为尿生殖三角肌。

四、上肢肌

上肢肌分为肩带肌、臂肌、前臂肌和手肌。

（一）肩带肌

肩带肌起自上肢带骨，止于肱骨，共 6 块。

1. 三角肌

三角肌起于锁骨外侧 1/3、肩峰及肩胛冈，从前、外、后三面包绕肩关节，形成肩部膨隆，其前部肌束行向外下后方，中部肌束行向下方，后部肌束行向外下前方，三部分肌束集中成粗壮的止腱，止于肱骨三角肌粗隆。三角肌前部纤维覆盖肱二头肌和喙肱肌；后部纤维覆盖冈上、下肌，小圆肌和大圆肌的止点及肱三头肌长头的起点。三角肌的作用为肩关节外展，前部肌束可使肩关节屈并旋内，后部肌束则可使肩关节伸和旋外。该肌受腋神经支配。

2. 冈上肌

冈上肌起于冈上窝，肌束行向外侧，经喙肩韧带下方，从上方越过肩关节，止于肱骨大结节的上部。冈上肌收缩使肩关节外展。臂外展运动，首先由冈上肌启动，外展至 30°时，三角肌继之，如冈上肌瘫痪，则臂外展困难。该肌受肩胛上神经支配。

3. 冈下肌

冈下肌起于冈下窝，肌束行向外上，自肩关节后方跨过，止于大结节中部。其作用为使肩关节旋外。该肌由肩胛上神经支配。

4. 小圆肌

小圆肌位于冈下肌下方，起于肩胛骨外侧缘（腋缘）上 2/3 的背侧面，纤维行向外上，从后方跨过肩关节，止于大结节的下部。可使肩关节旋外。该肌由腋神经支配。

5. 大圆肌

大圆肌位于小圆肌下方，起自肩胛下角的背面，肌束行向外上，经肱三头肌长头的前方，从前下方跨过肩关节，止于肱骨小结节嵴、作用为肩关节内收并旋内。该肌受肩胛下神经支配。

6. 肩胛下肌

肩胛下肌位于肩胛下窝，起始后肌束行向外，跨越肩关节前方，止于肱骨小结节。可使肩关节内收、旋内。该肌由肩胛下神经支配。

冈上肌、冈下肌、小圆肌和肩胛下肌的抵止腱在肱骨大、小结节处，形成了从前、上、后三面包绕肩关节的腱膜板，并与肩关节囊相愈着，起着保护和增强关节稳固性的作用，称为肩袖或腱袖。当肩部受到剧创时，肌肉急剧收缩，可导致肱骨大结节撕脱性骨折或肩袖撕裂，引起肩关节痛和运动障碍。

（二）臂肌

臂肌覆盖肱骨，分为前、后两群。前群为屈肌，包括浅层的肱二头肌和深层的肱肌、喙肱肌；后群为伸肌，即肱三头肌。

（三）前臂肌

前臂肌位于桡、尺骨的周围，共 19 块，分为前、后两群。

1. 前臂肌前群

前臂肌前群肌按其作用可分为屈腕、屈指和前臂旋前的肌肉，按其排列由浅入深可分为四层：第 1 层（肱桡肌、旋前圆肌、桡侧腕屈肌、掌长肌、尺侧腕屈肌）；第 2 层（指浅屈肌）；第 3 层（拇长屈肌、指深屈肌）；第 4 层（旋前方肌）。

2. 前臂肌后群

前臂肌后群肌共有 10 块，可分为浅、深 2 层 ，各 5 块。按其作用归类，其中有前臂旋后的肌肉（1 块：旋后肌）；伸展拇指的（3 块：拇长展肌、拇短伸肌、拇长伸肌）；伸指的（3 块：拇长伸肌、小指固有伸肌、示指固有伸肌）；伸腕的（3 块：桡侧腕长伸肌、桡侧腕短伸肌、尺侧腕伸肌）。它们均受桡神经支配。

（四）手肌

手肌按部位可分为内侧、中间和外侧三群。内侧群包括小鱼际肌、小指展肌和小指对掌肌；中间群包括4块蚓状肌和7块骨间肌；外侧群包括鱼际肌、拇短展肌、拇短屈肌、拇对掌肌和拇收肌。

手指腱鞘由包绕肌腱的滑液鞘及包绕于滑液鞘外的纤维鞘构成。手指腱滑液鞘为双层圆筒状，内层紧贴附于肌腱表面，外层贴附于纤维鞘内面，两层之间的腔内有少量滑液，以减少肌腱运动时的摩擦。

五、下肢肌

下肢肌分为髋肌、大腿肌、小腿肌和足肌。

（一）髋肌

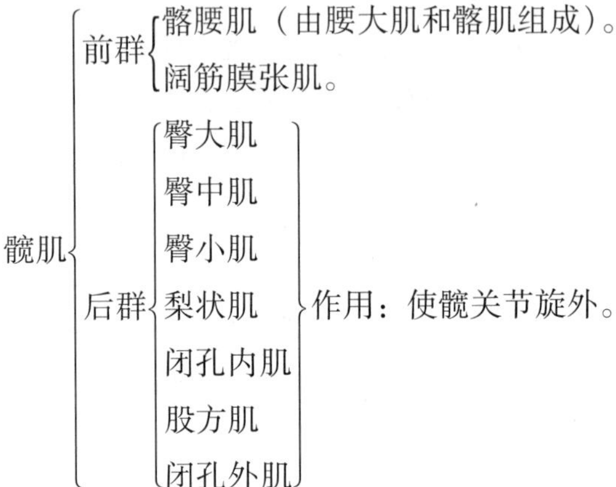

（二）大腿肌

1. 前群

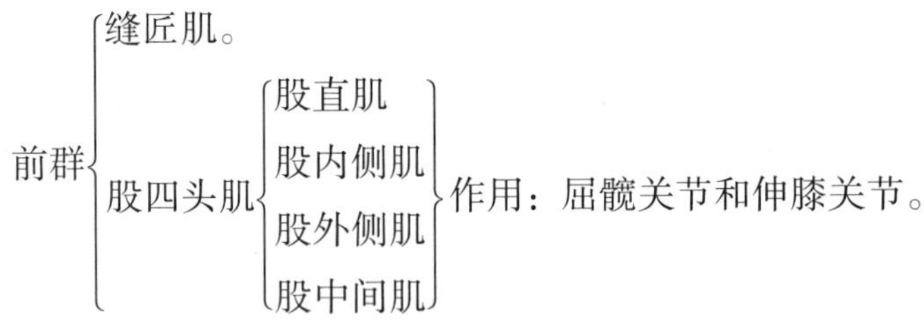

2. 内侧群

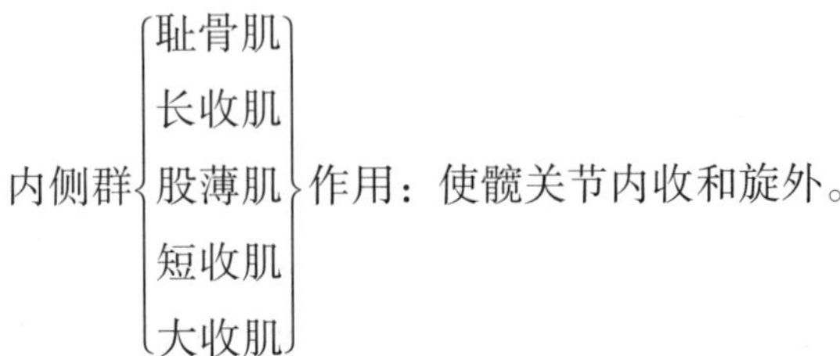

3. 后群

后群：
- 股二头肌。
- 半腱肌。
- 半膜肌。

（三）小腿肌

1. 前群

前群：
- 胫骨前肌。
- 趾长伸肌。
- 㧞长伸肌。

2. 外侧群

外侧群：腓骨长肌、腓骨短肌　作用：使足外翻和屈踝关节（跖屈）。

3. 后群

后群：
- 浅层：小腿三头肌
  - 腓肠肌。
  - 比目鱼肌。
- 深层
  - 腘肌。
  - 胫骨后肌。
  - 趾长屈肌。
  - 㧞长屈肌。

（四）足肌

1. 足背肌

足背肌：
- 趾短伸肌。
- 㧞短伸肌。

2. 足底肌

足底肌：
- 内侧群：㧞展肌、㧞短屈肌和㧞收肌。
- 外侧群：小趾展肌和小趾短屈肌。
- 中间群：趾短屈肌、足底方肌、蚓状肌、骨间足底肌和骨间背侧肌。

复习思考题

一、选择题

A 型选择题（每题仅有 1 个正确答案）

1. 下列选项中，不属于面肌的是（　　）。

A. 颊肌　　B. 枕额肌　　C. 颞肌
D. 眼轮匝肌　　E. 口轮匝肌

2. 下列选项中，不属于上肢带肌的是（　　）。

A. 三角肌　　B. 冈上肌　　C. 胸小肌
D. 大圆肌　　E. 肩胛下肌

3. 关于腹内斜肌的描述，正确的是（　　）。

A. 起于胸腰筋膜和下位 8 个肋骨外面
B. 腱膜形成腹股沟韧带　　C. 参与构成腹直肌鞘前、后层
D. 肌纤维斜向前下　　E. 腱膜独立构成联合腱

4. 关于腹外斜肌的描述，正确的是（　　）。

A. 肌束斜向前下为腱膜　　B. 对肋骨运动无作用　　C. 其腱膜参与联合腱
D. 不参与腹白线的组成　　E. 腱膜在腹直肌后面

5. 关于腹直肌的描述，正确的是（　　）。

A. 只终止在第 5~7 肋软骨内面　　B. 全长前后均有腹直肌鞘包裹
C. 全肌有 3~4 条腱划　　D. 腱划与腹直肌鞘后层结合紧密
E. 上、下宽度均一

6. 关于腹直肌鞘的描述，正确的是（　　）。

A. 前层与腹直肌之间有血管通行　　B. 后层与腹直肌连接疏松
C. 由腹直肌、腹内斜肌、腹外斜肌、腹横肌腱膜共同形成
D. 前、后层包裹腹直肌全部　　E. 以上都不是

7. 膈的腔静脉孔位置高度平（　　）。

A. 第 6 胸椎　　B. 第 7 胸椎　　C. 第 8 胸椎
D. 第 11 胸椎　　E. 第 12 胸椎

8. 膈的食管裂孔位置平（　　）。

A. 第 6 胸椎　　B. 第 7 胸椎　　C. 第 8 胸椎
D. 第 10 胸椎　　E. 第 12 胸椎

9. 膈的主动脉裂孔位置平（ ）。

A. 第 8 胸椎　B. 第 9 胸椎　C. 第 10 胸椎

D. 第 11 胸椎　E. 第 12 胸椎

10. 关于肱二头肌的描述，正确的是（ ）。

A. 起于肩胛骨的喙突和盂下结节　B. 受桡神经支配　C. 止于尺骨鹰嘴

D. 能屈肩关节伸肘关节　E. 以上都不是

11. 肌的辅助装置不包括（ ）。

A. 筋膜　B. 籽骨　C. 滑膜囊

D. 腱划　E. 腱鞘

12. 牵拉肩胛骨向前的肌肉是（ ）。

A. 斜方肌　B. 背阔肌　C. 前锯肌

D. 肩胛下肌　E. 胸大肌

13. 关于腱鞘的描述，正确的是（ ）。

A. 为包裹肌肉的深筋膜　B. 是包裹在手、足长肌腱外面的鞘管

C. 分脏层和壁层　D. 分纤维层和浆膜层

E. 鞘的内外层含大量滑液

14. 属胸上肢肌的是（ ）。

A. 前锯肌　B. 三角肌　C. 肩胛下肌

D. 斜方肌　E. 肩胛提肌

X 型选择题（每题选择两个或两个以上的正确答案）

1. 关于腹外斜肌的描述，正确的是（ ）。

A. 肌纤维斜向前上　B. 腱膜构成腹股沟管前壁

C. 腱膜下缘形成腹股沟韧带　D. 腱膜形成腹直肌鞘前层

E. 部分纤维形成提睾肌

2. 关于腹直肌鞘的描述，正确的是（ ）。

A. 由腹外斜肌、腹内斜肌、腹横肌腱膜共同组成

B. 包裹腹直肌全部　C. 后层在腱划处与腹直肌连结疏松

D. 后层与腹直肌之间有血管　E. 腹横肌腱膜只构成腹直肌鞘的后层

3. 膈肌的食管裂孔位置和行经的结构有（ ）。

A. 平第 8 胸椎　B. 有迷走神经前、后干通过

C. 平第 10 胸椎　D. 有膈神经通过　E. 有食管通过

4. 关于肱二头肌的描述，正确的是（ ）。

A. 止于桡骨粗隆　B. 受肌皮神经支配　C. 有内侧头和外侧头

D. 止于尺骨粗隆　　E. 屈肘关节作用为主

5. 关于肱三头肌的描述，正确的是（　　）。

A. 有长头、短头和中间头　　B. 受桡神经支配　　C. 属上臂伸肌

D. 受腋神经支配　　E. 受尺神经支配

6. 能使足背屈的肌肉是（　　）。

A. 胫骨后肌　　B. 腓骨长肌　　C 胫骨前肌

D. 趾长伸肌　　E. 趾长屈肌

7. 能使足跖屈的肌肉是（　　）。

A. 小腿三头肌　　B. 胫骨后肌　　C. 胫骨前肌

D. 腓骨长肌　　E. 腓骨短肌

8. 属于髋关节屈曲主动肌的肌肉是（　　）。

A. 股二头肌　　B. 缝匠肌　　C. 股直肌

D. 髂腰肌　　E. 股中间肌

9. 伸指间关节的肌肉是（　　）。

A. 蚓状肌　　B. 拇对掌肌　　C. 骨间掌侧肌

D. 骨间背侧肌　　E. 拇收肌

10. 使肩关节外展的肌肉为（　　）。

A. 冈上肌　　B. 胸大肌　　C. 肱二头肌

D. 三角肌　　E. 前锯肌

11. 使髋关节外旋的肌肉是（　　）。

A. 臀大肌　　B. 股方肌　　C. 髂腰肌

D. 梨状肌　　E. 闭孔内肌

12. 使足内翻的肌肉是（　　）。

A. 胫骨前肌　　B. 胫骨后肌　　C. 腓骨长肌

D. 腓骨短肌　　E. 趾长屈肌

13. 使足外翻的肌肉是（　　）。

A. 腓骨长肌　　B. 胫骨前肌　　C. 胫骨后肌

D. 比目鱼肌　　E. 腓骨短肌

14. 有关小腿三头肌，正确的是（　　）。

A. 包括腓肠肌和比目鱼肌　　B. 跖屈踝关节

C. 以跟腱止于跟骨结节　　D. 提足跟　　E. 受腓深神经支配

二、名词解释

1. 腹股沟管；2. 腹股沟管腹环；3. 腹股沟管皮下环；4. Hesselbach 三角；5. 白线；6. 腹股沟韧带；7. 腹直肌鞘；8. 联合腱（腹股沟镰）

三、简答题

1. 分析张口、闭口及研磨运动主要有哪些肌收缩？
2. 分析深呼吸都有哪些肌参与？
3. 举例说明影响关节灵活性运动与稳固性连结的因素有哪些？
4. 简述大腿肌的分群、各群肌肉的名称及作用。
5. 简述膈的位置、裂孔和作用。
6. 简述运动肩关节的主要肌肉。
7. 简述运动拇指的主要肌肉。
8. 简述运动膝关节的主要肌肉。

第二章 内脏学总论及消化系统

重点内容纲要

一、内脏学总论

内脏包括消化系统、呼吸系统、泌尿系统和生殖系统 4 个系统。按内脏基本特点来看，可分为中空性器官（如呼吸道、消化道、泌尿道和生殖道）和实质性器官（如肝、胰、肾和生殖腺等）。

二、消化系统

消化系统由消化管和消化腺组成。

1. 消化管

消化管包括口腔、咽、食管、胃、小肠（十二指肠、空肠、回肠）、大肠（盲肠、阑尾、结肠、直肠、肛管）等部分。

2. 消化腺

消化腺分为大消化腺和小消化腺。大消化腺包括唾液腺（腮腺、下颌下腺、舌下腺）、肝和胰；小消化腺是位于消化管壁内的腺体。

三、咽

（一）咽的基本情况

1. 位置与形态

咽是漏斗形的肌性管道，位于第 1~6 颈椎前方，上方起于颅底，下方在第 6 颈椎下缘与食管相接，后壁与侧壁完整，前方分别与鼻腔、口腔和喉腔相通。

2. 分部

咽分为鼻咽、口咽和喉咽 3 个部分。

（二）咽腔

1. 鼻咽

（1）位置：鼻咽位于咽腔的上部。其上界为颅底；下界为软腭后缘，并在此处与口咽分界。

（2）主要结构：
- 咽扁桃体：是顶后壁黏膜下的淋巴组织，婴幼儿较发达。
- 咽鼓管咽口：在侧壁，距下鼻甲后 1 cm 处，向外通中耳鼓室。
- 咽鼓管圆枕：在咽鼓管咽口前、上、后方的隆起。
- 咽鼓管扁桃体：在咽鼓管咽口周围黏膜内的淋巴组织。
- 咽隐窝：咽鼓管圆枕后方与咽后壁之间的凹陷，是鼻咽癌的好发部位。

2. 口咽

（1）位置：口咽位于咽腔的中部。其上界为软腭后缘；下界为会厌上缘。

（2）主要结构：
- 舌会厌正中襞：位于舌根后部与会厌相连的黏膜皱襞。
- 舌会厌谷：在舌会厌正中襞两侧的凹陷。
- 腭扁桃体：位于腭舌弓和腭咽弓之间的扁桃体窝内。

咽淋巴环由腭扁桃体、舌扁桃体、咽扁桃体、咽鼓管扁桃体等组成，共同形成免疫屏障。

3. 喉咽

（1）位置：喉咽位于咽腔的下部。其上界为会厌上缘；下界为环状软骨下缘。

（2）主要结构：梨状隐窝位于喉的两侧和甲状软骨内面之间，由黏膜下陷形成，是异物常嵌顿停留的部位。

（三）咽肌

咽肌由咽缩肌和咽提肌组成。

- 咽缩肌：有咽上、中、下缩肌 3 块，呈叠互状排列。
- 咽提肌：包括茎突咽肌、咽鼓管咽肌及腭咽肌。

四、食管

食管全长约 25 cm，为肌性管道，上端在第 6 颈椎下缘或环状软骨下缘高度起于咽，下端在第 11 胸椎左侧续于胃的贲门。

食管的分部
- 颈部：上起环状软骨下缘高度，下至胸骨颈静脉切迹水平，长约 5 cm。
- 胸部：上起胸骨颈静脉切迹水平，下至膈食管裂孔，长约 18 cm。
- 腹部：由食管裂孔至贲门，长 1~2 cm。

食管的狭窄部
- 第一个狭窄部：位于食管与咽交接处，距中切牙 15 cm。
- 第二个狭窄部：位于与左主支气管交叉处，距中切牙 25 cm。
- 第三个狭窄部：为膈食管裂孔处，距中切牙 40 cm。

五、胃

胃是消化管最膨大的部分，上起食管，下续十二指肠。

（一）胃的形态和分部

胃有两个出入口，入口称贲门，连接食管；出口称幽门，下续十二指肠。

1. 形态

- 两缘：右上缘称胃小弯，凹向上，最低点有一切迹，称角切迹；左下缘称胃大弯，起自贲门切迹，呈弧形凸向左下至第 10 肋软骨平面。
- 两壁：前壁和后壁。

2. 分部

- 贲门部：位于贲门周围的部分。
- 胃底：指贲门切迹以上的部分，亦称胃穹窿。
- 胃体：位于胃底与幽门部之间的部分。
- 幽门部：为角切迹与幽门之间的部分左侧管腔扩大，称幽门窦；右侧管腔狭窄，称幽门管。

（二）胃的位置及毗邻

胃中等充盈时，大部分位于左季肋区，小部分位于腹上区。贲门和幽门位置较固定，贲门位于第 11 胸椎左侧，幽门位于第 1 腰椎右侧，前壁右侧邻肝左叶，左侧邻膈和左肋弓，在剑突下贴腹前壁。后壁邻左肾、左肾上腺、胰、脾和横结肠等。胃底与膈和脾相邻。

（三）胃壁的结构

- 黏膜层：在胃小弯处有 4~5 条纵行皱襞；在幽门处，黏膜覆盖幽门括约肌形成环行皱襞，称为幽门瓣。
- 黏膜下层：含有血管、淋巴管和神经网。
- 肌层：为外纵、中环、内斜 3 层平滑肌；幽门处环层肌发达，形成幽门括约肌。
- 外膜：胃的外膜为浆膜。

六、　小肠

小肠上起幽门，下续盲肠和结肠，全长5~7 cm，分为十二指肠、空肠和回肠3部分。

（一）十二指肠

1. 结构

十二指肠紧贴腹后壁，是小肠中长度最短，也是管腔直径最大的一段小肠。十二指肠包绕胰头，呈“C”字形，全长约25 cm（成人），分为上部、降部、水平部和升部4部分。

（1）上部：长约5 cm，起自幽门，向右后方至胆囊颈后下方转折向下移行为降部；转折处称十二指肠上曲；上部近幽门处的一段肠管，壁薄内面光滑，环状襞少，称十二指肠球。

（2）降部：长7~8 cm，在右肾内侧下降至第3腰椎水平，转折向左续水平部，转折处称十二指肠下曲。降部左侧贴胰头，其后内侧壁上有十二指肠纵襞。纵襞下方有十二指肠大乳头，是胆总管和胰管的共同开口，距中切牙约75 cm。大乳头稍上方，可见十二指肠小乳头，是副胰管的开口。

（3）水平部：长约10 cm，自右向左横过第三腰椎，至左侧续于升部。肠系膜上动、静脉贴前面下行。

（4）升部：长2~3 cm，自第3腰椎左侧上升至第2腰椎左侧，急转向前下方，形成十二指肠空肠曲，移行为空肠。该曲借十二指肠悬肌固定于腹后壁。十二指肠悬肌由平滑肌、横纹肌和结缔组织共同构成，上起于右膈脚，下附于十二指肠空肠曲的后面。此韧带表面有腹膜被覆形成皱襞，称为十二指肠悬韧带（Treitz 韧带），是手术中确定空肠起点的重要标志。

2. 结构特点

十二指肠壁具有消化管典型的4层结构。上部的起始端（约2 cm）肠黏膜较平坦，故管壁薄、管腔大称为十二指肠前庭。在钡餐X线透视时，可见上部的第一环皱襞与幽门瓣间形成底向幽门的三角形阴影，称为十二指肠球部或冠部，是十二指肠溃疡的好发部位。十二指肠其余各部管壁较厚，有较密集的皱襞。在降部中段后内侧壁有一纵皱襞，称为十二指肠纵襞。该纵襞由胆总管和胰管斜穿肠壁所形成，其下端形成十二指肠大乳头，是胆总管和胰管的共同开口处，其上方2~3 cm处有一小乳头，为副胰管的开口处。

（二）空肠和回肠

空肠和回肠由肠系膜连于腹后壁，又称系膜小肠，其波动度较大。其区别见下表。

	空肠	回肠
位置	位于左上腹部	位于右下腹部
长度	占全长的 2/5	占全长的 3/5
管腔	较粗	较细
管壁	较厚	较薄
颜色	较红	较淡
环状襞	明显	不明显
淋巴滤泡	孤立淋巴滤泡	集合淋巴滤泡、孤立淋巴滤泡
血管弓	少，第一、二级弓	多，第三、四级弓
直血管	较长	较短

Meckel 憩室是末端回肠壁上的指状突出物，为卵黄肠管部分未闭所遗留下来的一种先天性畸形。约有 2%的人口患有 Meckel 憩室。

七、大肠

（一）大肠的分部及特征

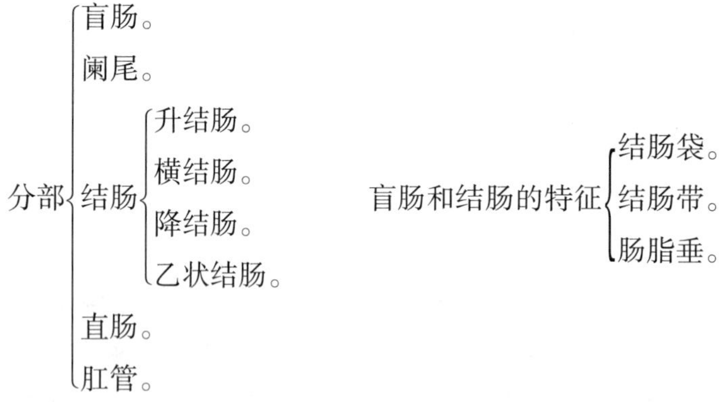

（二）盲肠

盲肠位于右髂窝内，长 6~8 cm，与回肠、结肠、阑尾连接。回肠末端开口于盲肠称为回盲口。在回盲口上、下方有两个半月形的瓣，称为回盲瓣，是回肠突入盲肠形成可阻止小肠内容物过快地流入大肠，还可防止盲肠内容物逆流到回肠。

（三）阑尾

1. 形态

阑尾是自盲肠内后壁突出的细长盲管，形如蚯蚓，故又名蚓突。长度不一，平均为 6~8 cm，直径约为 0.5 cm。

2. 位置

阑尾位于右髂窝内，阑尾末端游离，可在回肠前、后位或盲肠后、下位等。但阑尾根部较为恒定，位于盲肠 3 条结肠带的汇集处，并延续为阑尾纵肌。手术中常以此作为寻找阑尾的标志。

3. 阑尾根部体表投影

（1）脐与右髂前上棘连线的中、外 1/3 交点（McBurney 点，又称麦氏点）。

（2）左、右髂前上棘连线的右、中 1/3 交点（Lanz 点）。

（四）结肠

1. 位置

结肠起于盲肠，续于直肠，围绕空肠和回肠，呈“M”形排列。

2. 分部

升结肠：在右髂窝起于盲肠，上升至结肠右曲（或称肝曲）。
横结肠：从结肠右曲向左至结肠左曲（或称脾曲），有系膜连于腹后壁。
降结肠：自结肠左曲下降至左髂嵴平面续于乙状结肠。
乙状结肠：从左髂嵴水平转入盆腔内，至第 3 骶椎平面续于直肠。

（五）直肠

1. 位置

直肠位于盆腔后部，从第 3 骶椎平面下降至盆膈，长 10~14 cm。

2. 特征

两个弯曲：骶曲和会阴曲骶曲凸向后，会阴曲凸向前。
一个膨大：位于直肠下部，称直肠壶腹。
三条横襞：上、下两条位于直肠左壁；中间一条大而明显，位置恒定，位于直肠右壁，距肛门约 7 cm。

（六）肛管

1. 境界

肛管上界为盆膈平面，下界止于肛门，长约 4 cm，平时处于收缩状态。

2. 结构

肛柱：肛管内面的纵行黏膜皱襞，有 6~10 条。

肛瓣：肛柱下端之间的半月形黏膜皱襞。

齿状线：肛柱下端与肛瓣基部连成锯齿状环形线，环绕肛管内面。

肛窦：肛瓣和肛柱下端共同围成的小隐窝。

白线：在肛门上方 1~1.5 cm 处，在活体皮肤上可见有浅蓝色的环形线，相当于肛门内、外括约肌之间。

肛门：肛管下口，为前、后纵行的裂孔，前后径为 2~3 cm。

3. 肛门括约肌

肛门内括约肌：为平滑肌，是肠襞环形肌增厚形成。

肛门外括约肌：属横纹肌，围绕肛门内括约肌外面，又分皮下部、浅部、深部。

4. 肛门直肠环

肛门内括约肌、肠壁的纵行肌、肛门外括约肌的浅部、深部以及肛提肌的耻骨直肠肌等共同围绕肛管，形成强大的肌环，称肛门直肠环，对肛管起括约作用。

八、肝

（一）肝的形态

1. 形态

肝在活体呈红褐色，质软而脆，呈不规则的楔形，分为上、下两面，前、后、左、右四缘。

（1）上面（膈面）：被镰状韧带分为左、右两叶，后部无腹膜覆盖部分称“裸区”。

（2）下面（脏面）：被“H”形沟分为 4 叶，分别为左叶、右叶、方叶、尾状叶。

2. 解剖结构概述

（1）横沟：称肝门，有肝固有动脉左、右支，肝门静脉左、右支，肝左、右管，神经和淋巴管等出入肝门的结构称为肝蒂。

（2）肝蒂内结构排列顺序是：肝左、右管在前，肝固有动脉左、右支居中，肝门静脉左、右支居后。

（3）左纵沟：前方容纳肝圆韧带，后方容纳静脉韧带。

（4）右纵沟：前方是胆囊窝，容纳胆囊；后方是腔静脉窝，容纳下腔静脉。

（5）下缘：是肝膈面和脏面之间的分界线，后方和右侧圆钝，前方和左侧锐利。前方有胆囊切迹和肝圆韧带切迹。

（二）肝的位置和毗邻

1. 肝的位置

肝的位置随呼吸和体位的不同而变化，立位和吸气时下降，卧位和呼气时回升。在前正中线其下界突出于剑突下 2~3 cm，而与腹前壁相接触，故在此可触及肝脏下缘。在深吸气时，肝脏下缘下降，于右肋弓下缘亦可触及。小儿肝脏相对较大，下界低于肋弓，但正常不超过肋弓下 2 cm。肝大部分位于右季肋区和腹上区，小部分位于左季肋区。

（1）肝上界：与膈穹窿一致，在锁骨中线右侧平第 5 肋，左侧平第 5 肋间隙，在前正中线位于胸骨体与剑突结合处。

（2）肝下界：成人与肋弓一致，位于剑突下约 3 cm，幼儿可低于肋弓，但不超出 2 cm，7 岁以后与成人相等。

2. 肝的毗邻

肝右叶上面与右膈肋窦隔膈肌相对；右叶下面中部接近肝门处与十二指肠上曲相邻，前部与结肠右曲相邻，后部邻右肾及肾上腺，方叶下部接幽门；左叶下面与胃前壁相邻，后上部邻食管腹部。

（三）肝的分段

肝按 Glisson 系统（肝门静脉、肝动脉和肝管）分为：两半肝、五叶、六段。

- 肝
  - 右半肝
    - 右前叶。
    - 右后叶：分为上段和下段。
  - 左半肝
    - 左外叶：分为上段和下段。
    - 左内叶。
    - 尾状叶：分为左段和右段。

（四）肝外胆道

1. 胆囊

- 分部
  - 胆囊底：圆钝、多露出肝下缘，投影部位在右腹直肌外缘与右肋弓交点处。
  - 胆囊体：中间大部分，与底无明显分界。
  - 胆囊颈：胆囊体变细的部分，内面黏膜形成螺旋状的皱襞，称为螺旋襞。

2. 输胆管道

输胆管道包括肝左、右管，肝总管、胆总管和胆囊。

（1）胆囊三角：胆囊管、肝总管和肝脏面围成的三角形区域称胆囊三角，是胆囊手术中胆囊动脉的标志。

（2）胆总管：一般长 7~8 cm，直径为 0.6~0.8 cm。由于管壁富于弹性纤维，故结石或蛔虫阻塞时管壁可扩张到 0.8~2.7 cm。

胆总管依其行程可分为四段。第 1 段为十二指肠上段，行于小网膜游离缘内；第 2 段位于十二指肠上部后面，称为十二指肠后段，居于门静脉右侧，下腔静脉前方；第 3 段为胰腺段，起初行于胰腺表面，继而表面覆以胰腺被膜或薄层腺组织，故胰头癌时可压迫胆总管而致梗阻性黄疸；第 4 段为十二指肠壁内段，长度仅有 1.5~2.0 cm，在穿肠壁时与胰管汇合，汇合后略膨大称为肝胰壶腹或 Vater 壶腹。壶腹周围及附近有括约肌向肠腔内突出，使十二指肠后内壁黏膜隆起形成十二指肠乳头。十二指肠乳头上有胆总管的开口。

（3）肝胰壶腹由胆总管斜行穿过十二指肠降部后内侧壁中，与胰管汇合，形成略膨大的肝胰壶腹。其开口于十二指肠大乳头，在肝胰壶腹周围有壶腹括约肌。

（4）肝胰壶腹括约肌，又称为 Oddi 括约肌，包括胆总管括约肌、胰管括约肌和壶腹括约肌 3 部分，具有控制和调节胆汁和胰液排放的作用。

3. 胆汁和胰液的排泄途径

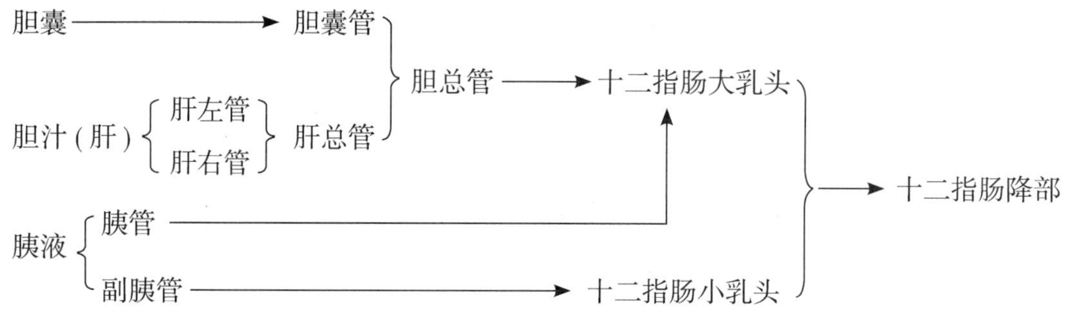

九、胰腺

1. 位置与形态

胰腺有内、外分泌作用，全长 14~20 cm，呈狭长的三棱形，横卧于腹后壁，约平第 1 腰椎。

2. 分部

（1）胰头：上、下及右侧被十二指肠包绕，其下份向左后方突起，钩突。

（2）胰体：横过第 1 腰椎之前，胰体与胰头之间狭窄部分称胰颈。

（3）胰尾：较细，达脾门。

(4) 胰管：位于胰实质内，在十二指肠降部壁内与胆总管汇合排泄管形成肝胰壶腹，开口于十二指肠大乳头。

(5) 副胰管：位于胰管上方，开口于十二指肠小乳头。

复习思考题

一、选择题

A 型选择题（每题仅有 1 个正确答案）

1. 有一位青年男性患者因上腹部膨胀、疼痛，食欲不振，消瘦，后出现恶心、呕吐而就医。做胃镜检查可明确诊断，那么从口腔开始需吞下（　　）的胃镜管方可到达贲门。

A. 15 cm　　B. 25 cm　　C. 40 cm
D. 75 cm　　E. 90 cm

2. 成人食管全长约为（　　）。

A. 10 cm　　B. 15 cm　　C. 25 cm
D. 35 cm　　E. 45 cm

3. 不参与肝蒂组成的是（　　）。

A. 肝的神经　　B. 肝固有动脉　　C. 肝静脉
D. 肝的淋巴管　　E. 胆总管

4. 有关胆囊的描述，正确的是（　　）。

A. 为腹膜间位器官　　B. 位于肝脏面、左纵沟前部
C. 其体表投影为右旁正中线与右肋弓的交点处
D. 可分泌与浓缩胆汁
E. 胆囊的毗邻是右侧为胃幽门部、左侧为结肠右曲

5. 胆囊动脉多从（　　）发出。

A. 肝左动脉　　B. 肝右动脉　　C. 胃十二指肠动脉
D. 胃右动脉　　E. 肠系膜上动脉

6. 胆囊三角（Calot 三角）的境界是（　　）。

A. 胆囊管、肝总动脉及肝脏下面　　B. 胆囊管、肝总管和肝脏下面
C. 肝左动脉、肝总管及肝脏下面　　D. 胆总管、十二指肠及肝固有动脉
E. 肝固有动脉、胆囊管及十二指肠上部

7. 关于胆总管的描述，正确的是（　　）。

A. 位于肝胃韧带内　　B. 由胆囊管与肝总管汇合而成

C. 在门静脉的右后方
D. 与下腔静脉相贴，越过十二指肠上部的前方
E. 与胰管汇合共同开口于十二指肠上部

8. 胆总管与胰管共同开口在（　　）。
A. 十二指肠上部
B. 十二指肠降部
C. 十二指肠纵襞上端
D. 十二指肠大乳头
E. 十二指肠纵襞中部

9. 当胃中等充盈时，胃的前壁在剑突下有未被肋弓遮掩的部分，可直接接触下列的结构是（　　）。
A. 膈
B. 肝右叶
C. 肝左叶
D. 腹前壁
E. 胰

10. 第二肝门位于肝脏（　　）。
A. 左纵沟后部
B. 右纵沟前部
C. 下腔静脉沟上端
D. 下腔静脉沟下端
E. 肝管、门静脉和肝动脉出入肝脏处

11. 肝十二指肠韧带内有（　　）。
A. 胆囊管、肝固有动脉和肝门静脉
B. 肝总管、肝静脉和肝门静脉
C. 胆总管、肝固有动脉和肝静脉
D. 胆总管、肝固有动脉和肝门静脉
E. 胆囊管、肝固有动脉和肝静脉

12. 关于肛管的描述，正确的是（　　）。
A. 为直肠位于盆膈以下的部位
B. 位于肛提肌附着处以下
C. 肛管长度为 2.5~4.0 cm
D. 其内面有 6~10 条纵行肛柱
E. 以上都正确

13. 膈的食管裂孔位于（　　）。
A. 第 8 胸椎
B. 第 9 胸椎
C. 第 10 胸椎
D. 第 11 胸椎
E. 第 12 胸椎

14. 膈下脓肿最多见于（　　）。
A. 右肝上前间隙
B. 右肝上后间隙
C. 左肝上间隙
D. 左肝下间隙
E. 膈下腹膜后间隙

15. 关于肝脏的描述，错误的是（　　）。
A. 其上面与膈肌相贴，故肝脓肿可穿破膈肌进入胸腔
B. 第一肝门位于肝脏脏面的横沟处
C. 第一肝门处有肝管与肝动、静脉
D. 脏面的右纵沟前部是胆囊窝
E. 脏面的左纵沟前部是肝圆韧带

16. 关于十二指肠的描述，正确的是（　　）。
A. 位于第 1~3 腰椎之前方
B. 全部为腹膜外位
C. 其后方与左侧输尿管相贴
D. 越过肠系膜上动脉的前方

E. 十二指肠球部有胆总管开口

17. 关于消化系统的描述，错误的是（　　）。

A. 由消化管道和消化腺组成　　B. 通常称口腔到咽的一段为上消化道

C. 通常称口腔到十二指肠为上消化道　　D. 肝、胰为消化腺

E. 结肠和直肠为下消化道的一部分

18. 关于牙的描述，正确的是（　　）。

A. 牙质外面均覆有釉质　　B. 牙根部外面才覆有釉质

C. 牙冠的牙质外面覆有釉质　　D. 牙的中央有腔，称牙髓

E. 牙包括牙质、牙龈、牙髓和牙釉质四种成分

19. 关于胰的描述，正确的是（　　）。

A. 位于小网膜囊内　　B. 胰尾位于胃结肠韧带内

C. 在胰颈后方有肝门静脉起始部　　D. 胰腺前面隔腹膜与十二指肠相贴

E. 由肠系膜下动脉的分支供血

20. 关于恒牙的描述，正确的是（　　）。

A. 有 30 颗　　B. 磨牙常有 1 个牙根

C. 前磨牙常有 1 个牙根　　D. 切牙可有 2 个牙根　　E. 尖牙可有 2 个牙根

21. 关于横结肠的描述，正确的是（　　）。

A. 为腹膜间位器官　　B. 与小网膜相连　　C. 肠管上无结肠带

D. 其静脉汇入下腔静脉　　E. 由中结肠动脉供血

22. 结肠带、结肠袋和肠脂垂通常作为特征性结构，存在于（　　）。

A. 所有肠管　　B. 大肠　　C. 小肠

D. 仅见结肠　　E. 盲肠和结肠

23. 空、回肠在腹腔主要占据（　　）。

A. 空肠在右上部　　B. 回肠在左上部　　C. 空肠在左下部

D. 回肠在右上部　　E. 回肠在右下部

24. 阑尾多见的位置是（　　）。

A. 盆位和盲肠后位　　B. 左下腹位　　C. 盲肠下位和肝下位

D. 回肠前位　　E. 回肠后位

25. 阑尾腔在盲肠内的开口通常位于回盲瓣（　　）。

A. 上方　　B. 下方　　C. 前方

D. 后方　　E. 以上都错

26. 阑尾炎手术时寻找阑尾最可靠的方法是（　　）。

A. 沿结肠旁沟寻找　　B. 打开网膜囊寻找　　C. 沿小肠系膜寻找

D. 沿回肠动脉寻找　　E. 沿结肠带向盲肠端寻找

27. 关于盲肠的描述，错误的是（　　）。

A. 位于右髂窝内，为大肠的起始部，属于大肠

B. 有结肠带　　C. 回肠末端与盲肠左侧相连，此处有回盲瓣

D. 与升结肠间以回盲瓣为界　　E. 由回结肠动脉供血

28. 男性，42 岁，阵发性上腹痛伴嗳气、反酸，进食后疼痛缓解，就诊后诊断为十二指肠溃疡。该溃疡最可能发生于十二指肠的（　　）。

A. 十二指肠下部　　B. 十二指肠降部　　C. 十二指肠球

D. 十二指肠空肠曲　　E. 十二指肠升部

29. 关于乳牙的描述，正确的是（　　）。

A. 有 24 颗　　B. 2~3 岁出齐

C. 5d 表示上颌左侧第 2 乳磨牙　　D. 11d 表示下颌左侧中切牙

E. 以上全错

30. 乳牙和恒牙的数目及出牙时间，应为（　　）。

A. 乳牙 20 颗，出生后 6 个月开始萌出；恒牙 32 颗，6~7 岁开始长出

B. 乳牙 16 颗，出生后 6 个月开始萌出；恒牙 32 颗，6~7 岁开始长出

C. 乳牙 20 颗，6~7 岁开始出齐；恒牙 32 颗，10 岁左右出齐

D. 乳牙 20 颗，2 岁左右出齐；恒牙 30 颗，14 岁左右出齐

E. 以上均不正确

31. 腮腺的导管开口于（　　）。

A. 上颌第 1 磨牙牙冠相对应的颊黏膜上

B. 下颌第 1 磨牙牙冠相对应的颊黏膜上

C. 上颌第 2 磨牙牙冠相对应的颊黏膜上

D. 下颌第 2 磨牙牙冠相对应的颊黏膜上

E. 上颌第 3 磨牙牙冠相对应的颊黏膜上

32. 关于舌下阜的描述，正确的是（　　）。

A. 是颌下腺导管的开口　　B. 是舌下腺导管的开口

C. 有腮腺导管的开口　　D. 是颌下腺和舌下腺大管的开口

E. 是颌下腺、舌下腺大管和腮腺小管的共同开口

33. 十二指肠降部左后缘与胰头之间有（　　）。

A. 肝总管　　B. 胆总管　　C. 胆囊管

D. 胰管　　E. 肠管

34. 十二指肠空肠曲借十二指肠悬肌固定于腹后壁，其起始位置在（　　）。

A. 膈肌右脚　　B. 膈肌左脚　　C. 膈肌中心腱
D. 膈的食管裂孔附近　　E. 膈的腔静脉孔附近

35. 十二指肠纵襞的位置多在（　　）。
A. 十二指肠上部内侧　　B. 十二指肠降部外侧
C. 十二指肠降部的后内侧　　D. 十二指肠水平部内侧
E. 十二指肠升部内侧

36. 食管全长主要有 3 处狭窄，位置分别在（　　）。
A. 第一狭窄距中切牙约 15 cm 处　　B. 左主支气管跨越食管处
C. 平第 10 胸椎处　　D. 以上都对　　E. 以上都错

37. 腮腺是最大的一对唾液腺，其导管开口在（　　）。
A. 颧弓下方一横指处　　B. 下颌第二磨牙相对的颊黏膜处
C. 下颌第一磨牙相对的颊黏膜处　　D. 平对上颌第二磨牙相对的颊黏膜处
E. 舌下阜

37. 胃的后壁邻近的器官是（　　）。
A. 左肾　　B. 左肾上腺　　C. 胰
D. 脾　　E. 以上都是

39. 胃可分为 4 部，其中幽门部又被中间沟分为（　　）。
A. 左侧为幽门管　　B. 右侧为幽门窦　　C. 左侧为幽门窦
D. 胃窦与幽门窦　　E. 幽门管与幽门

40. 下颌下腺管和舌下腺大管共同开口在（　　）。
A. 舌系带　　B. 舌下襞　　C. 舌下阜
D. 伞襞　　E. 以上均不是

41. 十二指肠悬韧带（Treitz 韧带）可作为（　　）。
A. 十二指肠起始部的标志　　B. 空肠起始的标志　　B. 回肠起始的标志
D. 十二指肠降部起始的标志　　E. 以上都不对

42. 不参与组成肝外胆道的器官有（　　）。
A. 胆囊　　B. 胆囊管　　C. 副胰管
D. 肝总管　　E. 胆总管

43. 下列关于牙的结构的描述，正确的是（　　）。
A. 临床牙冠大于解剖牙冠　　B. 临床上将牙体分为牙冠、牙颈和牙根
C. 牙的矢状切面可见牙釉质、牙本质和牙髓腔
D. 牙本质是最硬的组织　　E. 牙髓腔内无神经和血管

44. 牙周组织包括的结构有（　　）。

A. 牙槽骨、牙周膜和牙龈　　B. 牙质、牙釉质和牙龈
C. 牙粘合质、牙釉质和牙质　　D. 牙周膜、牙粘合质和牙质
E. 牙槽骨、牙粘合质和牙周膜

45. 乙状结肠起自左髂嵴，在下述部位续于直肠（　　）。
A. 第 5 腰椎处　　B. 第 1 骶椎处　　C. 第 2 骶椎处
D. 第 3 骶椎处　　E. 第 4 骶椎处

46. 在舌背黏膜的乳头上（　　）。
A. 只是丝状乳头有味蕾　　B. 只是菌状乳头有味蕾
C. 只是轮廓乳头有味蕾　　D. 丝状乳头、菌状乳头有味蕾
E. 菌状乳头、轮廓乳头有味蕾

47. 在下纵隔内，食管前面邻接（　　）。
A. 膈神经　　B. 半奇静脉　　C. 奇静脉
D. 心包　　E. 以上都错

48. 直肠盆部肠腔内，有半月形的直肠横襞，其中最大而明显的中横襞（　　）。
A. 恒定位于直肠前左侧壁，距肛门 5 cm
B. 恒定位于直肠前右侧壁，距肛门 5 cm
C. 恒定位于直肠右侧壁，距肛门 7 cm
D. 恒定位于直肠后左侧壁，距肛门 5 cm
E. 恒定位于直肠后左侧壁，距肛门 7 cm

49. 直肠全长有骶曲和会阴曲，其弯曲的方向为（　　）。
A. 骶曲凸向后，会阴曲凸向前　　B. 骶曲凸向前，会阴曲凸向后
C. 骶曲凸向前，会阴曲凸向前　　D. 骶曲凸向后，会阴曲凸向后
E. 以上都错

50. 在舌背黏膜上含有味蕾的乳头是（　　）。
A. 丝状乳头　　B. 轮廓乳头　　C. 菌状乳头
D. 丝状乳头、轮廓乳头　　E. 轮廓乳头、菌状乳头

51. 直肠下部的会阴曲距肛门的距离为（　　）。
A. 1~3 cm　　B. 3~5 cm　　C. 5~7 cm
D. 7~9 cm　　E. 9~11 cm

52. 直肠上部在矢状面上的骶曲距肛门的距离为（　　）。
A. 15~16 cm　　B. 13~15 cm　　C. 11~13 cm
D. 9~11 cm　　E. 7~9 cm

X 型选择题（每题选择两个或两个以上的正确答案）

1. 腹膜外位器官不包括（　　）。

A. 肾　　B. 肾上腺　　C. 子宫

D. 肝　　E. 卵巢

2. 关于肛管的描述，正确的是（　　）。

A. 位于盆膈与肛门之间，为腹膜外位器官

B. 血供主要来自髂外动脉的分支阴部内动脉

C. 肛管内面齿状线以上为黏膜，齿状线以下为皮肤

D. 齿状线以上淋巴主要引流至直肠上淋巴结，齿状线以下的淋巴则引流至腹股沟浅淋巴结

E. 齿状线以上的部分来源于内胚层，齿状线以下的部分则来源于外胚层

3. 肛门直检时可以触及的结构为（　　）。

A. 阑尾　　B. 前列腺　　C. 直肠子宫陷窝

D. 子宫颈　　E. Meckel 憩室

4. 关于大肠的描述，正确的是（　　）。

A. 包括盲肠、阑尾、结肠、直肠和肛管

B. 盲肠和结肠具有结肠带、结肠袋和肠脂垂

C. 结肠左曲以前的部分主要由肠系膜上动脉供血

D. 结肠左曲以后的部分主要由肠系膜下动脉供血

E. 大肠均为腹膜内位器官

5. 关于肝脏的描述，正确的是（　　）。

A. 为人体内最大的消化腺

B. 大部分位于右季肋区和腹上区，小部分位于左季肋区

C. 为腹膜间位器官

D. 肝固有动脉为其功能性血管

E. 肝门静脉为其营养性血管

6. 关于肝外胆道运输胆汁的描述，正确的是（　　）。

A. 由肝左右管、肝总管和胆囊、胆囊管、胆总管组成

B. 胆囊具有浓缩和贮存胆汁的作用

C. 禁食时，Oddi 括约肌收缩，胆汁经肝左、右管、肝总管及胆囊管进入胆囊暂时贮存和浓缩

D. 进食时，胆囊收缩，Oddi 括约肌舒张，胆囊内的胆汁经胆囊管、胆总管排入十二指肠，帮助消化

E. 胰头的肿物可压迫胆总管而产生阻塞性黄疸

7. 关于肝脏表面结构的描述，正确的是（　　）。

A. 可分为左叶、右叶、方叶和尾状叶 4 个叶

B. 右纵沟前部容纳胆囊，后部有下腔静脉通过

C. 左纵沟前部有肝圆韧带通过，后部容纳静脉韧带

D. 肝蒂中，肝左、右管居前，肝固有动脉左、右支居中，肝门静脉左、右支则位最后方

E. 在腔静脉沟的后上部，有 3 条肝静脉直接注入下腔静脉，此处称第二肝门

8. 关于口腔的结构和交通，正确的是（　　）。

A. 上界为腭，下界为口腔底

B. 借上、下牙弓分为口腔前庭和固有口腔两部分

C. 上、下牙弓咬合后，口腔前庭与固有口腔互不相通

D. 向前借口裂与外界相通

E. 向后借咽峡与口咽部相通

9. 关于阑尾的描述，正确的是（　　）。

A. 根部的体表投影位于右髂前上棘与脐连线的中、外 1/3 交界处

B. 3 条结肠带均汇集于阑尾根部，借此可方便地寻找到阑尾

C. 其位置（中国人）以回肠前位多见

D. 阑尾的动脉发自中结肠动脉

E. 为腹膜内位器官

10. 关于内脏的描述，正确的是（　　）。

A. 由执行消化、呼吸、泌尿、生殖和内分泌功能的器官组成，参与机体的新陈代谢和繁衍后代

B. 内脏器官主要位于胸腔、腹腔和盆腔内，都可借一定的孔道与外界相通

C. 内脏器官分为中空性器官和实质性器官两类

D. 内脏器官均有神经、血管等出入的门

E. 从形态发生上看，胸膜、腹膜和会阴也归属于内脏器官的范畴

11. 关于舌的描述，正确的是（　　）。

A. 由横纹肌覆以黏膜而构成　　　　B. 可分为舌根、舌体和舌尖 3 部分

C. 舌乳头内均含有味蕾，可感受味觉

D. 舌肌可分为舌内肌和舌外肌，由舌下神经支配

E. 双侧颏舌肌同时收缩时可使舌伸向前下方，而单侧收缩时舌尖则伸向同侧

12. 关于小网膜的描述，正确的是（　　）。

A. 位于肝门与胃、十二指肠上部之间
B. 由肝胃韧带和肝十二指肠韧带组成
C. 为 4 层腹膜结构　　D. 其游离缘后方有 Winslow 孔
E. 肝十二指肠韧带内有肝门静脉、胆总管和肝固有动脉等结构
13. 关于牙的描述，正确的是（　　）。
A. 牙是身体最硬的器官　　B. 由牙本质、牙釉质、牙骨质及牙髓构成
C. 据形态和功能，牙可分为切牙、尖牙、前磨牙和磨牙
D. 可分为牙冠、牙根、牙颈和牙髓腔 4 部分
E. 乳牙为 20 颗，恒牙为 28~32 颗
14. 关于咽的描述，正确的是（　　）。
A. 位于颈椎前方
B. 上端附着于颅底、下端在第 7 颈椎的下缘平面续食管
C. 为一个前后略扁的漏斗状肌性管道
D. 分为鼻咽、口咽和喉咽 3 部分
E. 是呼吸道和消化道的共同通道
15. 关于胰腺的描述，正确的是（　　）。
A. 为腹膜外器官　　B. 具有内、外分泌双重功能
C. 胰液经胰管排入十二指肠，帮助食物的分解和消化
D. 胰岛素产生后，直接进入血液，参与糖代谢的调节
E. 胰头的肿物可压迫胆总管及门静脉，导致阻塞性黄疸和门静脉高压
16. 关于盲肠和结肠的形态，描述正确的是（　　）。
A. 均为大肠的一部分　　B. 管径较小，壁较薄
C. 沿肠的纵轴排列有 3 条平行的结肠带
D. 肠壁上有结肠袋　　E. 结肠带附近有脂肪垂
17. 关于十二指肠的描述，正确的是（　　）。
A. 可分为上部、降部、水平部和升部
B. 为腹膜内器官，但无系膜
C. 幽门后约 2. 5 cm 长的一段称为十二指肠球，为十二指肠溃疡的好发部位
D. 降部后内侧壁上的十二指肠大乳头为胆总管和胰管的共同开口处
E. 水平部的前面紧邻肠系膜上血管，动脉硬化时可致此部肠管受压迫而影响食物通过
18. 关于食管结构的描述，正确的是（　　）。
A. 为肌性管道，全长约 25 cm，胸段最长，腹段最短
B. 第 1 狭窄位于咽与食管移行处，距中切牙约 15 cm

C. 第 2 狭窄位于食管与左主支气管交叉处，距中切牙 2 cm，为异物易嵌顿和肿瘤的好发部位

D. 第 3 狭窄位于穿食管裂孔处，距中切牙约 40 cm

E. 管壁肌层由平滑肌构成

19. 关于唾液腺的描述，正确的是（　　）。

A. 包括腮腺、下颌下腺和舌下腺

B. 腮腺导管开口于平对上颌第 2 磨牙所对的颊黏膜处

C. 下颌下腺导管开口于舌系带根部两侧的舌下阜

D. 舌下腺大管直接开口于舌下襞

E. 腮腺的分泌受舌咽神经控制，而下颌下腺及舌下腺的分泌则由面神经控制

20. 关于胃结构的描述，正确的是（　　）。

A. 大部分位于左季肋区，小部分在腹上区

B. 入口称贲门，位于第 11 胸椎的左侧

C. 出口称幽门，位于第 1 腰椎的右侧附近

D. 幽门窦近胃小弯侧为溃疡和肿瘤的好发部位

E. 幽门瓣可控制胃内容物的排空并有防止肠内容物反流至胃的作用

21. 牙周组织包括（　　）。

A. 牙颈　　B. 牙龈　　C. 牙根

D. 牙槽骨　　E. 牙周膜

22. 关于直肠结构的描述，正确的是（　　）。

A. 位于第 3 骶椎至盆膈之间

B. 中间的直肠横襞位于直肠右壁，大而恒定，距肛门约 7 cm

C. 骶曲凸向后，会阴曲凸向前

D. 上段为腹膜内位，中、下段为腹膜外位器官

23. 有系膜的器官有（　　）。

A. 空回肠　　B. 阑尾　　C. 横结肠

D. 乙状结肠　　E. 卵巢

24. 与回肠比较，空肠的特点是（　　）。

A. 主要位于左上腹部，约占空、回肠全长近侧的 2/5

B. 管径较细、肠壁较薄　　C. 血供丰富而颜色较红润

D. 环状黏膜皱襞高而致密　　E. 黏膜内含有孤立淋巴滤泡

二、名词解释

1. 尿生殖膈；2. 盆膈；3. Calot 三角；4. McBurney 点；5. Meckel 憩室；6. Oddi 括约肌；7. Treitz 韧带；8. 肝胰壶腹

三、问答题

1. 3 对唾液腺各位于何处，各开口于何处?
2. 给你一面小镜子，你在舌上、下面各看见什么结构?
3. 简述肝、脾的主要韧带及其意义。
4. 简述胃中度充盈时的位置。
5. 比较空肠与回肠的解剖特点。
6. 简述盲肠的位置。
7. 简述腹膜与腹盆腔脏器的关系。
8. 简述系膜的形成和意义。
9. 女性的腹膜腔与男性的有哪些区别? 女性这种特征有何临床意义?
10. 简述胰头肿大可压迫哪些主要结构。
11. 食管分哪几部，3 个狭窄部在何处，分别距中切牙的距离?

四、简答题

1. 写出乳牙、恒牙的牙式，并注明各牙的名称。
2. 试述咽的形态、位置、分部，各部通过什么结构与何处相通。
3. 试述肝的位置和形态。
4. 试述胃的形态和分部。
5. 试述肝外胆道的组成及胆汁产生和排泄途径。
6. 试述肛管的形态结构。
7. 从腹壁手术切口冒出一段肠袢，你根据什么确定它是结肠还是小肠? 如果是小肠，你根据什么确定肠袢的头、尾端?
8. 试述阑尾的体表投影和中国人阑尾常见的位置。
9. 试述网膜囊的位置和境界。
10. 依次列出食物容易在消化道内滞留的部位。

第三章 呼吸系统

重点内容纲要

呼吸系统由呼吸道和肺两大部分组成。其中，呼吸道分为上、下呼吸道。鼻、咽、喉组成上呼吸道，气管和各级支气管组成下呼吸道。

一、鼻

（一）外鼻

外鼻由骨和软骨作为支架，表面被覆皮肤和少量皮下组织，结构上分为鼻根、鼻背、鼻尖和鼻翼。

（二）鼻腔

鼻腔以鼻阈为界分为鼻前庭和固有鼻腔。

1. 鼻前庭

鼻前庭内面由皮肤覆盖，富含皮脂腺和汗腺，生有鼻毛。鼻前庭皮肤与固有鼻腔黏膜交界处称为鼻阈。

2. 固有鼻腔

固有鼻腔是鼻腔的主要部分。

(1) 境界
- 前界：鼻阈，通鼻前庭。
- 后界：鼻后孔，通鼻咽。
- 内侧壁：鼻中隔，由筛骨垂直板、梨骨及鼻中隔软骨及被覆黏膜构成，其前下份血管丰富，称易出血区。
- 顶壁：筛骨筛板被覆黏膜，邻颅中窝。
- 底壁：骨腭及黏膜。
- 外侧壁：有上、中、下鼻甲及其下方的上、中、下鼻道，下方与鼻腔顶之间的凹陷，称蝶筛隐窝，上鼻甲后上有蝶窦开口；中鼻道内有半月裂孔，筛漏斗；下鼻道内有鼻泪管开口，距鼻前孔 3 cm。

(2) 黏膜
- 嗅区：上鼻甲下缘平面以上的鼻腔黏膜，内有嗅细胞分布。
- 呼吸区：嗅区以外的鼻腔黏膜，有丰富的静脉丛和鼻腺。

（三）鼻旁窦

- 上颌窦：位于上颌骨体内，开口于中鼻道。
- 额窦：位于额骨眉弓深面，额骨内外板之间。开口于中鼻道。
- 蝶窦：位于蝶骨体内，开口于蝶筛隐窝。
- 筛窦：位于筛骨迷路内，分前、中、后 3 群。前群和中群开口于中鼻道，后群开口于上鼻道。

二、喉

（一）喉的位置

喉位于颈前部中份，上借甲状舌骨膜与舌骨相连，向下与气管相续，前邻舌骨下肌群，后邻咽，两侧邻颈部大血管、神经及甲状腺侧叶。女性喉的位置比男性稍高，小儿则比成人高，老年人则较低。

（二）喉软骨

- 甲状软骨：由两块甲状软骨板合成，构成喉外侧壁，主要结构包括前角、喉结（前角上端）、上切迹、上角、下角。
- 环状软骨：位于喉的最下方、呈环形，前方为环状软骨弓，后方为环状软骨板。
- 会厌软骨：上宽下窄似树叶状，下端借韧带连于甲状软骨上切迹后下方。
- 杓状软骨：成对，位于环状软骨上方，呈三面锥体形，尖向上，底向下。底向前的突起称声带突，向外侧的突起称肌突。

（三）喉连结

1. 甲状舌骨膜

甲状舌骨膜介于甲状软骨与舌骨之间。

2. 环甲关节

环甲关节由甲状软骨下角和环状软骨板侧部构成，可沿冠状轴运动，使声带紧张与松弛。

3. 环杓关节

环杓关节由杓状软骨底和环状软骨板上缘构成，可作旋转和滑行运动，使声门开大和缩小。

4. 方形膜

方形膜呈斜方形，自会厌软骨两侧缘和甲状软骨前角后面，向后附着于杓状软骨前内侧缘，其下缘游离，称前庭韧带。

5. 弹性圆锥

弹性圆锥位于甲状软骨前角内面，向下向后附着于环状软骨上缘和杓状软骨声带突之间上缘游离称声韧带，前面正中增厚称环甲正中韧带。

6. 环状软骨气管韧带

环状软骨气管韧带连于环状软骨与第 1 气管环之间。

（四）喉肌

按照功能分类
- 紧张声带：环甲肌、环杓后肌。
- 松弛声带：甲杓肌。
- 开大声门：环杓后肌。
- 缩小声门：环杓侧肌、杓横肌、甲杓肌。
- 缩小喉口：杓斜肌、杓会厌肌。

（五）喉腔

喉腔上方经过喉口连通喉咽，下方连通气管。此外，喉还是发音器官。

两襞：喉腔内上方的一对黏膜皱襞，称前庭襞；下方的一对黏膜皱襞，称声襞。
两裂：两侧前庭襞之间的裂隙，称前庭裂；两侧声襞及杓状软骨基底部之间的裂隙，称声门裂，是喉腔最狭窄部，前 3/5 为膜间部，后 2/5 为软骨间部。
三部：
- 喉前庭：喉口至前庭裂平面之间的部分，上宽下窄，前壁中央有会厌结节。
- 喉中间腔：前庭裂平面至声门裂平面之间的部分，向两侧延伸至前庭襞和声襞之间的梭形隐窝，称喉室。
- 声门下腔：声门裂平面至环状软骨下缘的部分，上窄下宽。

喉口：朝向后上方，由会厌上缘、杓状会厌襞和杓间切迹围成。
声带：由声襞及其覆盖的声韧带和声带肌 3 部分构成。

三、气管与主支气管

1. 气管

气管位于颈部前正中，食管前方，下行入胸腔，上接环状软骨，由 16~20 个“C”形软骨环构成，后部由平滑肌和结缔组织膜构成膜壁。

分部：
- 颈部：上起环状软骨，下至胸骨颈静脉切迹。气管切开术一般在 3~5 气管环处进行。
- 胸部：胸骨颈静脉切迹至第四胸椎下缘（胸骨角平面）分左、右主支气管，分叉处称气管杈，内面呈半月形向上凸的纵嵴，称气管隆嵴。

2. 主支气管

主支气管是由气管杈至上叶支气管起始处之间的气道，包括左、右主支气管。

特点：
- 左主支气管：细、长、倾斜。
- 右主支气管：粗、短、较直。气管异物易进入右主支气管。

四、肺

（一）位置

肺位于胸腔内，纵隔两侧，因心位置偏左，故左肺狭长，右肺略宽短。

（二）颜色

肺表面为脏胸膜被覆，光滑。幼儿肺的颜色呈淡红色，随年龄增长，空气中的尘埃被吸入肺内，逐渐变成灰色至黑紫色。

（三）形态

肺呈圆锥形，形态特点表现为一尖、一底、两面、三缘。

（1）肺尖：圆钝，伸向颈根部，高出锁骨内侧 1/3 上方 2.5 cm。

（2）肺底：又称膈面，与膈相贴，受膈压迫肺底呈半月形凹陷。

（3）两面。

①肋面（外侧面）圆凸，贴近肋和肋间肌。

②纵隔面（内侧面）中部有长圆形凹陷称为肺门，有支气管、肺动脉、肺静脉、气管动脉、支气管静脉、神经和淋巴管出入，出入肺门的结构被结缔组织包绕，构成肺根。

（4）三缘
- 前缘：锐薄，左肺前缘有新切迹，切迹下方为左肺小舌。
- 后缘：钝圆，靠脊柱。
- 下缘：较锐，伸入膈和胸壁之间的肋膈隐窝内。

（5）肺根内结构的排列。

①从前向后：肺静脉、肺动脉、支气管。

②从上向下
- 左肺根：肺动脉、支气管、肺静脉。
- 右肺根：支气管、肺动脉、肺静脉。

（四）分叶

左肺被斜裂分为上叶和下叶；右肺被斜裂和水平裂分为上叶、中叶和下叶。

（五）支气管肺段

1. 支气管分级

主支气管（1 级支气管）→肺叶支气管（2 级支气管）→肺段支气管（3 级支气管）。

2. 支气管肺段

每一肺段支气管及其分支分布区域的肺组织，统称为支气管肺段，简称肺段。肺动脉与支气管伴行进入肺段，肺静脉的属支位于肺段之间。通常左、右肺各有 10 个支气管肺段。每个肺段呈圆锥形，尖端朝向肺门，底朝向肺表面。

五、胸膜

（一）脏胸膜

脏胸膜是覆盖于肺表面，并深入至叶间裂内的一层浆膜。

（二）壁胸膜

壁胸膜
- 肋胸膜：衬贴于胸壁内面。
- 膈胸膜：覆盖于膈上面。
- 纵隔胸膜：衬贴在纵隔两侧面，在中部包绕肺根移行于脏胸膜。
- 胸膜顶：覆盖于肺尖上方，高出锁骨内侧 1/3 段上方 2～3 cm。

肺韧带是由纵隔胸膜和脏胸膜在肺根下方相互移行并重叠而形成的结构，连于纵隔的外侧面与肺的内侧面之间。

（三）胸膜腔

脏胸膜和壁胸膜在肺根下方相互移行，形成一个封闭的浆膜囊腔隙，即胸膜腔。胸膜腔内呈负压并含有少量浆液，这种结构和特性有助于减少呼吸时脏胸膜和壁胸膜之间的摩擦。

（四）胸膜隐窝

壁胸膜相互移行转折之处的胸膜腔，即使在深吸气时，肺缘也不能充满此空间，胸膜腔的这部分称为胸膜隐窝。

1. 肋纵隔隐窝

肋纵隔隐窝是纵隔胸膜与肋胸膜转折处的间隙，当深吸气时肺前缘未能填充的胸膜隐窝。

2. 肋膈隐窝

肋膈隐窝是肋胸膜与膈胸膜转折处的胸膜隐窝，当深吸气时肺下缘不能充满其内，是胸膜腔的最低部位，胸腔积液多聚于此。

（五）肺和胸膜下界的体表投影

	锁骨中线	腋中线	肩胛线	脊柱旁
肺下界	第 6 肋	第 8 肋	第 10 肋	平第 10 胸椎棘突
胸膜下界	第 8 肋	第 10 肋	第 11～12 肋	平第 12 胸椎棘突

六、纵隔

纵隔是左右纵隔胸膜之间的器官、结构及结缔组织的总称。

（一）界限

前界：胸骨。
后界：脊柱胸段。
两侧界：纵隔胸膜。
上界：胸廓上口。
下界：膈。

（二）分部及主要结构

以胸骨角平面为界，纵隔分上纵隔和下纵隔；下纵隔以心包为界，分为前纵隔、中纵隔和后纵隔。

1. 上纵隔

上纵隔的主要内容为：胸腺、头臂静脉、上腔静脉、膈神经、迷走神经、喉返神经、主动脉弓及三大分支（头臂干、左颈总动脉和左锁骨下动脉）、气管、食管、胸导管和淋巴结。

2. 下纵隔

（1）前纵隔内容：胸腺下部、前纵隔淋巴结及疏松结缔组织。

（2）中纵隔内容：心包、心及出入的大血管、奇静脉弓、膈神经、心包膈血管及淋巴结。

（3）后纵隔内容：主支气管、食管、胸导管、胸主动脉及分支、奇静脉、半奇静脉、迷走神经、胸交感干和淋巴结。

复习思考题

一、选择题

A 型选择题（每题仅有 1 个正确答案）

1. 关于纵隔的描述，正确的是（　　）。

A. 位于腹膜腔内　　B. 下界是腹内筋膜　　C. 容纳心、肺
D. 两侧界是纵隔胸膜　　E. 两侧界是胸内筋膜

2. 关于肺根的毗邻结构，正确的是（　　）。

A. 右肺根上方为主动脉弓跨过　　B. 左肺根上方有奇静脉、半奇静脉跨过
C. 肺根后方有膈神经　　D. 肺根前方有迷走神经

E. 肺根下方有肺韧带

3. 肺根的结构包括（　　）。

A. 肺动、静脉　B. 支气管　C. 支气管动、静脉

D. 神经、淋巴管（结）　E. 以上都是

4. 肺韧带是由胸膜的（　　）构成。

A. 脏胸膜　B. 纵隔胸膜

C. 纵隔胸膜与脏胸膜移行部　D. 肋胸膜　E. 膈胸膜

5. 关于喉腔的描述，正确的是（　　）。

A. 喉室位于前庭襞上方　B. 喉室为前庭襞、声襞之间向外的隐窝

C. 声门下腔处黏膜组织较紧密　D. 声门裂为喉腔最宽的部位

E. 喉口由会厌上缘、杓状会厌襞围成

6. 关于胸膜隐窝的描述，正确的是（　　）。

A. 肋膈角是肋胸膜与膈胸膜的反折处

B. 肋膈角是肋胸膜与纵隔胸膜的反折处

C. 肋膈角呈环形是平卧位时胸膜腔最低点

D. 肋纵隔窦是肋胸膜与纵隔胸膜的返折处，仅左侧有

E. 以上都错

7. 喉软骨支架中，唯一完整的软骨环是（　　）。

A. 会厌软骨　B. 甲状软骨　C. 杓状软骨

D. 环状软骨　E. 小角状软骨

8. 关于甲状软骨的描述，错误的是（　　）。

A. 甲状软骨是喉软骨中最大的一对软骨

B. 左、右侧甲状软骨板前缘相交形成前角，又称喉结

C. 甲状软骨下角与杓状软骨形成关节

D. 甲状软骨借环甲膜连于舌骨

E. 甲状软骨板上缘平对第 4 颈椎

9. 紧张声带的喉肌是（　　）。

A. 甲杓肌　B. 环甲肌　C. 环杓后肌

D. 环杓侧肌　E. 杓横肌

10. 上呼吸道最狭窄处为（　　）。

A. 鼻后孔　B. 喉口　C. 前庭裂

D. 声门裂　E. 喉与气管交界处

11. 下列喉肌中，不能缩小声门裂的是（　　）。

A. 环杓后肌　　B. 环杓侧肌　　C. 杓横肌
D. 杓斜肌　　E. 以上均不是

12. 组成咽淋巴环的结构有（　　）。
A. 喉扁桃体、腭扁桃体和舌扁桃体　　B. 咽扁桃体、腭扁桃体和舌扁桃体
C. 鼻扁桃体、腭扁桃体和舌扁桃体　　D. 腭扁桃体和舌扁桃体
E. 腭扁桃体和咽扁桃体

13. 胸膜下界在锁骨中线处相交于（　　）。
A. 第 6 肋　　B. 第 7 肋　　C. 第 8 肋
D. 第 9 肋　　E. 第 10 肋

14. 咽侧壁处有咽鼓管咽口，其位置在（　　）。
A. 上鼻甲后方　　B. 中鼻甲后方　　C. 下鼻甲后方
D. 腭扁桃体后方　　E. 蝶筛隐窝前方

15. 咽鼓管鼓室口开口于鼓室的（　　）。
A. 上壁　　B. 下壁　　C. 前壁
D. 后壁　　E. 内侧壁

16. 咽峡是口腔与咽的分界处，它由（　　）围成。
A. 腭垂、两侧腭舌弓和腭咽弓　　B. 腭垂、两侧腭舌弓和舌根
C. 两侧腭咽弓、腭帆后缘和舌根　　D. 两侧腭舌弓、腭帆后缘和舌根
E. 腭帆和舌根

17. 一患者被车撞到头部，有血液和脑脊液从鼻腔流出，此情况提示最可能损伤的鼻旁窦是（　　）。
A. 额窦　　B. 上颌窦　　C. 额窦和上颌窦
D. 筛窦　　E. 蝶窦

18. 在喉口两侧异物易滞留的部位是（　　）。
A. 咽隐窝　　B. 扁桃体窝　　C. 梨状隐窝
D. 以上都是　　E. 以上都不是

19. 左、右肺根内结构在肺门处的排列，自前向后依次为（　　）。
A. 肺动脉、主支气管和肺静脉　　B. 肺动脉、肺静脉和主支气管
C. 肺静脉、肺动脉和主支气管　　D. 肺静脉、主支气管和肺动脉
E. 主支气管、肺静脉和肺动脉

20. 关于左主支气管的描述，正确的是（　　）。
A. 比右主支气管短　　B. 在奇静脉的下方通过
C. 位于食管胸部之后　　D. 在左肺动脉之下方到达肺门

E. 为在第 4、5 胸椎平面由气管分出的第一级支气管

X 型选择题（每题选择两个或两个以上的正确答案）

1. 鼻腔的结构是（　　）。

A. 以骨和软骨为基础，内面覆以黏膜和皮肤而构成

B. 以鼻阈为界分为鼻前庭和固有鼻腔两部分

C. 呼吸部黏膜富含鼻腺及静脉海绵丛

D. 嗅区是位于上鼻甲及其所对应的鼻中隔部分的黏膜

E. 鼻前庭和固有鼻腔均由黏膜覆盖

2. 参与鼻中隔构成的结构有（　　）。

A. 鼻腔黏膜　　B. 筛骨垂直板　　C. 腭骨垂直部

D. 鼻中隔软骨　　E. 犁骨

3. 参与咽淋巴环构成的结构有（　　）。

A. 咽鼓管扁桃体　　B. 咽后淋巴结　　C. 腭扁桃体

D. 舌扁桃体　　E. 咽扁桃体

4. 关于腭结构的描述，正确的是（　　）。

A. 腭构成口腔的顶和鼻腔的底　　B. 腭分为前 2/3 的硬腭和后 1/3 的软腭

C. 由骨腭被覆黏膜构成　　D. 软腭由平滑肌被覆黏膜而构成

E. 吞咽时，软腭上提并贴于咽后壁，将鼻咽部和口腔隔开

5. 关于肺根结构的描述，正确的是（　　）。

A. 肺根内自前向后依次为肺静脉、肺动脉和支气管

B. 左肺根自上而下依次为肺动脉、支气管和肺静脉

C. 右肺根自上而下依次为支气管、肺动脉和肺静脉

D. 左肺根较右肺根长

E. 肺动脉为其功能性血管，而支气管动脉则是其营养性血管

6. 关于弹性圆锥的描述，正确的是（　　）。

A. 弹性圆锥又称环甲膜

B. 弹性圆锥是喉的滑膜关节结构

C. 弹性圆锥是弹性纤维组成的膜状结构

D. 其上缘游离称为声韧带

E. 其前份增厚，称为环甲正中韧带，因其位置表浅，在急性喉梗阻时，可于此作喉腔穿刺

7. 关于肺的外形和结构的描述，正确的有（　　）。

A. 肺左、右各一，位于胸腔内　　B. 右肺粗大，为 3 叶，左肺狭长，有 2 叶

C. 肺上端尖锐称肺尖，突入颈根部　　D. 内侧面邻纵隔，又称纵隔面

E. 左肺前缘有一明显的弧形凹陷，称心切迹

8. 关于肺的描述，以下正确的是（　　）。

A. 肺位于胸腔内，纵隔的两侧

B. 左肺宽而短，分上、下两叶；右肺窄而长，分上、中、下 3 个叶

C. 肺尖的体表投影可超出锁骨内侧 1/3 段上方 2~3 cm

D. 左肺前缘下份有心切迹

E. 肺下界在锁骨中线、腋中线及肩胛线处分别与第 8、10、11 肋相交

9. 关于胸膜结构的描述，正确的是（　　）。

A. 由浆膜构成，脏、壁胸膜间为密闭的胸膜腔

B. 肋胸膜与胸壁内面结合疏松、易剥离

C. 膈胸膜与膈连结紧密，不易剥离

D. 胸膜顶体表投影可超出锁骨内侧 1/3 段上方 2~3 cm

E. 胸膜下界位于锁骨中线、腋中线及肩胛线分别与第 8、10、11 肋相交处

10. 关于咽的描述，正确的是（　　）。

A. 鼻咽部经咽鼓管咽口与中耳鼓室相通

B. 口咽部的前壁主要由舌根后部构成，腭扁桃体位于舌根、咽腭弓和咽侧索之间

C. 喉咽部向下与食管相续，其前壁通向喉腔的喉口两侧有梨状隐窝，是异物易滞留的部位

D. 咽肌包括缩肌和提肌两类，其中咽缩肌自上而下依次为咽上缩肌、咽中缩肌和咽下缩肌

E. 咽淋巴环由咽扁桃体、腭扁桃体、舌扁桃体及咽鼓管扁桃体组成

11. 关于喉的结构，正确的是（　　）。

A. 喉上连舌骨，下接环状软骨

B. 喉由喉软骨作支架，软骨间借韧带、关节及肌肉连接而成

C. 其前方为舌骨下肌群

D. 其后方邻接喉咽部

E. 其两侧邻接颈部大血管、神经及甲状腺侧叶等

12. 关于喉腔结构的描述，正确的是（　　）。

A. 上经喉口通喉咽部，下至第 7 颈椎下缘处通气管

B. 其侧壁上方有一对前庭襞，下方有一对声襞

C. 喉腔借两对黏膜皱襞分为喉前庭、喉中间腔和声门下腔 3 部分

D. 前庭裂是喉腔最狭窄处，喉中间腔的容积最小

E. 声门下腔的黏膜下组织比较疏松，炎症时易引起水肿

13. 开口于中鼻道的鼻旁窦有（　　）。

A. 上颌窦　　B. 额窦　　C. 蝶窦

D. 筛窦前、中群　　E. 筛窦后群

14. 借管道或孔与鼻腔相交通的是（　　）。

A. 眶腔　　B. 翼腭窝　　C. 鼻咽部

D. 中耳鼓室　　E. 鼻旁窦

15. 胸膜腔的结构特点是（　　）。

A. 由脏、壁两层胸膜在肺根处相互转折移行而形成

B. 正常情况下，胸膜腔是密闭的、潜在性间隙，且呈负压状态

C. 左、右两侧的胸膜腔互相相通　　D. 内有肺等脏器

E. 胸膜隐窝也是胸膜腔的一部分，人体直立位时胸膜腔的最低部位为肋膈隐窝

16. 关于咽的位置和结构的描述，正确的是（　　）。

A. 咽位于第 1~7 颈椎的前方

B. 咽借软腭及会厌上缘分为鼻咽部、口咽部及喉咽部

C. 咽可分别与鼻腔、口腔、喉腔、中耳鼓室及食管相交通

D. 梨状隐窝为异物容易滞留的部位

E. 位于咽鼓管圆枕后方与咽后壁之间的咽隐窝为鼻咽癌的好发部位

17. 关于咽鼓管的描述，正确的是（　　）。

A. 向后外借咽鼓管鼓室口与中耳鼓室相通

B. 向前内借咽鼓管咽口开口于鼻咽部的侧壁

C. 外 2/3 段为骨部，内 1/3 段为软骨部

D. 小儿咽鼓管比较短而平，故咽部感染易致中耳感染

E. 在吞咽、打哈欠时开放，以调节鼓室内、外的压力

18. 关于腭大孔的描述，正确的是（　　）。

A. 其位于硬腭后缘前方 0.5 cm　　B. 其位于上颌第三磨牙腭侧

C. 其位于上颌第二磨牙腭侧　　D. 其内有腭前神经、腭大血管等

E. 其位置相当于腭中缝至龈缘内、中 1/2 处

19. 关于气管的描述，正确的是（　　）。

A. 上与环状软骨相接，下至胸骨角水平分为左、右主支气管

B. 全程均行于食管的前方，可分为颈、胸两段

C. 其后壁缺少软骨，由膜壁封闭

D. 气管隆嵴凸向气管腔，为气管镜检时确定左、右主支气管口的定位标志

E. 气管切开术常在第3~5气管软骨环处进行

20. 支气管异物多见于右侧的原因是（　　）。

A. 右主支气管较左侧长

B. 右主支气管的口径较左侧者粗

C. 右主支气管的走行较陡直

D. 气管隆嵴偏向左侧

E. 右主支气管与气管延长线夹角较左侧者小

二、名词解释

1. 咽淋巴环；2. 咽峡；3. 支气管肺段；4. 纵隔；5. 鼻旁窦；6. 弹性圆锥；7. 方形膜；8. Little区

三、问答题

1. 简述肋膈隐窝的位置及临床意义。
2. 上颌窦穿刺易在何处进针，为什么？
3. 简述肺和胸膜下界的体表投影。
4. 简述肺的形态、分叶。
5. 简述左肺的体表投影。

第四章 泌尿系统

重点内容纲要

泌尿系统
- 肾：生成尿液，将代谢产生的大部分废物，以尿液形式排出。
- 输尿管：将肾脏中的尿液输送入膀胱。
- 膀胱：储存尿液。
- 尿道：尿液排出的通道。

一、肾

（一）肾的形态

肾形似蚕豆形，长约 10 cm，宽约 5 cm，厚约 4 cm。男性肾大于女性肾。

1. 形态特征

- 两端：上端宽而薄；下端窄而厚。
- 两面：前面较凸，朝向前外侧；后面较平，贴靠腹后壁。
- 两缘：外侧缘隆凸；内侧缘中部凹陷，有肾血管、淋巴管、神经和肾盂出入称为肾门。

2. 肾蒂与肾窦的结构与排列

（1）肾蒂：出入肾门的结构合称为肾蒂。其排列关系由前向后依次为：肾静脉、肾动脉、肾盂；从上向下依次为：肾动脉、肾静脉和肾盂。因下腔静脉靠中线右侧，故右侧肾蒂较左侧短。

（2）肾窦：肾门向肾实质内伸入，由肾实质围成的腔隙，内含肾动脉分支，肾静脉属支，肾小盏、肾大盏、肾盂和脂肪组织等。

（二）肾的构造

肾实质主要分为肾皮质和肾髓质两部分。

1. 肾皮质

肾皮质位于浅层，血管丰富，伸入肾锥体之间的部分称肾柱。

2. 肾髓质

肾髓质位于肾的深部，由 15~20 个肾锥体构成。肾锥体的基底朝向皮质，而尖端圆钝且朝向肾窦，形成肾乳头。通常 2~3 个肾锥体共同构成一个肾乳头，肾乳头顶端有乳头孔。肾形成的尿液由乳头孔流入肾小盏内。肾小盏呈漏斗状，共有 7~8 个，紧密包绕在肾乳头周围。2~3 个肾小盏合成 1 个肾大盏，而 2~3 个肾大盏进一步汇合形成肾盂。肾盂呈前后扁平的漏斗状，出肾门后向下弯曲变细，最终移行为输尿管。

（三）肾的位置和毗邻

肾位于腹膜后间隙内，脊柱两侧，贴靠腹后壁的上部。右肾低于左肾，女性低于男性，儿童低于成人。

1. 以椎骨为标志

左肾：上端平第 12 胸椎上缘，下端平第 3 腰椎上缘。
右肾：上端平第 12 胸椎下缘，下端平第 3 腰椎下缘。
肾门：约平第 1 腰椎，距正中线 5 cm。

2. 以第 12 肋骨为标志

第 12 肋斜过左肾后面中部，右肾后面上部。

3. 肾的毗邻

后面：上 1/3 借膈与肋膈隐窝相邻。
　　　下 2/3 邻腰大肌、腰方肌和腹横肌。
前面：左肾：与胃、胰、空肠、脾和结肠左曲相邻。
右肾：与十二指肠、肝右叶和结肠右曲相邻。
上端：邻肾上腺。

（四）肾被膜

1. 由内向外分

纤维囊：紧贴肾表面，薄而坚韧，易与肾实质分离。病理情况下纤维囊发生粘连不易分离；手术时缝合此膜。

脂肪囊：为纤维囊外面的脂肪组织，通过肾门与肾窦内的脂肪组织相连续，对肾起弹性垫的保护作用。

肾筋膜：位于最外层，在脂肪囊外，向上包绕肾上腺，分为前、后层两层，在上方和外层相互融合。前层与对侧前层相互延续，后层与腰大肌筋膜融合。在下方两层分开，有输尿管通过。

2. 肾的固定因素

肾被膜、肾血管、毗邻器官、腹内压及腹膜等对肾都有固定作用。

(五) 肾段

一个肾段动脉所分布的这部分肾组织称为一个肾段，每个肾分5个肾段：上段、上前段、下前段、下段和后段。肾段对肾疾病的定位和部分切除有实用意义。

二、输尿管

输尿管为成对的肌性管道，长25~30 cm，起于肾盂下端，止于膀胱。

1. 输尿管分段

- 腹段：起自肾盂下端，经腰大肌前面，腹后壁腹膜后方下行，在小骨盆入口处，左侧跨过髂总动脉，右侧跨过髂外动脉进入盆腔。
- 盆段：从小骨盆入口至膀胱底外上角，先沿盆侧壁向后下，再经盆壁血管神经表面，在坐骨棘水平向前入膀胱底外上方；在女性，距子宫颈外侧1.5~2 cm处与子宫动脉交叉，子宫动脉在前上方，输尿管在后下方；在男性，有输精管越过其前方。
- 壁内段：自膀胱底外上角向内下斜穿膀胱壁，开口于膀胱。

2. 3个狭窄

- 上狭窄：肾盂与输尿管移行处（输尿管起始处）
- 中狭窄：与髂血管交叉处（经过小骨盆上口处）
- 下狭窄：输尿管穿经膀胱壁处（最狭窄处）

以上为输尿管结石易滞留的部位。

三、膀胱

膀胱是储存尿液的肌性囊状器官，其形状、大小和位置均随尿液充盈度而变化。成人膀胱容量为300~500 mL，最大容量可达800 mL。

(一) 形态

膀胱空虚时呈三棱锥体形。

结构：
- 膀胱尖：朝向前上方。
- 膀胱底：呈三角形，朝向后下方。
- 膀胱体：尖与底之间。
- 膀胱颈：在膀胱下部，男性与前列腺接触，女性与尿生殖膈接触，内有尿道内口。
- 膀胱三角：在膀胱底部，两侧输尿管口与尿道内口之间的区域，此处由于缺少黏膜下层，无论膀胱膨胀或收缩时也无黏膜皱襞，是膀胱结核和肿瘤的好发部位。

（二）位置及毗邻

1. 位置

膀胱空虚时，位于小骨盆腔内，膀胱尖不超过耻骨联合上缘。膀胱充盈时，可达耻骨联合以上。儿童膀胱的位置高于成人，新生儿大部分位于腹腔内，随年龄增长位置逐渐下降。

2. 毗邻

前方：耻骨联合。
后方：在男性为精囊腺、输精管壶腹和直肠；在女性为子宫和阴道。
下方：男性邻前列腺，女性邻尿生殖膈。
上方：有腹膜覆盖，男性邻小肠，女性有子宫伏卧于其上。

四、尿道

女性尿道长约 5 cm，起于尿道内口，与阴道前壁相邻，穿尿生殖膈止于尿道外口（开口于阴道前庭）。在女性尿道穿尿生殖膈处，有尿道阴道括约肌环绕，属随意肌。女性尿道较男性尿道更短、宽且直，仅有排尿功能。

男性尿道见男性生殖系统。

复习思考题

一、选择题

A 型选择题（每题仅有 1 个正确答案）

1. 关于男性尿道弯曲的描述，错误的是（　　）。
A. 耻骨前弯是阴茎根与体之间的弯曲
B. 耻骨下弯位于耻骨联合的下方，凹向上
C. 耻骨前弯位于耻骨联合的前下方，凹向下
D. 耻骨前弯由尿道膜部和尿道海绵体部构成
E. 向上提阴茎时，耻骨前弯可变直

2. 关于男性尿道特点的描述，正确的是（　　）。
A. 有 2 个狭窄　　B. 有 3 个弯曲　　C. 膜部最宽
D. 耻骨前弯恒定不变　　E. 尿道前列腺部有射精管开口

3. 关于左肾毗邻的描述，错误的是（　　）。

A. 上方有肾上腺附着　　B. 前方上部邻胃后壁
C. 前方下部为结肠左曲　　D. 前方中部有十二指肠横过
E. 内侧有腹主动脉

4. 膀胱的最下部称为（　　）。
A. 膀胱底　　B. 膀胱尖　　C. 膀胱体
D. 膀胱三角　　E. 膀胱颈

5. 男性尿道最狭窄处为（　　）。
A. 前列腺部　　B. 膜部　　C. 尿道内口
D. 尿道外口　　E. 尿道球部

6. 女性尿道的描述，正确的是（　　）。
A. 长 8~10 cm
B. 位于阴道下半的后面
C. 尿道旁腺感染时，可形成囊肿而致尿路阻塞
D. 尿道下端有尿道阴道括约肌环绕，不受意志支配
E. 较男性尿道短而宽，且较直，不易患逆行性尿路感染

7. 女性输尿管的盆段在进入膀胱前，跨其前上方者为（　　）。
A. 髂内血管　　B. 闭孔血管　　C. 闭孔神经
D. 子宫动脉　　E. 卵巢血管

8. 肾被膜由内向外依次为（　　）。
A. 肾筋膜、纤维囊、脂肪囊　　B. 纤维囊、脂肪囊、肾筋膜
C. 肾筋膜、脂肪囊、纤维囊　　D. 脂肪囊、纤维囊、肾筋膜
E. 脂肪囊、肾筋膜、纤维囊

9. 关于肾动脉的描述，正确的是（　　）。
A. 平第 1 腰椎高度起自腹主动脉　　B. 位于肾盂前方
C. 除分布于肾外无其他分支　　D. 左侧比右侧长
E. 是腹主动脉的唯一成对脏支

10. 关于输尿管的描述，正确的是（　　）。
A. 为一长 20~30 cm 的肌性管道　　B. 上端起自肾盂，下端终于膀胱
C. 可分为腹段、盆段和壁内段　　D. 全长有 3 处生理狭窄
E. 上述说法均正确

11. 关于肾的描述，错误的是（　　）。
A. 肾锥体的夹端伸向肾窦称肾乳头　　B. 2~3 个肾小盏合成 1 个肾大盏
C. 皮质深入锥体之间的部分称肾柱　　D. 一侧肾共分为 10 个肾段

E. 肾皮质主要由肾小体和肾小管构成

X 型选择题（每题选择两个或两个以上的正确答案）

1. 关于膀胱的描述，正确的是（　　）。

A. 膀胱黏膜在充盈时比较光滑，而空虚时除膀胱三角区以外，余部则形成许多黏膜皱襞

B. 正常平均容量为 300~500 mL

C. 输尿管间襞呈苍白色，是寻找输尿管口的标志

D. 膀胱三角处，由于缺少黏膜下层，故在空虚时也不形成皱襞，为结核、肿瘤的好发部位

E. 新生儿膀胱的位置较成人低，完全位于小骨盆腔内

2. 关于膀胱毗邻的描述，正确的是（　　）。

A. 前方邻耻骨联合，空虚时膀胱尖不超过耻骨联合上缘的平面

B. 在男性，膀胱后方邻精囊腺、输精管壶腹及直肠

C. 在女性，膀胱后方邻子宫与阴道

D. 在男性，膀胱的下方邻接前列腺和尿道球腺

E. 在女性，膀胱下方邻尿生殖膈

3. 对肾被膜描述正确的是（　　）。

A. 由内向外依次为纤维囊、脂肪囊和肾筋膜

B. 在正常情况下，纤维囊与肾实质易剥离，若剥离困难，即属病理情况

C. 肾筋膜向下，前、后两层分离，其间有输尿管通过

D. 脂肪囊也称肾床，对肾具有缓冲震荡的作用，临床上做肾囊封闭，即是将药物注入此囊

E. 肾筋膜对肾无任何固定作用

4. 关于肾的位置，正确的说法是（　　）。

A. 左肾略高于右肾

B. 肾门约平第 1 腰椎高度

C. 肾上端距正中线较远，而肾下端距中线较近

D. 第 12 肋斜越左肾后面的中部、右肾后面的上部

E. 肾的位置可随呼吸和体位变化而有一定程度的上、下移动

5. 关于肾的外形和结构，正确的是（　　）。

A. 为腹膜外位器官

B. 上端窄而厚，下端宽而薄

C. 前面较凸，朝向前外，后面平坦

D. 肾蒂内由前向后依次是肾静脉、肾动脉和肾盂

E. 因下腔静脉偏右侧，故右侧肾蒂较左侧者短

6. 男性尿道穿过的结构有（　　）。

A. 前列腺　　B. 精囊腺　　C. 尿生殖膈

D. 尿道海绵体　　E. 阴茎海绵体

7. 男性尿道的特点是（　　）。

A. 具有排尿和排精双重功能

B. 全程可分为前列腺部、膜部、球部和海绵体部

C. 尿道内、外口及膜部为 3 个狭窄部位

D. 前列腺部、尿道球部及舟状窝为 3 个扩大部位

E. 临床上将前列腺部、膜部称为后尿道，海绵体部为前尿道

8. 肾窦内的结构有（　　）。

A. 肾大、小盏　　B. 肾盂　　C. 肾动、静脉

D. 肾乳头　　E. 脂肪组织和淋巴管

9. 肾剖面可见（　　）。

A. 肾实质由浅层的肾皮质和深层的肾髓质构成

B. 肾皮质因富含血管而呈红褐色

C. 肾髓质主要由 15~20 个肾锥体构成

D. 肾锥体尖端圆钝，朝向肾窦，称肾小盏，2~3 个肾小盏合成 1 个肾大盏

E. 肾柱为肾皮质深入肾锥体之间的部分

10. 输尿管的行径特点是（　　）。

A. 输尿管为细长的肌性管道，依其走行可分为腹段、盆段和壁内段

B. 全长有 3 个狭窄，为结石易滞留、嵌顿的部位

C. 在女性，距子宫颈外侧 1~2 cm 处，有输尿管经子宫动脉后下方经过

D. 在小骨盆入口处，左侧输尿管跨过左髂总动脉末端，下行入盆腔

E. 在小骨盆入口处，右侧输尿管跨过右髂外动脉起始部的前方，下行入盆腔

11. 维持肾的正常位置要靠（　　）。

A. 腹内压　　B. 肾的被膜　　C. 肾血管

D. 肾周邻近器官　　E. 输尿管

12. 左肾位于（　　）。

A. 平第 11 胸椎体下缘　　B. 下端平第 2 腰椎体下缘

C. 第 12 肋斜过后面上部　　D. 上端平第 12 胸椎体下缘

E. 下端平第 3 腰椎体下缘

二、名词解释

1. 肾被膜；2. 肾蒂；3. 肾窦；4. 肾区；5. 膀胱三角

三、问答题

1. 简述膀胱镜下寻找输尿管入口的标志。

2. 男性较小的肾盂结石随尿液排出体外，可能在哪些部位滞留？

3. 男性尿道分为哪几个部分，有什么特征？

4. 男性尿道与女性尿道相比有何特点？为何女性易患泌尿系的感染？

5. 试述肾的位置、形态和毗邻。

6. 输尿管分为哪几部？3 个狭窄各位于何处？其腹壁投影和毗邻情况怎样？有何临床意义？

第五章　男女性生殖系统

第一节　男性生殖系统

重点内容纲要

一、男性内生殖器

男性生殖器
- 生殖腺：睾丸（产生精子、分泌男性激素）。
- 内生殖器输送管道：附睾、输精管、射精管、男尿道（储、输、排精）。
- 附属腺体：精囊腺、前列腺、尿道球腺（分泌精液）。
- 外生殖器：阴囊、阴茎。

（一）睾丸

睾丸位于阴囊内，左、右各一，功能是产生精子和分泌男性激素。

1. 形态

睾丸呈扁椭圆形，表面光滑，睾丸随性成熟发育迅速。

- 两面：内侧面较平坦，外侧面较凸。
- 两缘：前缘游离，后缘有系膜连附睾，又称系膜缘，有血管、神经、淋巴管出入。
- 两端：上端有附睾头附着，下端游离。

2. 结构

睾丸表面有一层坚厚的纤维膜，称为白膜，在睾丸后缘增厚，凸入睾丸内形成睾丸纵隔，纵隔向睾丸实质内发出小隔，将睾丸分为许多睾丸小叶，睾丸小叶内有精曲小管，是产生精子的部位。精曲小管合并成精直小管，进入睾丸纵隔形成睾丸网，从睾丸网发出15~20条睾丸输出小管进入附睾。

（二）附睾

附睾是贴附于睾丸上端和后缘的新月形组织结构，分头、体和尾三部分，由输出小管与附睾管组成。它是输送、储存精子并使精子达到功能上成熟的场所。

分部：
- 附睾头：上端膨大的部分，由睾丸输出小管弯曲盘绕形成，末端汇合成一条附睾管。
- 附睾体：占中部大部分，内有附睾管盘曲。
- 附睾尾：下部变细的部分，向内上弯曲移行为输精管。

（三）输精管和射精管

1. 输精管

输精管长 31~32 cm，是附睾管的延续。其壁厚、管腔小。活体检查时，可摸到较硬的条索状结构。

分部：
- 睾丸部：在睾丸后缘附睾内侧上行，至睾丸上端。
- 精索部：睾丸上端至腹股沟管皮下环之间，为输精管结扎部位。
- 腹股沟部：位于腹股沟管内的一段。
- 盆部：最长，位于盆腔内，沿盆侧壁向后下，经输尿管末端前方至膀胱底的后面，在此处膨大形成输精管壶腹。

2. 射精管

输精管末端变细与精囊腺的排泄管合并形成射精管，长约 2 cm，穿前列腺实质，开口于尿道前列腺部。

（四）精索

精索是由腹股沟管腹环至睾丸上端的圆索状结构。

主要内容物有输精管、睾丸动脉、蔓状静脉丛、输精管动脉、输精管静脉、神经、淋巴管和腹膜鞘突的残余部，外包 3 层被膜。其被膜从内向外为：精索内筋膜、提睾肌和精索外筋膜。

（五）附属腺

1. 精囊腺

为成对长椭圆形的囊状器官，位于膀胱底后方，输精管壶腹外侧，排泄管与输精管末端合成射精管。精囊腺又称精囊，其分泌的液体参与精液的组成。

2. 前列腺

由腺组织和肌组织构成的不成对实质性器官，外面有筋膜包绕，称前列腺囊。前列腺囊与前列腺之间有静脉丛，前列腺的分泌物是精液的主要组成部分。

（1）形态：前列腺呈前后稍扁的栗子形。

（2）分部
- 前列腺底：上端宽大的部分，邻膀胱颈。
- 前列腺尖：下端尖细的部分，向下接尿生殖膈。
- 前列腺体：底与尖之间的部分，后面正中有一纵行浅沟，称为前列腺沟。

（3）分叶：前列腺分前叶、中叶、后叶和两侧叶。

（4）位置：前列腺位于膀胱与尿生殖膈之间，底与膀胱颈、精囊腺和输精管壶腹相邻，前方为耻骨联合，后方为直肠壶腹。直肠指诊时可触及前列腺后面，向上并可触及输精管壶腹和精囊腺。

3. 尿道球腺

尿道球腺是一对豌豆大小的球形器官，位于会阴深横肌内，排泄管开口于尿道球部。

二、男性外生殖器

（一）阴囊

阴囊是位于阴茎根部后下方的皮肤囊袋，其结构包括皮肤、浅筋膜（肉膜）、精索外筋膜、提睾肌、精索内筋膜、睾丸鞘膜（脏、壁层间有鞘膜腔）。阴囊被中隔（肉膜形成）分为左、右两侧囊腔，分别容纳睾丸和附睾。

（二）阴茎

阴茎由 2 个阴茎海绵体和 1 个尿道海绵体构成，外包以皮肤和筋膜。其可分为头、体、根 3 部分，尿道海绵体位于阴茎海绵体腹侧，尿道贯穿全长，前端膨大为阴茎头，后端膨大称尿道球。

阴茎皮肤薄而柔软，有伸展性，皮下无脂肪组织，在阴茎颈处反折游离，形成包绕阴茎头的双层皮肤皱襞，称为阴茎包皮。在阴茎头腹侧，连于尿道外口下端与包皮之间的皮肤皱襞，称为包皮系带。

第二节　女性生殖系统

重点内容纲要

一、女性内生殖器

（一）卵巢

卵巢是成对的实质性器官，位于骨盆腔侧壁的卵巢窝内，是产生卵子和分泌女性激素的器官。幼年期，卵巢小且表面光滑；性成熟期体积达最大，表面由于排卵出现瘢痕，凹凸不平；30~40 岁开始缩小；50 岁左右随月经停止而逐渐萎缩。

1. 形态

卵巢呈扁卵圆形。

2. 分布

（1）两面：内侧面稍凸朝向盆腔，外侧面平坦贴盆壁。

（2）两缘：前缘有系膜连阔韧带，称系膜缘，中部有血管、神经等出入，称为卵巢门后缘游离，称独立缘。

（3）两端：上端与输卵管末端接触，又称输卵管端，下端称子宫端，有韧带连于子宫。

3. 相关韧带

（1）卵巢悬韧带：由腹膜形成，起自盆壁，止于卵巢上端，内含卵巢血管、淋巴、神经等，又称骨盆漏斗韧带，是手术中寻找卵巢血管的标志。

（2）卵巢固有韧带：由结缔组织和平滑肌构成，起自卵巢下端，止于输卵管与子宫交界处的下方，又称卵巢子宫索。

（3）卵巢系膜：连于卵巢前缘和子宫阔韧带之间，内有血管至卵巢。

（二）输卵管

输卵管位于子宫阔韧带上缘内，连于子宫底两侧，长 10~12 cm。

（1）子宫部：穿子宫壁的一段，直径最细约 1 mm，有输卵管子宫口通子宫腔。

（2）输卵管峡：紧靠子宫壁外面的一段，短而狭窄，壁较厚，血管分布较少，水平向外移行至壶腹部，输卵管结扎术常在此处进行。

（3）输卵管壶腹：较粗而长，壁薄，管腔大及弯曲，血液供应丰富，占输卵管全长的2/3，是受精部位。

（4）输卵管漏斗：为末端膨大的部分，向后下弯曲覆盖卵巢。漏斗末端中央有输卵管腹腔口，开口于腹膜腔。在输卵管腹腔口周围，有许多细长的突起称为输卵管伞，盖在卵巢表面，最大的一条称为卵巢伞。

（三）子宫

子宫是壁厚、腔小的肌性器官，是胎儿发育成长的部位。

1. 子宫的形态

成年人的子宫似前后稍扁的倒置梨形，未产妇的子宫长约 8 cm，最宽处宽约 4 cm，厚2~3 cm。

（1）子宫外形

- 子宫底：位于输卵管子宫口连线以上的圆凸部分。
- 子宫体：底与颈之间的部分。
- 子宫颈：子宫体下续部分，呈圆柱状，长 2.5~3.0 cm，分为子宫颈阴道上部和子宫颈阴道下部。

（2）子宫腔结构

- 子宫颈阴道上部：占上 2/3，阴道以上的部分。
- 子宫颈阴道部：占下 1/3，即子宫颈突入阴道的部分，被阴道包绕。
- 子宫峡：在子宫颈阴道上部与子宫体相接处，较狭细，长约 1 cm，在妊娠期可以逐渐伸展变长。
- 子宫腔：在子宫体内，呈底在上的前后扁的三角形，两端通输卵管，向下子宫内腔通子宫颈管。
- 子宫颈管：在子宫颈内，呈梭形，下口通阴道，称子宫口。

2. 子宫的位置

子宫位于盆腔中央，膀胱与直肠之间，下端接阴道，两侧有卵巢和输卵管，子宫底在骨盆上口平面以下，子宫颈下端在坐骨棘平面以上，当膀胱空虚时，成年女性的子宫是前倾前屈位，即整个子宫向前倾斜，子宫的长轴与阴道的长轴形成向前开放的角度。子宫后方为直肠子宫陷凹，是女性腹膜腔最低部位。

3. 子宫的固定装置

子宫的韧带
- 子宫阔韧带：由子宫前后面的腹膜向两侧延伸至盆壁构成，分为输卵管系膜、卵巢系膜、子宫系膜，主要功能是限制子宫向两侧移动。
- 子宫圆韧带：起自子宫与输卵管交界处下方，经腹股沟管，止于阴阜和大阴唇的皮下，维持子宫前倾位。
- 子宫主韧带：起自子宫颈两侧，止于盆侧壁，防止子宫脱垂。
- 子宫骶韧带：起自子宫颈后外侧，绕直肠止于骶前筋膜，维持子宫前倾前屈位。

除韧带外，盆底肌、尿生殖膈和阴道的托持及周围结缔组织有助于子宫处于正常位置。

4. 子宫壁的结构

子宫壁分为3层。

- 外层：浆膜层，是腹膜的脏层。
- 中层：平滑肌层，较厚。
- 内层：黏膜层，称子宫内膜，呈周期性变化。

5. 子宫的年龄变化

新生儿子宫高出骨盆腔上口，子宫颈较子宫体长而粗。性成熟前期，子宫发育迅速，子宫壁增厚。性成熟期，子宫颈与子宫体长度相近。经产妇的子宫各径与内腔都增大，重量比未产妇大1倍；绝经期后，子宫萎缩变小，子宫壁变薄。

（四）阴道

阴道是前后略扁的肌性管道，富有伸展性，是排出月经和娩出胎儿的通道，下端以阴道口开口于阴道前庭。阴道前邻膀胱和尿道，后邻直肠，下部穿尿生殖膈。

阴道穹是宫颈阴道部与阴道壁前部所形成的环形凹陷，分为前部、后部和左右侧部。后部最深，为盆腔最低部分，临床上可经此处穿刺或引流。

二、女性外生殖器

女性外生殖器即女阴，包括阴阜、大阴唇、小阴唇、阴道前庭、阴蒂、前庭球和前庭大腺。

（一）阴道前庭

阴道前庭位于两侧小阴唇之间的裂隙，前部有较小的尿道外口，后部有较大的阴道口，在阴道口与小阴唇之间偏后方有前庭大腺导管开口。

（二）前庭大腺

前庭大腺位于阴道口的两侧，前庭球后端的深面，形如豌豆，导管向内开口于阴道前庭，如因炎症阻塞导管，可形成前庭大腺囊肿。

三、乳房

（一）位置

乳房位于胸前部，胸大肌和胸肌筋膜浅面。上界平 2~3 肋，下界平 6~7 肋，内侧界至胸骨旁线，外侧界达腋中线。乳头平第 4 肋间隙或第 5 肋。

（二）形态

成年女性未产妇的乳房呈半球形，中央有乳头，其顶端有输乳管的开口，乳头周围有乳晕。

（三）结构

乳房由皮肤、纤维组织、脂肪组织和乳腺构成。每个乳房有 10~20 个乳腺叶，每个腺叶有一条输乳管开口于乳头输乳管在近乳头处膨大，称输乳管窦。乳腺叶和输乳管是以乳头为中心呈放射状排列，乳房皮肤与乳腺深面胸筋膜之间，连有许多结缔组织小束，称乳房悬韧带（Cooper 韧带），对乳房起支持作用。乳腺癌时悬韧带受侵犯而缩短，牵拉表面皮肤产生凹陷，呈“橘皮样变”。

复习思考题

一、选择题

A 型选择题（每题仅有 1 个正确答案）

1. 关于精索的描述，错误的是（　　）。

A. 为一对柔软圆索状结构

B. 由睾丸上端延至腹股沟管腹环

C. 主要成分为输精管、睾丸动脉和蔓状静脉丛

D. 表面包有 3 层被膜，由外向内为精索外筋膜、提睾肌和精索内筋膜

E. 皮下不易触摸到精索

2. 固定卵巢的结构是（　　）。

A. 卵巢悬韧带　　B. 卵巢固有韧带　　C. 输卵管卵巢伞

D. 卵巢系膜　　E. 以上均是

3. 关于卵巢的描述，正确的是（　　）。

A. 前缘游离，后缘附有系膜　　B. 内侧端连子宫

C. 外侧端连输卵管　　D. 后缘中央有一裂隙称卵巢门

E. 性成熟期卵巢最大

4. 关于子宫的描述，错误的是（　　）。

A. 成年女子的正常子宫呈前倾前屈位

B. 子宫颈伸入阴道上端，两者间形成阴道穹

C. 部分淋巴管沿子宫圆韧带注入腹股沟浅淋巴结

D. 子宫圆韧带起于子宫颈后外侧

E. 直肠子宫陷凹是腹膜腔最低处

5. 男性，54 岁，自觉会阴部钝痛、不适，伴尿频、尿急、膀胱区胀感。直肠指检示前列腺有硬结及触痛，前列腺液内发现有较多脓细胞，诊断为前列腺炎，需定期按摩前列腺以促进脓性分泌物的引流。前列腺排泄管开口于（　　）。

A. 尿道嵴　　B. 尿道膜部　　C. 前列腺小囊

D. 尿道球部　　E. 精阜附近的黏膜上

6. 前列腺的位置与毗邻（　　）。

A. 位于膀胱和尿生殖膈之间

B. 前面距耻骨联合后面约 2 cm，二者间有阴部静脉丛

C. 后面与直肠毗邻，故活体通过直肠指诊可触及

D. 底与精囊腺、输精管壶腹相接触

E. 上述均正确

7. 关于射精管的描述，正确的是（　　）。

A. 由前列腺排泄管和精囊腺排泄管汇合而成

B. 位于膀胱上面　　C. 开口于尿道膜部

D. 开口于前列腺小囊的两侧　　E. 开口于尿道前列腺部

8. 输精管结扎术的较适宜部位是（　　）。

A. 睾丸部　　B. 皮下精索部　　C. 腹股沟部

D. 盆部靠近腹环一段　　E. 壶腹部

9. 输卵管内卵子受精的部位一般在（　　）。

A. 漏斗部　　B. 壶腹部　　C. 峡部
D. 子宫部　　E. 以上均是

10. 输卵管最狭窄处为（　　）。

A. 漏斗部　　B. 壶腹部　　C. 峡部
D. 子宫部　　E. 以上均不是

11. 维持子宫正常位置，防止子宫颈向下脱垂的主要韧带是（　　）。

A. 子宫阔韧带　　B. 骶子宫韧带　　C. 子宫主韧带
D. 子宫圆韧带　　E. 以上全是

12. 子宫前倾是指（　　）。

A. 子宫体与子宫颈形成的开口向前 100°~130°角
B. 子宫底和体之间形成开口向前的倾角
C. 子宫体、颈之间开口向前的角
D. 子宫和阴道之间形成开口向前的近似 90°的角
E. 子宫和阴道之间形成开口向前的钝角

X 型选择题（每题选择两个或两个以上的正确答案）

1. 关于附睾的结构与功能，正确的是（　　）。

A. 呈新月形，位于睾丸上端和后缘处，略偏内侧
B. 附睾头由睾丸输出小管和部分附睾管盘曲而成
C. 附睾体、尾则由附睾管盘曲而成
D. 具有储存、输送精子的作用，但与精子的进一步发育、成熟无关
E. 为生殖系统结核的好发部位

2. 关于卵巢的描述，正确的是（　　）。

A. 位于卵巢窝内，属于腹膜间位器官
B. 前缘称系膜缘，中部有神经、血管等出入
C. 上端借卵巢悬韧带连于骨盆上口，韧带内含有卵巢血管、淋巴管和神经经过
D. 下端借卵巢固有韧带连于子宫底两侧
E. 具有产生卵细胞和分泌雌激素的作用，绝经期后卵巢渐萎缩

3. 关于女性外生殖器的描述，正确的是（　　）。

A. 阴道前庭是位于两侧小阴唇之间的裂隙
B. 在阴道前庭内，较小的尿道外口居前，而较大的阴道口居后
C. 前庭球相当于男性的阴茎海绵体
D. 阴蒂相当于男性的尿道海绵体
E. 前庭大腺导管开口于阴道前庭

4. 关于前列腺的描述，正确的是（　　）。

A. 为成对的实质性器官

B. 后面平坦，在正中线上有一纵行浅沟称前列腺沟

C. 底部邻膀胱颈、精囊腺及输精管壶腹，尖向下，紧贴尿生殖膈

D. 其分泌物为乳白色液体，是精液的主要成分

E. 分 5 叶，若中叶肥大，可压迫尿道致排尿困难

5. 关于乳房的描述，正确的是（　　）。

A. 位于浅筋膜内，由皮肤、纤维组织、脂肪组织及乳腺构成

B. 乳头位于锁骨中线第 4 肋间（或第 5 肋间）水平

C. 乳腺叶及输乳管均以乳头为中心呈放射状排列

D. 乳腺手术采取放射状切口，完全是为了避免损伤乳腺叶

E. 乳腺癌晚期，可致乳腺皮面呈凹皮和橘皮样改变

6. 关于阴道的描述，正确的是（　　）。

A. 为前后扁、呈塌陷状态，且富有伸展性的肌性管道

B. 上部宽大而下部窄，前壁短而后壁较长

C. 前方邻接膀胱体和膀胱颈

D. 开口位于尿道的前上方

E. 阴道后穹邻直肠子宫陷凹，为临床常用的穿刺部位

7. 关于阴茎的描述，正确的是（　　）。

A. 由两条阴茎海绵体、一条尿道海绵体构成

B. 可分为阴茎根、体、颈、头 4 部分

C. 尿道球为尿道海绵体后部膨大的部分，固定于尿生殖膈下面

D. 阴茎海绵体前端的膨大为阴茎头

E. 包皮环切术时损伤包皮系带，可影响阴茎的正常勃起功能

8. 男性生殖器的附属腺主要有（　　）。

A. 前列腺　　B. 精囊腺　　C. 尿道球腺

D. 肾上腺　　E. 前庭大腺

9. 关于输精管的描述，正确的是（　　）。

A. 输精管为附睾管的延续，可依次分为睾丸部、精索部、腹股沟部和盆部

B. 睾丸部位于阴囊内、睾丸的后缘，沿附睾内侧上行

C. 在精索部，输精管位于精索内其他诸结构的后内侧，为临床输精管结扎术常选择部位

D. 盆段为最长的一段，经输尿管末端的后下方至膀胱底的后面，移行为输精管壶腹

E. 壶腹末端变细与精囊腺的排泄管汇合成射精管

10. 关于输卵管的描述，正确的是（　　）。

A. 输卵管自内向外可分为子宫部、峡部、壶腹部和漏斗部

B. 外侧端借输卵管腹腔口通腹膜腔

C. 内侧端借输卵管子宫口通子宫腔

D. 峡部为较短、细而直，管腔窄，是结扎输卵管的手术部位

E. 为腹膜间位器官

11. 相当于男性尿道海绵体或阴茎海绵体的女性生殖器官是（　　）。

A. 阴蒂　　B. 前庭球　　C. 卵巢

D. 输卵管　　E. 子宫

12. 关于睾丸的结构与功能，正确的说法是（　　）。

A. 后缘为系膜缘，有血管、神经和淋巴管出入

B. 精曲小管上皮细胞可产生精子

C. 精曲小管间的间质细胞可分泌男性激素

D. 在胚胎初期，位于腹膜后，随着生长发育下降入阴囊

E. 在老年人，随性功能减退而逐渐萎缩

13. 关于卵巢的描述，正确的是（　　）。

A. 卵巢呈扁椭圆形

B. 有上、下两端，前、后两面和内、外侧两缘

C. 位于盆腔侧壁髂内、外动脉形成的夹角内

D. 为腹膜间位器官

E. 为腹膜内位器官

14. 关于子宫固定装置的描述，正确的是（　　）。

A. 子宫阔韧带限制子宫向侧方移位

B. 防止子宫脱垂的主要韧带是子宫主韧带

C. 维持子宫前倾、前屈位的韧带主要是子宫圆韧带及骶子宫韧带

D. 盆膈、尿生殖膈及阴道对子宫位置的固定也有很大作用

E. 膀胱和直肠的充盈度也可影响子宫的位置

15. 关于子宫的描述，正确的是（　　）。

A. 子宫颈完全被阴道包绕　　B. 正常情况下呈前倾、前屈位

C. 子宫底位于小骨盆入口平面以下　　D. 子宫颈下端位于坐骨棘平面稍上方

E. 子宫颈与子宫体衔接处为子宫峡，仅 1 cm 长，产科在此行剖腹取胎术

16. 属于男性内生殖器的器官是（　　）。

A. 阴茎　　B. 前列腺　　C. 睾丸
D. 附睾　　E. 输精管

二、名词解释

1. 子宫前倾；2. 会阴；3. 精索；4. 尿生殖膈；5. 盆膈；6. Cooper 韧带

三、问答题

1. 女性的腹膜腔与男性有哪些区别？女性这种特征有何临床意义？
2. 简述子宫腔的形态及交通。
3. 卵巢和子宫的固定装置是什么？
4. 男性内生殖器包括哪些器官？
5. 会阴撕裂时，除了皮肤和皮下组织，还可能撕裂哪些结构，可能导致什么后果？
6. 简述输卵管结扎常取哪个部位？
7. 简述精子的产生部位及其排泄途径和精液的组成。

第六章　脉管系统

第一节　心血管系统

重点内容纲要

一、概述

（一）心血管系统的组成

心血管系统
- 心：心血管系统的动力器官，兼具内分泌功能。
- 动脉：运送血出心的管道，管壁厚，弹性好，逐渐分支。
- 静脉：引导血回心的管道，管壁薄，弹性差，容量大，逐渐接受属支。
- 毛细血管：连接动静脉末梢之间管道，彼此吻合成网，数量多管壁薄，血流缓慢。

（二）血液循环的途径

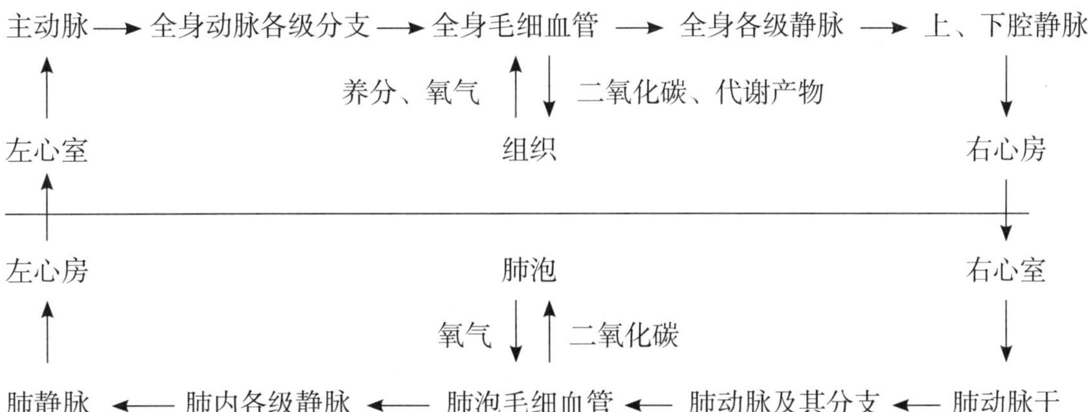

（三）血管吻合及其功能意义

1. 动脉间吻合

交通支（如脑底动脉 Willis 环）、动脉网（如肩关节网、肘、膝关节网）、动脉弓（如掌浅、深弓），缩短循环时间，并调节血流量。

2. 静脉间吻合

除与动脉相似的吻合形式外还有静脉丛（如食管丛、直肠丛、子宫阴道丛），保证在脏器扩大或腔壁受压时血流通畅。

3. 动静脉吻合

小动、静脉间借血管支直接通联，缩短循环途径，调节局部血流量和体温。

4. 侧支吻合

发自主干不同高度的侧副管，彼此吻合，称侧支吻合，当主干阻塞时通过侧支建立的循环叫侧支循环。保证器官病理状态下的血供。

5. 终动脉

动脉与相邻动脉间无吻合，如视网膜中央动脉，阑尾动脉较典型。

二、心

（一）心的位置、毗邻和外形

1. 位置

心位于胸腔中纵隔内，约 2/3 位于正中线左侧，约 1/3 位于正中面右侧，心尖朝向左前下方。

2. 毗邻

心前为胸骨体和第 2~6 肋软骨，后平对第 5~8 胸椎，上连入心大血管，下邻膈，周围被心包包裹。

3. 外形

心是一个中空的肌性器官，形似倒置的、前后稍扁的圆锥体。具有一尖、一底、两面、三缘和四条沟。

（1）心尖：由左心室构成，朝向左前下方。在左侧第 5 肋间隙，锁骨中线内侧 1~2 cm 处，可触及心尖搏动。

（2）心底：大部分由左心房构成，小部分由右心房构成，朝向右后上方。

（3）两面
- 胸肋面（前面）：大部分由右心房及右心室构成，小部分由左心室构成。
- 膈面（下面）：隔心包与膈毗邻，大部分由左心室构成，小部分由右心室构成。

（4）三缘
- 左缘：钝圆，斜向左下，大部分由左心室构成，小部分由左心耳构成。
- 右缘：较垂直，由右心房构成。
- 下缘：近水平位，由右心室和心尖构成。

（5）四条沟
- 冠状沟（房室沟）：心房和心室在心表面的分界标志。
- 前室间沟：左、右心室在心表面前部的分界标志。
- 后室间沟：左、右心室在心表面下部的分界标志。
- 房间沟：左、右心房表面分界。

房室交点位于后房间沟、后室间沟与冠状沟的交界处；心尖切迹位于前室间沟，后室间沟会合处。

（二）心腔

心有右心房、左心房、右心室和左心室 4 个腔。左、右心房借房间隔分离，左、右心室借室间隔分离。心房和心室借房室口相通。

1. *右心房*

右心房位于心的右上部，壁薄腔大，分为前部的固有心房和后部的腔静脉窦两部分。在心表面，两部分以靠近心右缘的浅沟即界沟为界。

（1）固有心房：构成右心房的前部，其向前凸出的部分称右心耳。固有心房内面有许多平行排列的肌束，称梳状肌。

（2）腔静脉窦构成右心房的后部，内壁光滑，无肌性隆起。

- 3 个入口
  - 上腔静脉口：开口于腔静脉窦的上部。
  - 下腔静脉口：前缘有下腔静脉瓣。
  - 冠状窦口：位于下腔静脉口与右房室口之间，下缘有冠状窦瓣。
- 1 个出口：右房室口，在左前下方通向右心室。

（3）主动脉隆凸：卵圆窝缘前上方的隆起，由主动脉窦推顶右心房后内侧壁而形成。

（4）卵圆窝：房间隔右侧面中下部有一卵圆形凹陷。此处薄弱，是房间隔缺损的好发部位。

2. *右心室*

右心室位于右心房的前下方，腔面被一弓形的肌性隆起（即室上嵴），分为流入道和流出道两部分。

（1）窦部（流入道）：入口为右房室口，周缘附有三尖瓣，瓣膜基底部固定于纤维性三尖瓣环，游离缘通过腱索连于乳头肌。

①乳头肌：经腱索连于三尖瓣。

②肉柱：室壁内面交错排列的肌隆起。

③隔缘肉柱（节制索）：由前乳头肌根部至室间隔下部内，有心传导系纤维通过。

(2) 室上嵴：位于右房室口与动脉圆锥之间的肌隆起，为流入道与流出道的分界标志。

(3) 漏斗部（流出道/动脉圆锥）：位于窦部左上方，室壁光滑无肉柱。出口为肺动脉口，有 3 个肺动脉瓣，其游离缘中央有半月瓣小结，防止舒张期血液反流。

3. 左心房

(1) 前部：即左心耳，突向左前方，为心外科最常见手术入路之一。

(2) 后部：入口为两对肺静脉口，通左、右肺上、下静脉，此处无瓣膜；出口为左房室口，通向左心室。

4. 左心室

窦部（流入道）：入口为左房室口，有二尖瓣。
二尖瓣复合体：由功能结构密切关联的二尖瓣环、二尖瓣、腱索、乳头肌构成。
肉柱：较右心室的细小。
分界标志：二尖瓣前瓣，分为窦部、主动脉前庭。
主动脉前庭（流出道）：壁光滑无肉柱，出口为主动脉口，有 3 个主动脉瓣。
主动脉瓣：3 个半环形瓣附于主动脉瓣环，游离缘有半个月瓣小结。
主动脉窦：主动脉瓣与主动脉壁之间的间隙，有冠状动脉开口。

（三）心的构造

1. 心纤维骨骼

(1) 定义：心肌和瓣膜附着处的纤维性支架。

(2) 组成
- 纤维三角（中央纤维体）：二尖瓣环、三尖瓣环、主动脉后瓣环之间，其前方与室隔膜部移行。
- 左纤维三角：主动脉左瓣环外侧与二尖瓣环连接处。
- 四个瓣膜纤维环：为心室出、入口的瓣膜附着部。
- 圆锥韧带：连接肺动脉瓣环与主动脉瓣环。
- 瓣膜间隔：主动脉左瓣环与后瓣环相对缘之间（主动脉下隔）与二尖瓣前尖相移行。

2. 心壁

心壁
- 心内膜：位于心房与心室内面并与大血管内膜相延续，可形成心瓣膜。
- 心肌（心室肌）：外层斜行、中层环行、内层纵行（形成肉柱、乳头肌）。
- 心外膜：浆膜性心包。

3. 房间隔

房间隔由两层心内膜间夹结缔组织和少量心肌组成，卵圆窝处最薄。

4. 室间隔

室间隔上方中部为膜部，是房间隔缺损的好发部位，下方为肌部。

（四）心传导系

1. 组成

心传导系由特殊分化的心肌细胞构成。

2. 分部

窦房结：为心的正常起搏点，位于上腔静脉与右心房交界处心外膜深面。
房室结：位于房间隔下部，由过渡细胞和起搏细胞构成，是重要的次级起搏点。
房室束（His 束）：起自窦房结前端，穿右纤维三角，沿室间隔膜部后下缘前行。房室束至室间隔肌部上缘分为左、右束支，分别入左、右侧心内膜深面。
浦肯野纤维：在心内膜下交织成网进入心肌。

（五）心的体表投影

左上点：于左侧第 2 肋软骨下缘，距胸骨侧缘约 1.2 cm 处；
右上点：于右侧第 3 肋软骨上缘，距胸骨侧缘约 1 cm 处；
左下点：于左侧第 5 肋间隙，锁骨中线内侧 1～2 cm 处（心间体表投影）；
右下点：于右侧第 7 胸肋关节处。

复习思考题

一、选择题

A 型选择题（每题仅有 1 个正确答案）

1. 把左心室室腔分为流入道和流出道的结构是（　　）。

A. 界嵴　　B. 室上嵴　　C. 二尖瓣
D. 前瓣　　E. 后瓣

2. 关于心脏传导系的描述，错误的是（　　）。

A. 位于心壁表面，由特殊分化的心肌纤维构成
B. 窦房结位于上腔静脉与右心房交界处的心外膜深面
C. 窦房结为心节律正常起搏点
D. 房室结也可产生冲动
E. 房室束又称 His 束

3. 构成心外膜的是（　　）。

A. 纤维性心包　B. 浆膜性心包的壁层　C. 浆膜性心包的脏层
D. 胸膜壁层　E. 胸膜脏层

4. 心房和心室在心表面的分界结构为（　　）。

A. 前室间沟　B. 后室间沟　C. 冠状沟
D. 室间隔　E. 界嵴

5. 心室舒张时，防止血液逆向流动的装置有（　　）。

A. 二尖瓣、三尖瓣　B. 主动脉瓣、二尖瓣　C. 主动脉瓣、三尖瓣
D. 主动脉瓣、肺动脉瓣　E. 肺动脉瓣、三尖瓣

6. 动脉韧带位于（　　）。

A. 主动脉和肺动脉的起始处　B. 右肺动脉起始部和上腔静脉之间
C. 左肺动脉起始部和主动脉弓下缘之间
D. 胸主动脉起始部和主动脉弓下缘之间
E. 主动脉升部和上腔静脉之间

7. 关于房间隔和室间隔的描述，错误的是（　　）。

A. 室间隔分肌部和膜部　B. 卵圆窝是房间隔缺损的好发部位
C. 在卵圆窝处房间隔最薄　D. 膜部是室间隔缺损的好发部位
E. 膜部缺乏心内膜

8. 房间缺损常见部位为（　　）。

A. 房间隔　B. 右心耳　C. 卵圆窝
D. 界嵴　E. 以上均不是

9. 房室交点的位置是（　　）。

A. 冠状窦与冠状沟相交处　B. 冠状沟与前室间沟的交点处
C. 冠状沟与后室间沟的交点处　D. 前、后室间沟交点处
E. 以上都不正确

10. 房室结位于（　　）。

A. 冠状窦与右房室口的心外膜深面　B. 冠状窦与右房室口之间的心内膜深面
C. 冠状窦与左房室口的心内膜深面　D. 冠状窦与左房室口的心外膜深面
E. 以上均不是

11. 关于心脏起搏点的描述，正确的是（　　）。

A. 仅窦房结产生冲动　B. 仅房室结产生冲动
C. 当窦房结冲动产生受阻时房室结也可产生冲动，但节奏较慢
D. 希氏束产生冲动　E. 结间束产生冲动

12. 关于右心室的描述，正确的是（　　）。
A. 形成心尖的大部分　　B. 按水平面来说，位于右心房的前方
C. 室壁比左心室壁明显地厚　　D. 内壁全部呈现肉柱形嵴状
E. 有冠状窦开口
13. 关于心的静脉的描述，正确的是（　　）。
A. 心大静脉与前室间支伴行　　B. 心中静脉与后室间支伴行
C. 心小静脉注入冠状窦右端　　D. 心最小静脉直接注入心脏各腔
E. 以上均正确
14. 冠状窦注入（　　）。
A. 右心室　　B. 左心室　　C. 右心房
D. 左心房　　E. 上腔静脉
15. 将右心室室腔分为流入道与流出道的结构为（　　）。
A. 右房室　　B. 室上嵴　　C. 三尖瓣前瓣
D. 三尖瓣后瓣　　E. 三尖瓣隔瓣
16. 室间隔缺损常见于（　　）。
A. 卵圆窝　　B. 室间隔肌部　　C. 室间隔膜部
D. 室上嵴　　E. 以上均不是
17. 心的节律冲动正常传导路径为（　　）。
A. 窦房结→心房肌→房室结→结间束→His 束→浦氏网
B. 窦房结→结间束→房室结→His 束→左右束支→浦氏网
C. 房室结→His 束→结间束→窦房结→左右束支→浦氏网
D. 心房肌→窦房结→房室结→结间束→左右束支→浦氏网
E. 以上都不正确
18. 心底朝向（　　）。
A. 右前上方　　B. 右前下方　　C. 左前下方
D. 右后上方　　E. 左后上方
19. 心尖部的体表投影在（　　）。
A. 右侧第 3 肋软骨上缘近胸骨处
B. 右侧第 6 胸肋关节处
C. 左侧第 5 肋间距前正中线 7~9 cm 处
D. 左侧第 5 肋间距前正中线 1~2 cm 处
E. 左侧锁骨中线第 4 肋间
20. 关于心脏外形的描述，错误的是（　　）。

A. 心尖由左心室构成
B. 心底大部分由左心房、小部分由右心房构成
C. 左、右心耳为左、右心房前方的突出部
D. 前后室间沟是左、右心室的表面分界
E. 心表面近心底处，有一完整环形的冠状沟

21. 右房室口周缘附着有（　　）。
A. 二尖瓣
B. 三尖瓣
C. 肺动脉瓣
D. 主动脉瓣
E. 半月瓣

22. 右心室出口周缘附着有（　　）。
A. 二尖瓣
B. 三尖瓣
C. 主动脉瓣
D. 肺动脉瓣
E. 半月瓣

23. 与防止血液逆流无关的结构为（　　）。
A. 纤维环
B. 乳头肌
C. 腱索
D. 瓣膜
E. 肉柱

X 型选择题（每题选择两个或两个以上的正确答案）

1. 关于成人心脏的描述，正确的是（　　）。
A. 前、后室间沟正对室间隔的前、后缘
B. 向右不超过胸骨的右缘
C. 其纵轴与正中线不相平行
D. 右房室口有二尖瓣
E. 1/3 位于左侧，2/3 位于右侧

2. 关于动脉圆锥的描述，正确的是（　　）。
A. 是左心室的流入道
B. 内面光滑无肉柱
C. 向上经肺动脉口通肺动脉干
D. 下界为室上嵴
E. 呈倒置的漏斗状

3. 关于心包结构的描述，正确的是（　　）。
A. 由纤维性心包和浆膜性心包共同构成
B. 浆膜性心包的脏层构成心脏的外膜
C. 心包横窦位于升主动脉、肺动脉干与上腔静脉、左心房前方之间
D. 心包斜窦位于左心房后方与心包后壁之间
E. 心包横窦和斜窦都是心包腔的一部分

4. 关于心传导系的描述，正确的是（　　）。
A. 由特殊分化的心肌细胞构成
B. 房室结是心脏正常的起搏点
C. 窦房结位于右心房 Koch 三角的心内膜下，有心脏起搏和传导延搁的作用
D 窦房结位于上腔静脉与右心房交界处，界沟上部心外膜的深面
E. 窦房结和房室结的血供主要来自右冠状动脉

5. 关于心的描述，正确的是（ ）。
A. 正常情况下，心尖朝向左前下方，而心底则朝向右后方
B. 心底大部分由右心房、小部分由左心房构成
C. 胸肋面约 3/4 由右心室，1/4 由左心室构成
D. 膈面约 2/3 由右心室，1/3 由左心室构成
E. 右半心流动的为静脉血，左半心流动的为动脉血
6. 关于心腔结构的描述，正确的是（ ）。
A. 右心房位于房间隔右前方，为最靠右侧的心腔
B. 左心室位于室间隔左后方，为最靠左侧的心腔
C. 左心房位于房间隔的右后方，为位于心最后方的心腔
D. 右心室位于室间隔的左前方，为位于心最前方的心腔
E. 左、右半心互不相通，而同侧心房与心室间借房室口相通
7. 关于心脏传导系统的描述，正确的是（ ）。
A. 由构成心壁的心肌纤维构成　B. 由特殊分化的心肌纤维构成
C. 即为支配心脏的神经传导通路　D. 为心脏提供维持自动节律性兴奋的物质基础
E. 仅窦房结才产生冲动
8. 关于冠状窦的描述，正确的是（ ）。
A. 位于心膈面、右心房和右心室之间的冠状沟内
B. 左端有起源于前室间沟的心大静脉注入
C. 右端有起源于后室间沟的心中静脉注入
D. 心小静脉注入冠状窦的右端
E. 借冠状窦口注入右心房
9. 开口在右心房的结构是（ ）。
A. 上腔静脉口　B. 下腔静脉口　C. 主动脉口
D. 肺动脉口　E. 冠状窦口
10. 直接连接上、下腔静脉的血管有（ ）。
A. 奇静脉　B. 椎静脉丛　C. 肝门静脉
D. 直肠静脉丛　E. 脐周静脉网
11. 关于心的位置和毗邻的描述，正确的是（ ）。
A. 心前面位于胸骨体和第 2~6 肋软骨之后
B. 心后面平对第 5~8 胸椎　C. 心上方连接进出心的大血管
D. 心后方与食管和气管相邻　E. 心两侧邻接纵隔胸膜和肺
12. 营养心的动脉，正确的是（ ）。

A. 左、右冠状动脉分别起自主动脉左、右窦
B. 右心室前壁由左冠状动脉前室间支和右冠状动脉的分支供应
C. 左心室膈面通常由右冠状动脉后室间支、右冠状动脉的左室后支和左冠状动脉的旋支供应
D. 室间隔前 1/3 由前室间支供血，而后 2/3 则由后室间支供血
E. 右冠状动脉可同时发支营养窦房结（60%）和房室结（90%）

13. 关于左心房的描述，正确的是（　　）。
A. 受纳肺静脉的血液回流　　B. 经三尖瓣与左心室相通
C. 腔内有 5 个出入口　　D. 以冠状沟为界，与右心房分隔
E. 其突向前方的部分称左心耳

14. 关于心脏位置的描述，正确的是（　　）。
A. 位于胸腔中，后纵隔内　　B. 前邻胸骨剑突和 2~6 肋软骨
C. 后方平对第 5~8 胸椎　　D. 两侧邻胸膜腔和肺
E. 约 1/3 位于人体中线（面）左侧、2/3 位于中线（面）右侧

15. 关于心脏构造的描述，正确的是（　　）。
A. 心内膜连于大血管的外膜　　B. 心瓣膜由心肌构成
C. 心外膜是浆膜心包的脏层　　D. 心的神经、血管、淋巴管走行在心肌层间
E. 心房肌和心室肌分别附于房室口周围的纤维环，两者不相连续

16. 营养心脏本身的右冠状动脉（　　）。
A. 发自主动脉根部的主动脉右窦　　B. 在右心耳与肺动脉根部之间穿出
C. 于冠状沟内向后，再下行达心尖　　D. 沿途分为旋支和前降支
E. 分支营养右半心、窦房结和房室结

17. 关于心的描述，正确的说法是（　　）。
A. 心尖的投影在左锁骨中线第 5 肋间隙外侧 1~2 cm 处
B. 心腔内穿刺多选择在胸骨左缘第 3 肋间隙进针
C. 冠状沟为心表面心房与心室的分界标志
D. 前、后室间沟为左、右心室的表面分界标志
E. 房间沟为左、右心房在心底的表面分界标志

18. 关于心包结构的描述，正确的是（　　）。
A. 纤维心包下方附着于膈的中心腱　　B. 浆膜心包脏层即心内膜
C. 浆膜心包壁层与纤维心包紧贴　　D. 脏壁两层与大血管外膜移行
E. 心包腔内有少量浆液起润滑作用

19. 关于右心房结构的描述，正确的是（　　）。
A. 是接受肺循环血液回流的心腔　　B. 入口为上、下腔静脉口和冠状窦口

C. 出口为右房室口　　　　　　　　D. 血栓脱落后首先被栓塞的器官是肺

E. 借界沟（或界嵴）分为固有心房和腔静脉窦

20. 关于右心室结构的描述，正确是（　　）。

A. 借室上嵴分为流入道和流出道

B. 入口为右房室口，出口为主动脉口

C. 收缩时，三尖瓣关闭可防止右心室内血液反流回主动脉

D. 舒张时，肺动脉瓣被血液充盈而关闭，可防止肺动脉内的血液反流回右心室

E. 节制索内有心传导系（右束支）纤维通过

21. 关于左心室结构的描述，正确的是（　　）。

A. 借二尖瓣的后尖瓣分为流入道和流出道

B. 入口为左房室口，出口为主动脉口

C. 室壁肌层较厚，是右心室的 2~3 倍

D. 舒张时，主动脉瓣被血液充盈而关闭，可防止主动脉内血液反流回左心室

E. 收缩时，二尖瓣关闭，可防止左心室内血液反流回左心房

二、名词解释

1. 动脉韧带；2. 动脉圆锥；3. 心传导系；4. 心尖切迹

三、问答题

1. 试述体循环和肺循环（大、小循环）的路径。

2. 简述动脉导管三角及其临床意义。

3. 简述窦房结、房室结的位置、功能及血供来源。

4. 简述房间隔和室间隔及其临床意义。

5. 心内有哪些瓣膜？各有什么作用？

6. 试述人体血管吻合的形式及意义。

7. 从心脏形态上，如何区分心房与心室、右心房的腔静脉窦和固有心房、左心室和右心室及左、右心室的流入道和流出道？

8. 何谓瓣膜复合体？其功能意义如何？

9. 详述心脏 4 个腔内的结构。

10. 试述保证心内血液定向流动的结构装置。

11. 心脏的各腔有哪些入口、出口及防止血液反流的装置？

12. 右心室流入道、流出道是如何分界的？有何特点？有什么重要结构？

13. 怎样画出心的体表投影？

14. 心传导系包括哪些结构？各有什么功能？传导途径如何？

第二节　心血管及动脉

重点内容纲要

一、心的血管

（一）冠状动脉

1. 左冠状动脉

（1）行径：左冠状动脉起自主动脉左窦，左心耳与肺动脉根部之间入冠状沟左行分支。

（2）分支
- 前室间支：左心室前壁、右心室部分前壁、室间隔前 2/3。
- 旋支：沿冠状沟左行，绕心左缘分布于左心室膈面。

旋支分支
- 窦房结支：约 40%起于旋支的起始段，沿心耳内面上行。
- 左缘支：沿左缘下部走向心尖。
- 左房旋支：分布于左房后壁。

（3）分布范围：左半心、窦房结、房室结、室间隔前 2/3 和部分右室前壁。

2. 右冠状动脉

（1）行径：右冠状动脉起自主动脉右窦，经右心耳与肺动脉根部间入冠状沟右行，至房室交点形成倒“U”形弯曲分为两支。

（2）主要分支
- 后室间支：较粗，沿后室间沟下行，分布于两室后壁及室间隔后 1/3。
- 右旋支：较细，左行分布于左室后壁。

（3）其他分支
- 右缘支：分布于心右缘及附近的右心室侧壁。
- 窦房结支：沿右心耳内面上行，分布于窦房结。
- 房室结支：分布于房室结。

（4）分布范围：右半心、室间隔后 1/3、部分左室后壁、窦房结和房室结。

（二）心包

1. 概念

心包是包裹在心和出入心大血管根部的锥体形纤维浆膜囊，包括外层的纤维性包以及内层的浆膜性心包。

2. 分部

纤维心包：为坚韧的结缔组织囊，与大血管外膜相移行。
浆膜心包：
- 壁层：在纤维心包内面。
- 脏层：被覆心表面即心外膜（两层间为心包腔）。

3. 心包窦

（1）定义：在心包腔内，浆膜性心包脏、壁两层转折处形成的间隙。

（2）分部：
- 横窦：前方为升主动脉、肺动脉，后方是上腔静脉、左心房前壁。
- 斜窦：在左心房后壁与心包后壁之间，其两侧是左、右肺静脉和下腔静脉。
- 前下窦：心包腔前下部（心包胸肋部）与膈部转折处的间隙。

（三）心的静脉

心的静脉有 3 种途径回流至心。

- 冠状窦：
  - 心大静脉：在前室间沟内与前室间支伴行。
  - 心中静脉：与后室间支伴行。
  - 心小静脉：与右冠状动脉伴行，注入冠状窦。
- 心前静脉：起于右室前壁跨过冠状沟，注入右心房。
- 心最小静脉：直接注入心各腔（主要是右心房）。

二、动脉循环

动脉是指由心室发出的，将血液输送到全身各器官的血管（即离心的血管），全身的动脉可分为肺循环的动脉和体循环的动脉。

（一）肺循环的肺动脉

肺动脉干发自右心室，经主动脉前方行向左后上方，至主动脉弓下缘分为左、右肺动脉。

- 左肺动脉：较短，横行向左至左肺门，分两支入肺。
- 右肺动脉：较长，经主动脉和上腔静脉后方向至右肺门分为 3 支入右肺。

动脉韧带连于主动脉弓下缘与肺动脉干分叉处稍左侧的纤维性结缔组织索（由胚胎时期动脉导管闭索的遗迹）。

（二）体循环的动脉

主动脉是体循环的动脉主干。按行程分为升主动脉、主动脉弓和降主动脉。

升主动脉：起自左心室，斜向右上前方，至右第 2 胸肋关节处移行主动脉弓。升主动脉发出左冠状动脉、右冠状动脉。

主动脉弓
- 凸侧：由右向左分别为：头臂干、左颈总动脉、左锁骨下动脉。
- 凹侧：发出细小分支有气管支、支气管支。

降主动脉
- 胸主动脉沿脊柱左前方下行，达第 12 胸椎高度穿膈的主动脉裂孔，移行为腹主动脉
- 腹主动脉在腹腔内沿脊柱左前方下行至第 4 腰椎下缘分为左、右髂总动脉。

三、动脉

（一）颈部动脉

1. 颈总动脉

（1）行程：左颈总动脉起自主动脉弓，右颈总动脉起自头臂干，经胸锁关节后方，沿食管、气管和喉外侧上行，至甲状软骨上缘分为颈内动脉和颈外动脉。

（2）重要结构：①颈动脉窦是颈总动脉与颈内动脉起始部的膨大，窦壁外膜内有丰富的游离神经末梢称为压力感受器，可反射性地调节血压。②颈动脉小球在颈总动脉分杈的后方的扁圆形小体，是化学感受器，可感受血液中 CO_2 浓度变化的刺激，反射性地调节呼吸。

2. 颈内动脉

颈内动脉在甲状软骨上缘自颈总动脉分出，上行穿颈动脉管入颅，在颈部无分支。

3. 颈外动脉

自颈总动脉分出，初位于颈内动脉的前内侧，后经前方转至其外侧，上行穿腮腺实质，达下颌颈高度，分为颞浅动脉和上颌动脉两终支。

颈外动脉分支
- 甲状腺上动脉：自起始部向前下至甲状腺侧叶上端分支至腺与喉。
- 舌动脉：平舌骨大角发出经舌骨舌肌深面入舌至口底及腭扁桃体。
- 面动脉：自舌动脉稍上方，经下颌下腺深面，绕下颌骨下缘咬肌前缘至面部，沿口角鼻翼外侧上行易名内眦动脉，分支入下颌下腺、腭扁桃体及面部。
- 咽升动脉：沿咽侧壁上升至颅底，分支至咽、颅底等处。
- 颞浅动脉：在耳屏前方经颧弓根部浅面至颞部皮下，分布于额颞、顶部软组织。
- 上颌动脉：平下颌颈深面入颞下窝，在翼外肌浅（深）面入翼腭窝。其分支较重要的有脑膜中动脉：穿棘孔分布于硬脑膜。枕动脉、耳后动脉。

4. 锁骨下动脉

锁骨下动脉左侧起自主动脉弓，右侧起自头臂干，经胸锁关节后方，斜向外至颈根部呈弓状经胸膜顶前方，穿斜角肌间隙，至第 1 肋外缘续腋动脉。

分支：
- 椎动脉：上行穿第 6 至 1 颈椎横突孔，经枕骨大孔入颅，分支营养脑与脊髓。
- 胸廓内动脉：向下入胸腔，沿第 1~6 肋软骨后面下降，分支布于胸前壁心包、膈和乳房等处。其较大的终支称为腹壁上动脉，穿膈入腹直肌分支与腹壁下动脉吻合营养腹直肌。
- 甲状颈干：分布于甲状腺、咽、食管、喉、器官以及肩部肌、脊髓和被膜等处。

（二）上肢的动脉

1. 腋动脉

腋动脉走行于腋窝深部，至大圆肌下缘移行为肱动脉。

分支：
- 胸上动脉：分布于第 1、2 肋间隙。
- 胸肩峰动脉：分布于胸大肌、胸小肌、三角肌、肩关节。
- 胸外侧动脉：分布于胸大肌、胸小肌、前锯肌、乳房。
- 肩胛下动脉：
  - 胸背动脉：背阔肌、前锯肌。
  - 旋肩胛动脉：穿三边孔至冈下窝诸肌。
- 旋肱后动脉：穿过四边孔，绕肱骨外科颈至肩关节及附近诸肌。
- 旋肱前动脉：分布于肩关节及邻近肌。

2. 肱动脉

肱动脉沿肱二头肌内侧下行至肘窝，在平桡骨颈的高度分为桡动脉和尺动脉。

分支：
- 肱深动脉：伴桡神经沿桡神经沟下行，是肱动脉最主要的分支。其分支分布于肱三头肌、肱骨，末端终支加入肘关节网。
- 尺侧上、下副动脉：参与肘关节网组成。

3. 桡动脉

桡动脉先经肱桡肌和旋前圆肌之间，继而在肱桡肌腱和桡侧腕屈肌腱之间下行，绕桡骨茎突至手背，穿第 1 掌骨间隙至手掌。

分支：
- 终支：与尺动脉掌深支吻合形成掌深弓。
- 掌浅支：在桡腕关节处发出，下行至手掌与尺动脉吻合形成掌浅弓。
- 拇主要动脉：分为 3 支，分布于拇指掌面两侧和示指桡侧缘。

4. 尺动脉

尺动脉在尺侧腕屈肌与指浅屈肌之间下行，经豌豆骨桡侧至手掌。

分支：
- 骨间总动脉：分为骨间前动脉和骨间后动脉，分布于前臂肌和尺、桡骨。
- 终支：与桡动脉掌浅支吻合形成掌浅弓。
- 掌深支：与桡动脉掌终支吻合形成掌深弓。

5. 掌浅弓和掌深弓

掌浅弓｛尺动脉末端、桡动脉掌浅支｝→｛小指尺掌侧动脉；指掌侧总动脉（3 支）→指掌侧固有动脉。｝

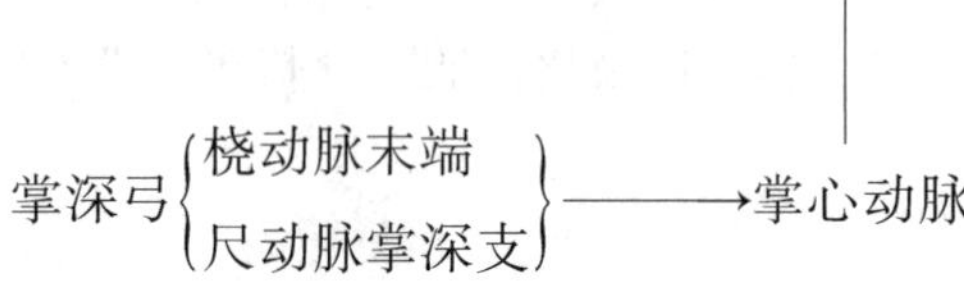

掌深弓｛桡动脉末端、尺动脉掌深支｝→掌心动脉（↑指掌侧总动脉）

（三）胸腹部动脉

1. 胸主动脉分支

肋间后动脉：分布于第 3~11 肋间。

（1）壁支：
- 膈上动脉：分布于膈肌。
- 肋下动脉：参与膈下动脉吻合。

（2）脏支：
- 支气管支：分布于支气管。
- 食管支：营养食管。
- 心包支：营养心包。

2. 腹主动脉分支

（1）壁支：
- 膈下动脉：分布于膈肌下面。
- 腰动脉：分布于腹后壁、脊髓及其被膜。
- 骶正中动脉：分布于直肠后壁、骶骨和尾骨。

（2）脏支：分为成对和不成对两种。

①成对脏支：
- 肾上腺中动脉：分布于肾上腺。
- 肾动脉：约平第 1~2 腰椎椎间盘的高度起于腹主动脉，横行向外至肾门入肾，并分出肾上腺下动脉至肾上腺。
- 睾丸动脉：分布于睾丸和附睾（男性）；女性则为卵巢动脉，分布于卵巢和输卵管壶腹部。

②不成对脏支：
- 腹腔干：在主动脉裂孔的稍下方发自腹主动脉。
- 肠系膜上动脉：约平第 1 腰椎高度发自腹主动脉。
- 肠系膜下动脉：约平第 3 腰椎高度发自腹主动脉。

- 腹腔干分支
  - 胃左动脉：分布于食管腹段、贲门和胃小弯的胃壁。
  - 肝总动脉
    - 肝固有动脉
      - 胃右动脉。
      - 肝右支：胆囊动脉。
      - 肝左支。
    - 胃十二指肠动脉
      - 胰十二指肠上动脉。
      - 胃网膜右动脉。
  - 脾动脉
    - 胃短动脉。
    - 胃网膜左动脉。
    - 胃后动脉。
    - 胰支。
    - 脾支。
- 肠系膜上动脉
  - 胰十二指肠下动脉。
  - 空肠动脉。
  - 回肠动脉。
  - 回结肠动脉：分布于回肠末端、盲肠、阑尾（阑尾动脉）和升结肠。
  - 右结肠动脉：分布于升结肠。
  - 中结肠动脉：分布于横结肠。
- 肠系膜下动脉
  - 左结肠动：分布于降结肠。
  - 乙状结肠动脉：分于至乙状结肠。
  - 直肠上动脉：分于至直肠上部。

（四）髂总动脉

髂内动脉由腹主动脉分出后，沿腰大肌内侧下至骶髂关节处分为髂内动脉和髂外动脉。

- 髂内动脉
  - 壁支
    - 髂腰动脉：分布于髂肌、腰大肌。
    - 骶外侧动脉：分布于盆后壁。
    - 臀上动脉：分布于臀中、小肌。
    - 臀下动脉：分布于臀大肌。
    - 闭孔动脉：分布于大腿内收肌群。
  - 脏支
    - 脐动脉：远端闭锁，近端发出膀胱上动脉。
    - 子宫动脉：子宫阔韧带内，经输尿管前上方。
    - 阴部内动脉
      - 肛门动脉。
      - 会阴动脉。
      - 阴茎/阴蒂动脉。
    - 膀胱下动脉。
    - 直肠下动脉。

（五）髂外动脉

髂外动脉沿腰大肌内侧缘下降，经腹股沟韧带中点深面至股部移行为股动脉。

髂外动脉：
- 腹壁下动脉：入腹直肌鞘与腹壁上动脉吻合。
- 旋髂深动脉：分布于髂嵴及附近肌。

（六）下肢动脉延续

1. 股动脉

股动脉在股三角内下行，经收肌管，出收肌腱裂孔至腘窝，移行为腘动脉。

股动脉分支：
- 股深动脉（主要分支）
  - 旋股内侧动脉：分布于股内收肌。
  - 旋股外侧动脉：分布于股前群肌。
  - 穿动脉（3支）：分布于股后群肌。
- 腹壁浅动脉：分布于腹前壁浅筋膜内。
- 旋髂浅动脉：分布于髂前上嵴浅部。
- 阴部外动脉：分布于外阴部。

2. 腘动脉

腘动脉在腘窝深部下行，至腘肌下缘分为胫前动脉和胫后动脉。该动脉在腘窝发出关节支和肌支至膝关节和邻近肌。

3. 胫后动脉

胫后动脉沿小腿后群浅深屈肌之间下行，经内踝后方至足底，分为足底内侧和外侧动脉两终支。

- 腓动脉：胫后动脉重要分支。
- 足底外侧动脉：分布于足底内侧。
- 足底内侧动脉：与足背动脉的足底深支吻合，形成足底弓。

4. 胫前动脉

胫前动脉→足背动脉→足底深支。

复习思考题

一、选择题

A 型选择题（每题仅有 1 个正确答案）

1. 肱动脉在肘部的摸脉位置是（　　）。

A. 肱二头肌腱外侧　　B. 肱二头肌腱内侧　　C. 肱桡肌内侧
D. 肱三头肌腱内侧　　E. 旋前圆肌内侧

2. 桡动脉在腕部的摸脉位置是（　　）。
A. 桡侧腕屈肌腱外侧　　B. 桡侧腕屈肌腱内侧　　C. 拇长伸肌腱外侧
D. 拇长展肌腱内侧　　E. 掌长肌腱内侧

3. 睾丸（卵巢）动脉来自（　　）。
A. 腹腔动脉　　B. 髂总动脉　　C. 腹主动脉
D. 腰动脉　　E. 髂内动脉

4. 足背动脉的摸脉位置是（　　）。
A. 蹈长伸肌腱外侧　　B. 蹈长伸肌腱内侧　　C. 内踝前方
D. 外踝前方　　E. 趾长伸肌腱外侧

5. 某小儿右耳屏前方 0.5 cm 处颧弓根部被玻璃划伤引起大出血，损伤了何动脉而引起大出血？（　　）
A. 上颌动脉　　B. 面动脉　　C. 面横动脉
D. 颞浅动脉　　E. 颈外动脉

6. 阑尾动脉发自（　　）。
A. 空回肠动脉　　B. 回结肠动脉　　C. 右结肠动脉
D. 中结肠动脉　　E. 左结肠动脉

7. 面动脉的压迫止血点通常在（　　）。
A. 口角外侧　　B. 颧弓后端　　C. 鼻翼外侧
D. 咬肌前缘与下颌骨下缘交点处　　E. 咬肌后缘与下颌角处

8. 全胃的血液供应来自（　　）。
A. 胃左动脉的分支　　B. 腹腔干的各级分支
C. 脾动脉和肠系膜上动脉的分支　　D. 胃左动脉和胃右动脉的分支
E. 胃左动脉和肝总动脉的分支

9. 胃网膜右动脉发自（　　）。
A. 腹腔干　　B. 肝总动脉　　C. 肝固有动脉
D. 脾动脉　　E. 胃十二指肠动脉

10. 胃右动脉大多起自（　　）。
A. 腹腔干　　B. 肝总动脉　　C. 胃十二指肠动脉
D. 脾动脉　　E. 肝固有动脉

11. 关于动脉的描述，错误的是（　　）。
A. 动脉是导血离开心脏的管道　　B. 其内流动的均为动脉血

C. 动脉管腔内一般无瓣膜　　D. 一般终于毛细血管

E. 动脉间可以吻合成动脉弓或动脉网

12. 掌浅弓由下列动脉构成（　　）。

A. 尺动脉终支和桡动脉终支　　B. 尺动脉终支和桡动脉掌浅支

C 桡动脉终支和尺动脉掌浅支　　D. 桡动脉终支和尺动脉掌深支

E. 尺动脉掌浅支和桡动脉的掌浅支

13. 主动脉弓的第一大分支为（　　）。

A. 头臂干　　B. 左锁骨下动脉　　C. 左颈总动脉

D. 右颈总动脉　　E. 右锁骨下动脉

14. 主动脉弓上有三大分支，自右向左依次排列是（　　）。

A. 右锁骨下动脉、右颈总动脉、头臂干（无名动脉）

B. 右颈总动脉、右锁骨下动脉、头臂干（无名动脉）

C. 头臂干（无名动脉）、左锁骨下动脉、左颈总动脉

D. 左锁骨下动脉、头臂干（无名动脉）、右颈总动脉

E. 头臂干（无名动脉）、左颈总动脉、左锁骨下动脉

15. 不属于肠系膜上动脉分支的是（　　）。

A. 回肠动脉　　B. 回结肠动脉　　C. 右结肠动脉

D. 中结肠动脉　　E. 左结肠动脉

16. 不属于颈外动脉分支的是（　　）。

A. 甲状腺上动脉　　B. 舌动脉　　C. 耳后动脉

D. 上颌动脉　　E. 眼动脉

17. 胆囊动脉通常发自（　　）。

A. 肝固有动脉　　B. 肝固有动脉右支　　C. 肝固有动脉左支

D. 肝总动脉　　E. 腹腔干

F. 主动脉升部和上腔静脉之间

18. 耳屏前方可摸到搏动的动脉是（　　）。

A. 面动脉　　B. 颞浅动脉　　C. 上颌动脉

D. 颈外动脉　　E. 颈总动脉

19. 分布于胃底的动脉主要为（　　）。

A. 胃左动脉　　B. 胃右动脉　　C. 胃网膜左动脉

D. 胃网膜右动脉　　E. 胃短动脉

20. 关于股动脉的描述，正确的是（　　）。

A. 经腹股沟韧带深面居股神经外侧　　B. 穿收肌腱裂孔至膝内侧

C. 在膝内侧可触及动脉搏动　　D. 股深动脉为其主要分支

E. 以上都不正确

21. 关于肺动脉口的描述，正确的是（　　）。

A. 是右心室的入口　　B. 附近有冠状动脉的开口

C. 运送含氧量低的血液　　D. 有 3 片三角形的瓣膜

E. 没有上述特征

22. 颈外动脉的直接分支为（　　）。

A. 脑膜中动脉　　B. 甲状腺上动脉　　C. 甲状腺下动脉

D. 椎动脉　　E. 下牙槽动脉

23. 若行头部临时止血，可将（　　）压在第 6 颈椎横突上。

A. 面动脉　　B. 颞浅动脉　　C. 上颌动脉

D. 颈总动脉　　E. 颈外动脉

24. 胃短动脉来自（　　）。

A. 腹腔干　　B. 肝总动脉　　C. 胃十二指肠动脉

D. 肝固有动脉　　E. 脾动脉

25. 下列说法中，正确的是（　　）。

A. 颈动脉小球是颈外动脉起始处的膨大

B. 颈动脉小球是压力感受器

C 颈动脉窦是颈内动脉起始部的膨大

D. 颈动脉小球位于颈外动脉的后壁处

E. 颈动脉窦是化学感受器

26. 关于椎动脉的描述，正确的是（　　）。

A. 为颈外动脉的分支　　B. 经前斜角肌外缘上行

C. 穿过 7 个颈椎的横突孔　　D. 经枕骨大孔入颅　　E. 以上均正确

27. 关于主动脉胸部行径的描述，正确的是（　　）。

A. 起于脊柱右侧第 1 胸椎高度　　B. 左侧有奇静脉伴行

C. 前方有胸导管伴行　　D. 全程下行于椎体正前方

E. 约在第 12 胸椎水平进入腹腔

28. 约在第 1 腰椎高度起于腹主动脉前壁的动脉有（　　）。

A. 肠系膜上动脉　　B. 肠系膜下动脉　　C. 肾动脉

D. 第 1 对腰动脉　　E. 以上都不正确

X 型选择题（每题选择两个或两个以上的正确答案）

1. 肠系膜上动脉的分支有（　　）。

A. 右结肠动脉　　B. 空肠动脉　　C. 直肠上动脉
D. 中结肠动脉　　E. 回结肠动脉

2. 分布于脑的动脉来自（　　）。
A. 颈内动脉　　B. 脑膜中动脉　　C. 椎动脉
D. 颞浅动脉　　E. 面动脉

3. 腹腔动脉（即腹腔干）的第一级分支有（　　）。
A. 肝总动脉　　B. 胃网膜左动脉　　C. 脾动脉
D. 胃右动脉　　E. 胃左动脉

4. 关于主动脉弓的描述，正确的是（　　）。
A. 起自左心室的主动脉口　　B. 位于胸骨柄后方
C. 于第 4 胸椎高度延续为降主动脉　　D. 其内有压力和化学感受器
E. 弓状凸缘自右向左向上发出头臂干、左颈总动脉和左锁骨下动脉

5. 关于颈总动脉的描述，正确的是（　　）。
A. 左颈总动脉发自主动脉弓
B. 于甲状软骨高度分颈内、外动脉
C. 分叉前有许多分支营养颈部有关器官
D. 分叉处后方有颈动脉小球
E. 可在第 6 颈椎高度摸到搏动，进行压迫止血

6. 女性盆腔髂内动脉的分支有（　　）。
A. 阴部内动脉　　B. 直肠上动脉　　C. 卵巢动脉
D. 子宫动脉　　E. 直肠下动脉

7. 肾上腺的血管，正确的是（　　）。
A. 膈下动脉发出肾上腺上动脉　　B. 腹主动脉发出肾上腺中动脉
C. 腹腔干发出肾上腺下动脉　　D. 肾上腺静脉仅 1 条
E. 肾上腺静脉是下腔静脉的分支

8. 胃的血管主要有（　　）。
A. 胃左动脉是腹腔动脉的分支　　B. 胃后动脉经腹膜后到胃底
C. 胃右动脉是脾动脉的分支　　D. 胃网膜左、右动脉在胃大弯侧吻合
E. 胃短动脉经胃脾韧带到胃底

9. 关于胸主动脉的描述，正确的是（　　）。
A. 在胸骨角平面续自主动脉弓　　B. 在第 12 胸椎高度穿膈的主动脉裂孔
C. 起始部居食管左侧　　D. 经食管前方渐转至其右侧
E. 分支有壁支和脏支

10. 胰的动脉供应来自（　　）。
A. 脾动脉　B. 肠系膜上动脉　C. 胃左动脉
D. 胃十二指肠动脉　E. 胃网膜右动脉
11. 有关创伤动脉出血，临时压迫止血正确的是（　　）。
A. 于上臂中部向后外方把肱动脉压于肱骨上
B. 压迫患指根部两侧，把指动脉压向指骨两侧
C. 腕前方，向后把桡、尺动脉分别压向前臂骨
D. 在内、外踝连线中点压迫足背动脉
E. 下颌角与咬肌前缘相交处压迫面动脉
12. 关于颈外动脉的描述，正确的是（　　）。
A. 在甲状软骨上缘水平起自颈总动脉
B. 在颈部其居颈内动脉的外侧
C. 平下颌颈处分为颞浅动脉和上颌动脉两终支
D. 其主要分支尚有甲状腺上动脉、舌动脉、面动脉和脑膜中动脉
E. 供应颈部、头面部、硬脑膜和颅骨的营养
13. 有关颈总动脉的解剖，正确的是（　　）。
A. 均起于头臂干　B. 在甲状软骨上缘高度分为颈内、外动脉
C. 动脉分叉处后方有颈动脉窦　D. 内侧与喉、气管、支气管为邻
E. 与颈内静脉、迷走神经共同包于颈动脉鞘内
14. 有关锁骨下动脉的下列描述，正确的是（　　）。
A. 是指从发出至第一肋外侧缘之间的一段
B. 其体表投影基本上与肺尖差不多
C. 延续为上肢各动脉分支的主干
D. 至第一肋外侧缘移行为腋动脉
E. 甲状腺下动脉为其分支之一
15. 髂内动脉的分支有（　　）。
A. 闭孔动脉　B. 肛动脉　C. 膀胱上动脉
D. 膀胱下动脉　E. 脐动脉
16. 在营养结肠的动脉中，正确的是（　　）。
A. 右结肠动脉与回肠动脉和中结肠动脉吻合
B. 盲肠、阑尾由回结肠动脉分支营养
C. 中结肠动脉营养横结肠
D. 乙状结肠动脉是肠系膜下动脉的分支
E. 左结肠动脉与乙状结肠动脉和中结肠动脉吻合。

二、名词解释

1. 掌浅弓；2. 掌深弓；3. 主动脉窦；4. 主动脉小球

三、简答题

1. 简述动脉导管三角及其临床意义。
2. 简述肠系膜上、下动脉的供血范围。
3. 简述腹腔干及其供血范围。
4. 试述主动脉的起始、分段及各段名称。
5. 锁骨下动脉的分支中哪一分支行程最长，分布范围最大?
6. 简述睾丸（卵巢）动脉的起始和行径。
7. 简述人体内具有两套血液供应的器官、动脉名称及来源。
8. 简述人体内位于动脉系上的感受器的名称、位置以及感受性质。
9. 简述小指的血液供应。
10. 将桡动脉的掌浅支和尺动脉的掌深支分别结扎会不会严重影响手指的血液供应?为什么?

第三节　静脉

重点内容纲要

一、静脉的特点

1. 特点

静脉是输送血液回心的血管，起于毛细血管，止于心房。管壁薄、弹性小、管腔大、压力低、流速慢、属支多、吻合多，总容积较动脉多一倍。

2. 特殊结构

静脉管壁内有静脉瓣，有利于静脉血向心回流。无静脉瓣的静脉包括硬脑膜窦和板障静脉。

3. 分类

静脉分为浅、深两类，浅静脉位于浅筋膜内（又称皮下静脉），深静脉与动脉同名并与其伴行。全身的静脉可分为肺循环的静脉和体循环的静脉。

二、肺循环静脉系

肺静脉主要分支有 4 条，起于肺门，注入左心房，分别为左上肺静脉、左下肺静脉、右上肺静脉和右下肺静脉。

三、体循环静脉系

（一）上腔静脉系

上腔静脉系由上腔静脉及其属支组成，负责收集头、颈、上肢和胸部的静脉血。

1. 上腔静脉

（1）组成：在右侧第 1 肋软骨与胸骨结合处后方由左、右头臂静脉合成，沿升主动脉右侧下行，至右侧第 3 胸肋关节下缘注入右心房。在注入右心房前有奇静脉注入。

（2）属支：左、右头臂静脉和奇静脉。

（3）收集范围：收集头颈部、上肢和胸部（心和肺除外）等上半身静脉血。

2. 头臂静脉

头臂静脉由颈内静脉和锁骨下静脉在胸锁关节的后方汇合而成，汇合处向外的夹角称静脉角，有淋巴导管注入。

头臂静脉的其他属支：
- 椎静脉。
- 胸廓内静脉。
- 甲状腺下静脉。

3. 颈内静脉

颈内静脉于颈静脉孔处续于乙状窦，在颈动脉鞘内沿颈内动脉和颈总动脉的外侧下行，至胸锁关节的后方于锁骨下汇合成头臂静脉。

（1）颅内属支：硬脑膜窦收集脑膜、脑、颅骨、视器和前庭蜗器的静脉血。

（2）颅外属支：面静脉、下颌后静脉、舌静脉、咽静脉、甲状腺上静脉、甲状腺中静脉等。

①面静脉：起自内眦静脉，在面动脉的后方下行，在下颌角下方跨过颈外动脉的前面注入颈内静脉。

②下颌后静脉：由颞浅静脉和上颌静脉在腮腺内汇合而成，下行至腮腺下端分为前、后两支，前支汇入面静脉，后支续为颈外静脉。

③颅内静脉与颅外静脉的交通：

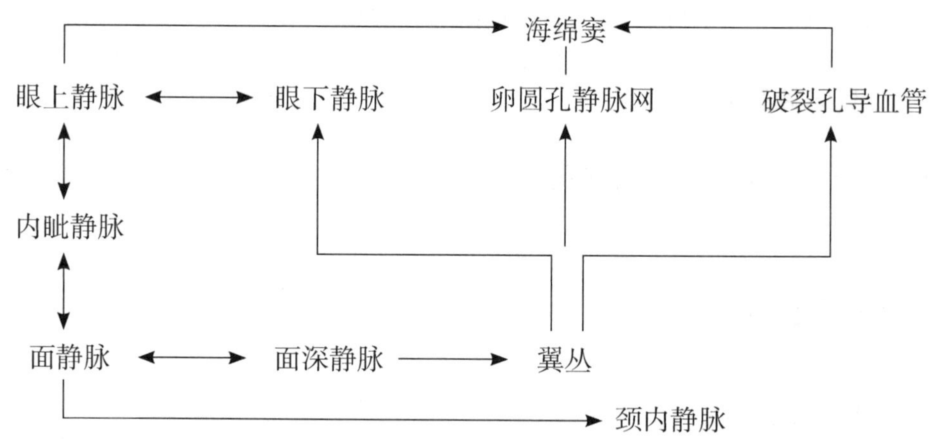

4. 颈外静脉

颈外静脉由下颌后静脉的后支与耳后静脉、枕静脉汇合而成，沿胸锁乳突肌的表面下行，在锁骨上方穿深筋膜注入锁骨下静脉。收集头皮和面部的静脉血。

5. 锁骨下静脉

锁骨下静脉于第 1 肋的外缘续于腋静脉，向内行于同名动脉的前内侧，至胸锁关节的后方于颈内静脉汇合，其主要属支是颈外静脉。

6. 上肢静脉

（1）上肢浅静脉：包括头静脉、贵要静脉、肘正中静脉及其属支。

①头静脉：起自手背静脉网的桡侧，沿前臂的桡侧、肘部的前面、肱二头肌外侧沟上行，经三角肌和胸大肌间沟至锁骨下方穿深筋膜注入腋静脉或锁骨下静脉。

②贵要静脉：起自手背静脉网的尺侧，沿前臂的尺侧上行，至肘部转至前面，经肱二头肌内侧沟上行至臂中点平面，穿深筋膜注入肱静脉或伴肱静脉上行注入腋静脉。

③肘正中静脉连于头静脉和贵要静脉之间。

④前臂正中静脉：起自手掌静脉丛，沿前臂前面上行，注入肘正中静脉。

（2）上肢深静脉：包括腋静脉、肱静脉、桡静脉和尺静脉等，与同名动脉相伴行。

腋静脉在大圆肌下缘由 2 条肱静脉汇合而成，在第 1 肋的外缘续为锁骨下静脉，收集上肢的所有浅、深静脉血。

7. 胸部的静脉

（1）奇静脉：起于右腰升静脉，沿胸椎体右侧上行至第 4 胸椎高度，向前勾绕右肺根上方注入上腔静脉。

（2）属支

- 肋间后静脉（第 3～11 肋）→椎静脉丛。
- 食管静脉、支气管静脉。
- 半奇静脉
  - 左腰升静脉。
  - 左肋间后静脉（第 9～11 肋）。
  - 副半奇静脉←左肋间后静脉（第 3～8 肋骨）。

（二）下腔静脉系

下腔静脉系由下腔静脉及其属支组成，收集下半身的静脉血。

1. 下腔静脉

下腔静脉由左、右髂总静脉平第 4、5 腰椎右前方合成，沿腹主动脉右侧、脊柱右前方上行，经肝的腔静脉沟，穿膈腔静脉孔入胸腔，穿纤维心包注入右心房。

（1）壁支

- 膈下静脉。
- 腰静脉。

（2）脏支

- 肾上腺静脉：左侧注入左肾静脉，右侧注入下腔静脉。
- 肾静脉。
- 睾丸静脉/卵巢静脉：左侧注入左肾静脉，右侧注入右肾静脉。
- 肝静脉：有 3 条，在腔静脉沟注入下腔静脉。

2. 髂总静脉

在骶髂关节前方，髂总静脉由髂内静脉和髂外静脉汇合而成。

- 髂内静脉
  - 壁支：臂上静脉、臀下静脉、闭孔静脉、髂外侧静脉和髂腰动脉。
  - 脏支
    - 直肠静脉。
    - 膀胱静脉。
    - 子宫静脉。
- 髂外静脉：主要包括腹壁下静脉和旋髂浅静脉，收集下肢和腹前壁的静脉血。

3. 下肢的浅静脉

（1）大隐静脉：在足内侧缘起自足背静脉弓，经内踝前方，沿小腿内侧、膝关节内后方、大腿内侧面上行，至耻骨结节外下方 3~4 cm 处穿阔筋膜的隐静脉裂孔，注入股静脉。

属支
- 腹壁浅静脉。
- 旋髂浅静脉。
- 阴部外静脉。
- 股内侧浅静脉。
- 股外侧浅静脉。

（2）小隐静脉：在足外侧缘起自足背静脉弓，经外踝后方，沿小腿后面上行，至腘窝下角穿深筋膜注入腘静脉。

4. 肝门静脉系

（1）肝门静脉：由脾静脉与肠系膜上静脉在胰颈后方汇成，经胰颈和下腔静脉之间进入肝十二指肠韧带，在肝固有动脉和胆总管的后方上行至肝门，分为左、右两支入肝，负责收集自食管腹段至直肠的腹盆部消化管道及脾胰和胆囊的静脉血。

（2）肝门静脉的主要属支：脾静脉、肠系膜上静脉、肠系膜下静脉胃左静脉、胃右静脉、胆囊静脉及附脐静脉。

（3）门静脉系与上、下腔静脉系之间的交通途径。

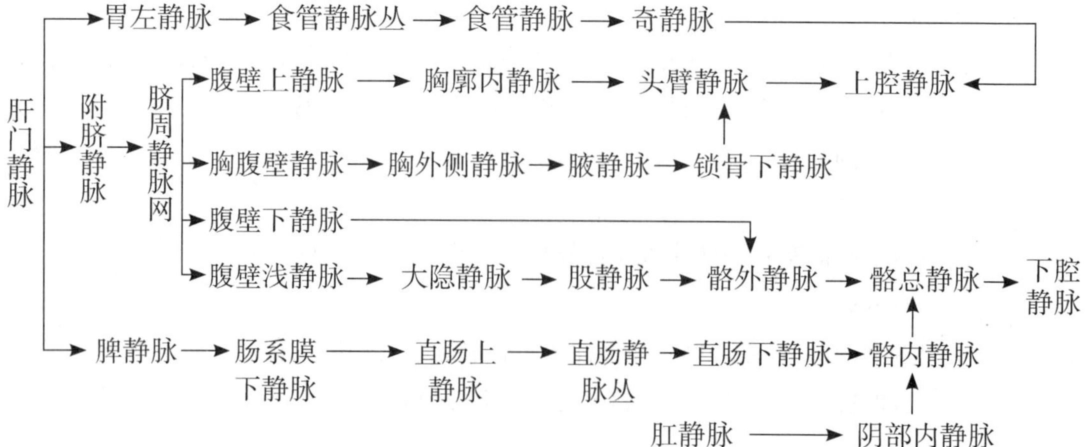

复习思考题

一、选择题

A 型选择题（每题仅有 1 个正确答案）

1. 关于大隐静脉，正确的是（　　）。

A. 起自足背静脉弓的外侧端　　B. 行走于外踝后方

C. 在隐静脉裂孔处注入股静脉　　D. 行程中收纳 5 条静脉分支

E. 一般不与隐神经伴行

2. 肝静脉注入（　　）。

A. 肝脏　　B. 右心房　　C. 上腔静脉

D. 门静脉　　E. 下腔静脉

3. 接受左侧胸壁上部肋间后静脉血的是（　　）。

A. 锁骨下静脉　　B. 胸廓内静脉　　C. 奇静脉

D. 半奇静脉　　E. 副半奇静脉

4. 肝门静脉是由（　　）。

A. 肠系膜上、下静脉合成　　B. 肝静脉和脾静脉合成

C. 脾静脉和肠系膜上静脉合成　　D. 脾静脉和肠系膜下静脉合成

E. 由上述所有的静脉一起合成

5. 下列关于锁骨下静脉的描述，错误的是（　　）。

A. 与颈内静脉会合成头臂静脉　　B. 与颈外静脉构成静脉角

C. 是腋静脉的延续　　D. 有锁骨下动脉与其伴行

E. 上肢的深静脉均汇入锁骨下静脉

6. 不是下腔静脉的直接属支的静脉是（　　）。

A. 肝门静脉　　B. 肝静脉　　C. 左肾静脉

D. 左腰静脉　　E. 右睾丸静脉

7. 关于睾丸静脉的描述，错误的是（　　）。

A. 右睾丸静脉注入下腔静脉　　B. 左睾丸静脉成直角注入左肾静脉

C. 睾丸静脉下段形成蔓状静脉丛　　D. 左睾丸静脉曲张多见

E. 右睾丸静脉的血液回流较困难

8. 肝门静脉收集下列脏器的血液，除了（　　）。

A. 肝　　B. 脾　　C. 胃和大肠

D. 胆囊　　E. 胰

9. 肝十二指肠韧带内有（　　）。

A. 肝静脉　　B. 脾静脉　　C. 肝门静脉

D. 胃左静脉　　E. 脾动脉

10. 关于心的静脉，正确的是（　）

A. 心大静脉与前室间支伴行　　B. 心中静脉与后室间支伴行

C. 心小静脉注入冠状窦右端　　D. 心最小静脉直接注入心脏各腔

E. 以上均正确

11. 颈部最大的浅静脉是（　　）。

A. 颈内静脉　　B. 面静脉　　C. 颈外静脉

D. 下颌后静脉　　E. 耳后静脉

12. 颈外静脉注入的是（　　）。

A. 颈内静脉　　B. 颈前静脉　　C. 头臂静脉

D. 颈总静脉　　E. 锁骨下静脉

13. 血管内流动的为静脉血的是（　　）。

A. 主动脉　　B. 肺动脉　　C 头臂干

D. 肺静脉　　E. 腹腔干

14. 关于大隐静脉的描述，正确的是（　　）。

A. 起自足背静脉网外侧　　B. 经外踝后方　　C. 沿小腿后方上行

D. 到大腿外侧向内　　E. 注入股静脉

15. 关于奇静脉的描述，错误的是（　　）。

A. 起自右腰升静脉　　B. 经右肺根的上方

C. 纵行连接右侧腰升静脉　　D. 注入下腔静脉

E. 注入处相当胸骨角平面

16. 关于贵要静脉的说法，正确的是（　　）。

A. 起自手背静脉网的桡侧　　B. 至臂上份注入腋静脉

C. 上行于前臂背侧　　D. 与头静脉间无交通支

E. 是临床上行静脉注射的常用血管

17. 与颈总动脉伴行的静脉是（　　）。

A. 颈总静脉　　B. 颈内静脉　　C. 颈外静脉

D. 颈前静脉　　E. 下颌后静脉

X 型选择题（每题选择两个或两个以上的正确答案）

1. 参与肝门静脉系统的属支是（　　）。

A. 肠系膜上静脉　　B. 肠系膜下静脉　　C. 脾静脉
D. 肝静脉　　E. 附脐静脉

2. 不属于肝门静脉所收集血液的脏器是（　　）。
A. 肝脏　　B. 脾、胰和胆囊　　C. 肾脏
D. 胃和肠　　E. 肾上腺

3. 关于下腔静脉的描述，正确的是（　　）。
A. 全身最大静脉干
B. 位于腹后壁
C. 沿脊柱右前方及主动脉腹部的右侧上行
D. 于第 8 胸椎高度穿膈肌腔静脉孔入胸腔
E. 于第 4 腰椎水平由左、右髂外静脉汇合而成

4. 肝门静脉的属支有（　　）。
A. 肝静脉　　B. 脾静脉　　C. 肾静脉
D. 胃左静脉　　E. 肠系膜下静脉

5. 肝门静脉高压，侧支循环开放时可引起（　　）。
A. 颈外静脉怒张　　B. 食管静脉曲张　　C. 肝静脉高压
D. 脐周静脉曲张　　E. 直肠静脉丛曲张

6. 肝门静脉与上、下腔静脉建立侧支循环的静脉丛（网）包括（　　）。
A. 食管静脉丛　　B. 直肠静脉丛　　C. 脐周静脉网
D. 椎静脉丛　　E. 子宫阴道静脉丛

7. 关于静脉的描述，正确的是（　　）。
A. 静脉是导血回心的血管　　B. 起于毛细血管
C. 静脉管道内流动的不一定是静脉血　　D. 最终都注入右心房
E. 静脉内腔都有静脉瓣存在，以防止血液逆流

8. 关于上腔静脉（　　）。
A. 位于前纵隔上部内　　B. 管壁薄且有瓣膜
C. 由双侧头臂静脉合成　　D. 收纳奇静脉血液　　E. 注入右心房

9. 关于上肢浅静脉的描述，正确的是（　　）。
A. 头静脉起自手背静脉网的尺侧　　B. 贵要静脉起自手背静脉网的桡侧
C. 头静脉注入腋静脉或锁骨下静脉　　D. 贵要静脉注入肱静脉或腋静脉
E. 肘正中静脉是临床采血、输液常选用的血管

10. 关于头静脉行径的描述，正确的是（　　）。
A. 起自手背静脉网的桡侧　　B. 向上行于前臂内侧

C. 沿肱二头肌外侧缘上行　　D. 经三角肌胸肌间沟最后注入腋静脉
E. 与贵要静脉无吻合支

11. 关于下腔静脉的解剖特点及属支的描述，正确的是（　　）。
A. 是人体最大的静脉干，沿脊柱右前方上行
B. 直接收纳肝静脉的血液
C. 在第五腰椎平面由左、右髂总静脉汇合而成
D. 属支包括肾上腺静脉和睾丸静脉（或卵巢静脉）
E. 下腔静脉在穿过膈肌的腔静脉孔后注入右心房

12. 临床上常用作静脉穿刺的是（　　）。
A. 颈外静脉　　B. 头静脉　　C. 大隐静脉
D. 肘正中静脉　　E. 面静脉

13. 上腔静脉的直接属支包括（　　）。
A. 奇静脉　　B. 副半奇静脉　　C. 半奇静脉
D. 左、右头臂静脉　　E. 胸廓内静脉

14. 关于面静脉的描述，正确的是（　　）。
A. 在口角平面以上无静脉瓣　　B. 与海绵窦相通　　C. 注入颈外静脉
D. 构成“危险三角”区　　E. 与面动脉伴行

15. 关于肝门静脉高压、侧支循环途径的描述，正确的是（　　）。
A. 胃左静脉（胃冠状静脉）→食管静脉丛→奇静脉→上腔静脉
B. 附脐静脉→脐周静脉网→胸腹壁浅静脉→上、下腔静脉
C. 附脐静脉→脐周静脉网→腹壁下静脉→髂外静脉（髂总静脉）→下腔静脉
D. 附脐静脉→脐周静脉网→腹壁上静脉→胸廓内静脉→上腔静脉
E. 肠系膜上静脉→直肠上静脉→直肠静脉丛→直肠下静脉→髂内静脉→下腔静脉

16. 正确描述下腔静脉的是（　　）。
A. 位于脊柱左前方　　B. 收集胸、腹、盆、下肢的静脉血
C. 肝静脉是下腔静脉的属支　　D. 腰静脉是下腔静脉的属支
E. 右肾上腺静脉也是下腔静脉的属支

17. 有关肝门静脉的描述，错误的是（　　）。
A. 位于胆总管的前外侧　　B. 它的分支注入下腔静脉
C. 内壁有丰富的静脉瓣　　D. 通常由肠系膜上静脉和脾静脉汇合
E. 收集腹腔不成对脏器的静脉血

18. 有关贵要静脉的描述，正确的是（　　）。
A. 起自手背静脉网的尺侧　　B. 上行于前臂背侧

C. 为临床上行静脉注射的常用血管　　D. 到臂上份注入肱静脉
E. 借肘正中静脉与头静脉相交通

19. 下腔静脉直接收纳的静脉有（　　）。
A. 髂总静脉　　B. 肝静脉　　C. 肾静脉
D. 脾静脉　　E. 肝门静脉

20. 属于上腔静脉收集范围的是（　　）。
A. 颅内　　B. 心　　C. 甲状腺
D. 胸壁深层　　E. 上肢浅层

二、名词解释

1. 静脉角；2. 血管吻合

三、简答题

1. 简述静脉血回流的因素。
2. 简述大隐静脉的起始、经行、注入部位及主要属支。
3. 简述门、腔静脉间的吻合途径。

第四节　淋巴系统

重点内容纲要

一、概述

淋巴系统是脉管系统的重要组成部分，由各级淋巴管道、淋巴器官和散在的淋巴组织构成。

二、淋巴系统的结构和分布特点

（一）淋巴管道

1. 毛细淋巴管

毛细淋巴管是淋巴管道的起始段，位于组织间隙内，以膨大的盲端起始，彼此吻合成网。管壁非常薄，仅由单层内皮细胞构成。没有基膜和周细胞，相邻的内皮细胞之间的连接间隙较大，因此毛细淋巴管比毛细血管通透性大，蛋白质、异物和细菌等大分子物质容易进入毛细淋巴管。

2. 淋巴管

淋巴管由毛细淋巴管汇集而成，在全身各处分布广泛。根据走行位置，淋巴管可分为浅淋巴管和深淋巴管。

（1）浅淋巴管：走行于皮下浅筋膜内，多与浅静脉伴行。

（2）深淋巴管：走行于深筋膜深面，常与深部的血管神经束伴行。浅深淋巴管之间有丰富的吻合。淋巴管内含有众多的瓣膜，可防止淋巴逆流。

3. 淋巴干

淋巴管在向心回流途中逐渐汇合形成较粗大的淋巴干。全身共有 9 条淋巴干，分别为左、右颈干，左、右锁骨下干，左、右支气管纵隔干，左、右腰干和单个的肠干。

4. 淋巴导管

全身 9 条淋巴干最终汇合成两条淋巴导管，即胸导管和右淋巴导管。

（1）胸导管：是全身最粗大的淋巴管道，长 30~40 cm，起始于第 1 腰椎前方的乳糜池。

乳糜池由左、右腰干和肠干汇合而成。胸导管自乳糜池上行，经膈的主动脉裂孔入胸腔，沿脊柱前方、胸主动脉与奇静脉之间上行，至第 5 胸椎高度逐渐偏向左侧，沿脊柱左侧缘继续上行，出胸廓上口达颈根部，然后弯向前内下方注入左静脉角。在注入静脉角前，胸导管接收左颈干、左锁骨下干和左支气管纵隔干的淋巴。胸导管通过 6 条淋巴干和某些散在的淋巴管，收集了下半身和上半身左侧半（全身 3/4 部位）的淋巴。

(2) 右淋巴导管：由右颈干、右锁骨下干、右支气管纵隔干汇合而成，注入右静脉角，收纳上半身右侧半（约占全身 1/4 部位）的淋巴。

（二）淋巴器官

淋巴器官包括淋巴结、扁桃体、脾和胸腺。

1. 淋巴结

淋巴结为淋巴管向心回流途中的必经器官，为灰红色的椭圆形或圆形小体，大小不等。淋巴结一侧隆凸，一侧凹陷，凹陷处称为淋巴结门，是淋巴结的血管神经出入之处。

淋巴结的周围有淋巴管与之相连，与凸侧面相连的淋巴管称输入淋巴管，数目较多；从淋巴结门出来的淋巴管称输出淋巴管，将淋巴结过滤后的淋巴运出淋巴结。淋巴结多聚集成群，以深筋膜为界可将淋巴结分为浅、深两种，浅淋巴结位于浅筋膜内，深淋巴结位于深筋膜深面。淋巴结多沿血管排列，位于关节的屈侧和体腔的隐蔽部位。

局部淋巴结是指引流某个器官或某个部位淋巴的第一级淋巴结，了解局部淋巴结的位置、引流范围和引流去向，对某些疾病的诊断和治疗有重要的意义。

2. 其他淋巴器官

其他淋巴器官包括扁桃体、脾和胸腺。

三、人体各部的淋巴管和淋巴结

（一）头颈部的淋巴管与淋巴结

1. 头部的淋巴结

头部的淋巴结多位于头颈交界处，并汇入颈外侧淋巴结。

(1) 枕淋巴结：位于枕部皮下，斜方肌起点的表面，收纳枕部和项部的淋巴。

(2) 耳后淋巴结：位于胸锁乳突肌止点表面，又称乳突淋巴结，收纳颅顶、颞区和耳郭后面的淋巴。

(3) 腮腺淋巴结：分为浅、深两组，收纳额、颞区、耳郭和外耳道及腮腺等处的淋巴。

(4) 下颌下淋巴结：位于下颌下腺附近，收纳面部及口腔器官的淋巴。

（5）颏下淋巴结：位于颏下三角内，引流颏部、下唇中部及舌尖的淋巴。

2. 颈部的淋巴结

颈部的淋巴结分为颈前和颈外侧淋巴结。

（1）颈前淋巴结：位于舌骨下方，喉、甲状腺及气管颈段的前方，收纳上输器官的淋巴，输出管注入颈外侧深淋巴结。

（2）颈外侧淋巴结可分为浅、深两群。

①颈外侧浅淋巴结：位于胸锁乳突肌表面，沿颈外静脉排列，收纳颈部浅层及头部淋巴结的输出管，其输出管注入颈外侧深淋巴结。

②颈外侧深淋巴结：位于胸锁乳突肌深面，沿颈内静脉排列，收集头颈部、胸壁上部及乳房上部的淋巴，其输出管汇合成左、右颈干。此群淋巴结以肩胛舌骨肌为界分为颈外侧上深淋巴结和颈外侧下深淋巴结。

（二）上肢的淋巴管和淋巴结

上肢的浅淋巴管伴浅静脉行于皮下组织中，深淋巴管与深血管伴行。浅、深淋巴管都直接或间接注入腋淋巴结。腋淋巴结位于腋窝内，按位置分为5群。

（1）胸肌淋巴结：位于胸小肌下缘，胸外侧动、静脉周围，收纳胸、腹外侧壁和乳房外侧和中央部的淋巴管。

（2）外侧淋巴结：位于腋静脉远侧段周围，收纳上肢大部分浅、深淋巴管。

（3）肩胛下淋巴结：位于腋窝后壁、肩胛下动、静脉周围，收纳项背部、肩胛区的淋巴。

（4）中央淋巴结：位于腋窝中央疏松结缔组织中，接受以上3群淋巴结的输出管。

（5）腋尖淋巴结：位于腋尖部，沿腋静脉近侧段排列，收纳中央淋巴结的输出管以及乳房上部淋巴管。其输出管大部分组成锁骨下干，左侧锁骨下干注入胸导管，右侧注入右淋巴导管。

（三）胸部的淋巴结

1. 胸壁淋巴结

胸壁的淋巴结主要有胸骨旁淋巴结、膈上淋巴结及肋间淋巴结。胸骨旁淋巴结沿胸廓内动、静脉排列，收纳脐以上腹前壁、乳房内侧部、膈和肝上面的淋巴，输出管汇入支气管纵隔干或直接汇入胸导管。

2. 胸腔脏器淋巴结

- 纵隔前淋巴结：位于胸腔大血管和心包前方，收纳胸腺、心包、心、膈和肝上面的淋巴管，输出管注入支气管纵隔干；
- 纵隔后淋巴结：位于食管和胸主脉周围，收纳食管、胸主脉及膈的淋巴管。其输出管多直接注入胸导管。
- 气管、支气管、肺的淋巴结
  - 肺淋巴结。
  - 支气管肺门淋巴结。
  - 气管支气管上淋巴结。
  - 气管旁淋巴结。

（四）下肢的淋巴管和淋巴结

下肢的淋巴管分为浅、深淋巴管，浅淋巴管伴浅静脉行于皮下组织中，深淋巴管与深部血管束伴行，浅、深淋巴管都直接或间接地注入腹股沟淋巴结。

（1）腘窝淋巴结：位于腘窝内，收纳小腿后外侧部的浅淋巴管和足、小腿的深淋巴管。

（2）腹股沟淋巴结：位于腹股沟韧带下方，股前面上部，以阔筋膜为界可分为腹股沟浅淋巴结和腹股沟深淋巴结。

（3）腹股沟浅淋巴结：上组沿腹股沟韧带下方排列，下组位于大隐静脉末端排列。腹股沟浅淋巴结收纳腹前壁下部、臀部、会阴、外生殖器和下肢的大部分的浅淋巴管，其输出管注入腹股沟深淋巴结和髂外淋巴结。

（4）腹股沟深淋巴结：位于股静脉根部周围。其输出管注入髂外淋巴结。

（五）盆部的淋巴管和淋巴结

盆部的淋巴结主要包括髂外淋巴结、髂内淋巴结、骶淋巴结和髂总淋巴结。

（1）髂外淋巴结：沿髂外动静脉排列，收纳腹股沟浅、深淋巴结的输出管以及腹前壁下部深层、膀胱、前列腺或子宫、阴道上部的部分淋巴管。

（2）髂内淋巴结：沿髂内动脉及其分支排列，收纳大部分盆壁、盆腔脏器，会阴深部及臀部的深淋巴管，髂内、髂外淋巴结的输出管都注入髂总淋巴结。

（3）骶淋巴结：位于骶骨前面，收纳盆后壁、直肠、前列腺或子宫的淋巴管，其输出管也注入髂总淋巴结。

（4）髂总淋巴结：位于髂总动、静脉周围，通过上述三组淋巴结的输出管，收集下肢、盆部及腹壁下部的淋巴，其输出管注入腰淋巴结。

（六）腹部的淋巴结

腹部的淋巴结包括腰淋巴结、腹腔淋巴结和肠系膜上、下淋巴结。

（1）腰淋巴结：位于下腔静脉和腹主动脉周围，有 30～50 个，除收纳腹后壁的淋巴管外，还收纳腹腔成对器官的淋巴管以及髂总淋巴结的输出管。腰淋巴结的输出管汇成左、右腰干，参与合成乳糜池。

（2）腹腔淋巴结：位于腹腔干周围，收纳肝、胆囊、胰、脾、胃、十二指肠等器官的淋巴。

- 胃左淋巴结：位于胃左动脉周围。
- 胃右淋巴结：位于胃右动脉附近。
- 脾门处有脾淋巴结。
- 胃网膜左淋巴结：位于胃网膜左动脉周围
- 胃网膜右淋巴结：沿胃网膜右动脉排列

（胃网膜左、右淋巴结）分别收集同名动脉分布区的淋巴。

幽门下淋巴结：位于幽门的下方，收纳幽门部、十二指上部和胰头的淋巴管以及胃网膜右淋巴结的输出管；其输出管向上汇入位于幽门上方的幽门上淋巴结。

（3）肠系膜上淋巴结：位于肠系膜上动脉根部周围，收集十二指肠下半部、空肠、回肠、阑尾和盲肠、升结肠、横结肠及胰头的淋巴，发出输出淋巴管组成肠干。

（4）肠系膜下淋巴结：肠系膜下淋巴结位于肠系膜下动脉根部，收集自结肠左曲至直肠上部的淋巴管，其输出管与肠系膜上淋巴结及腹腔淋巴结的输出管共同组成肠干。

四、人体部分器官的淋巴引流

（一）食管的淋巴引流

食管的淋巴引流一般可分为 3 段。

- 上 1/3 的淋巴管：注入气管旁淋巴结和颈外侧深淋巴结下群；
- 中 1/3 的淋巴管：注入气管支气管上、下淋巴结和纵隔后淋巴结；
- 下 1/3 的淋巴管：大部分向下至贲门周围淋巴结、胃左淋巴结，进而至腹腔淋巴结。

此外，食管胸段的一些淋巴管也可直接注入胸导管，因此，食管癌患者有时未见明显的局部淋巴结受累，却已出现远处转移。

（二）胃的淋巴引流

胃的淋巴管一般与胃的血管伴行，胃的淋巴引流大致可分为 4 区，并汇入腹腔淋巴结。

1 区为胃体小弯侧、贲门及胃底右侧部，此区的淋巴管汇入胃左淋巴结；
2 区为胃体大弯侧左侧部及胃底左侧部，此区淋巴管注入胃网膜左淋巴结及胰、脾淋巴结；
3 区为幽门部的小弯侧，淋巴管注入幽门上淋巴结；
4 区为胃体大弯侧右侧半及幽门部大弯侧，淋巴管汇入胃网膜右淋巴结和幽门下淋巴结。

（三）直肠和肛管的淋巴引流

直肠和肛管的淋巴引流以齿状线为界，齿状线以上的淋巴管的走行大致有 4 个方向。

齿状线以上：
- 沿直肠上血管上行，注入直肠上淋巴结；
- 沿直肠下血管行向两侧，注入髂内淋巴结；
- 沿肛血管和阴部内血管进入盆腔，注入髂内淋巴结；
- 少数淋巴管沿髂外侧血管走行，注入骶淋巴结。

齿状线以下：肛管淋巴管沿阴部外静脉注入腹股沟浅淋巴结。

（四）子宫的淋巴引流

子宫的淋巴引流比较广泛，淋巴管自子宫向四周分散走行。

（1）子宫底和子宫体上部的淋巴管与卵巢的淋巴管汇合，沿卵巢悬韧带上行注入腰淋巴结。部分淋巴管沿子宫圆韧带走行，穿腹股沟管注入腹股沟浅淋巴结。

（2）子宫体下部及子宫颈的淋巴管沿子宫血管走行，向外注入髂内淋巴结和髂外淋巴结，进而注入髂总淋巴结。髂内、髂外淋巴结是子宫颈的主要局部淋巴结，子宫颈癌根治手术时，必须将其全部清除。

（3）子宫颈的一部分淋巴管沿子宫主韧带向外侧注入闭孔淋巴结，有的沿骶子宫韧带向后注入骶淋巴结或主动脉下淋巴结。

（五）乳房的淋巴引流

乳房的淋巴引流主要有 3 个方向。

乳房外侧部及中央部：注入腋淋巴结群的胸肌淋巴结（乳房淋巴引流的主要方向）。
乳房上部：注入腋淋巴结群的尖淋巴结和锁骨上淋巴结结。
乳房内侧部：注入胸骨旁淋巴结。

五、淋巴器官

（一）胸腺

胸腺是中枢淋巴器官又兼有内分泌功能。

1. 位置

胸腺位于胸骨柄后方，上纵隔前部，心包前上方，有时可向上突入到颈根部。

2. 形态

胸腺一般分为不对称的左、右两叶，质柔软、呈长扁条状，两叶间借结缔组织相连。胸腺有明显的年龄变化，新生儿及幼儿的胸腺相对较大，青春期后逐渐萎缩退化，被结缔组织代替。

3. 功能

胸腺主要功能是培育、选择和向周围淋巴器官（淋巴结、脾和扁桃体）和淋巴组织输送 T 淋巴细胞。

（二）脾

脾是最大的淋巴器官，具有储血、造血、清除衰老红细胞和进行免疫应答的功能。

1. 位置

脾位于左季肋区，胃底与膈之间，第 9～11 肋深面，其长轴与第 10 肋一致，前端可达腋中线。正常在肋弓下不应触及。其位置可随呼吸及体位的不同而有变化。

2. 脾的形态

脾分为膈、脏两面，前、后两端，上、下两缘。

（1）两面：膈面光滑隆凸，朝向外上，与膈相贴；脏面凹陷，此面中央有呈裂隙状的脾门，是脾静脉和神经出入之处。

（2）两端：脾前端较宽阔，朝向前外下方；后端钝圆，朝向内上后方。

（3）两缘：脾上缘锐利，有 2～3 个深陷的脾切迹，是触诊辨认脾的特征性标志；下缘较钝，朝向后下方。

复习思考题

一、选择题

A 型选择题（每题仅有 1 个正确答案）

1. 关于脾的描述，错误的是（　　）。

A. 位于左季肋区　　B. 其长轴与第 10 肋一致

C. 后缘有脾切迹，是触诊脾的标志　　D. 为淋巴器官

E. 脾也有造血、储血功能

2. 有关胸导管的下列描述，错误的是（　　）。

A. 始于乳糜池　　B. 收集左、右腰淋巴干的淋巴
C. 穿膈的食管裂孔入胸腔　　D. 注入左静脉角
E. 是淋巴的主要收集管

3. 有关胸腺的描述，正确的是（　　）。
A. 既是内分泌腺，又是淋巴器官　　B. 位于中纵隔内　　C. 位于前纵隔内
D. 随年龄的增大而增大　　E. 婴幼儿时体积最小

4. 腹股沟深淋巴结沿（　　）排列。
A. 大隐静脉末端　　B. 股静脉　　C. 腹股沟韧带
D. 股深静脉　　E. 股动脉

5. 关于颈（外侧）深淋巴结的描述，正确的是（　　）。
A. 沿颈内静脉排列
B. 颈内静脉二腹肌淋巴结是鼻咽癌常见转移的淋巴结
C. 锁骨上淋巴结为其一部分，左斜角肌淋巴结又称 Virchow 淋巴结
D. 输出管汇合成颈干
E. 以上均正确

6. 颈外侧浅淋巴结沿（　　）排列。
A. 颈前静脉　　B. 颈内静脉　　C. 颈外静脉
D. 锁骨下静脉　　E. 椎静脉

7. 脾的长轴与（　　）一致。
A. 第 7 肋　　B. 第 8 肋　　C. 第 9 肋
D. 第 10 肋　　E. 第 11 肋

8. 关于淋巴管的说法，正确的是（　　）。
A. 均与血管伴行　　B. 存在于所有组织内
C. 起端与毛细血管相接，有浅、深淋巴管
D. 管腔内有大量的瓣膜　　E. 各自直接就近注入静脉中

9. 直肠齿状线以下的淋巴管注入（　　）。
A. 腹股沟浅淋巴结　　B. 腹股沟深淋巴结　　C. 直肠旁淋巴结
D. 肠系膜下淋巴结　　E. 腰淋巴结

X 型选择题（每题选择两个或两个以上的正确答案）

1. 腹股沟淋巴结可引流以下区域的淋巴（　　）。
A. 下肢　　B. 下腹壁　　C. 外生殖器
D. 臀部　　E. 腹部

2. 关于淋巴干的描述，正确的是（　　）。

A. 颈干由颈外侧深淋巴结的输出淋巴管构成，主要收集同侧头颈部的浅、深淋巴管和胸壁上部的浅淋巴管

B. 锁骨下干由腋尖淋巴结群的输出淋巴管构成，主要收集同侧上肢及部分胸壁（包括脐环以上浅层）的浅、深淋巴管

C. 支气管纵隔干由气管旁淋巴结和纵隔前淋巴结的输出管构成，主要收集同侧胸腔器官和部分胸壁的淋巴管

D. 腰干由左、右侧腰淋巴结群的输出淋巴管构成，主要收集同侧盆部、腹腔内成对器官及大部分腹前壁的淋巴管

E. 肠干由腹腔淋巴结、肠系膜上下淋巴结的淋巴输出管构成，主要收集腹腔内不成对器官的淋巴管

3. 关于脾的描述，正确的是（　　）。

A. 位于左季肋区　B. 正常时在肋弓下不能摸到

C. 脾动脉是主动脉腹部的第一级分支　D. 脾静脉为肝门静脉的重要分支之一

E. 参与体内免疫防御系统

4. 合成右淋巴导管的淋巴干有（　　）。

A. 右颈干　B. 右腰干　C. 右肠干

D. 右支气管纵隔干　E. 右锁骨下干

5. 关于淋巴管的描述，正确的是（　　）。

A. 由毛细淋巴管汇集而成

B. 管壁由内、中、外三层构成，近似小静脉的管壁结构

C. 管腔内有比静脉瓣更多的瓣膜，以防止淋巴逆流

D. 浅、深淋巴管之间互不吻合

E. 淋巴管间存在广泛的吻合和交通

6. 乳房的淋巴引流（　　）。

A. 乳房中央及外侧部的淋巴管注入肩胛下淋巴结

B. 乳房上部的淋巴管主要注入尖淋巴结

C. 乳房内侧部的淋巴管注入胸骨旁淋巴结

D. 乳房下部的淋巴管注入膈上淋巴结（前组）

E. 胸肌淋巴结接受乳房外侧部和中央部淋巴的回流

7. 关于腹股沟淋巴结的描述，正确的是（　　）。

A. 腹股沟深淋巴结沿股静脉末端内侧排列

B. 腹股沟浅淋巴结的上组沿腹股沟韧带下方横列

C. 腹股沟浅淋巴结的下组沿大隐静脉末部纵列

D. 腹股沟浅淋巴结收纳腘淋巴结的输出管
E. 腹股沟淋巴结的输出管最后注入髂外淋巴结
8. 淋巴结的结构和功能是（　　）。
A. 输入淋巴管由淋巴结的凹侧即淋巴结的门进入淋巴结
B. 多聚集、成群分布于人体的较隐蔽处
C. 在四肢多位于关节的屈侧及窝内
D. 在内脏多位于器官门附近或大血管分支的周围
E. 有过滤淋巴、产生淋巴细胞和浆细胞、参与机体的免疫应答的作用
9. 关于胸导管的描述，正确的是（　　）。
A. 为全身最大的淋巴管道，长 30~40 cm，直径约 6 mm
B. 起自于由左、右腰干和肠干在第 1 腰椎前方汇合而成的乳糜池
C. 穿膈的腔静脉孔，进入胸腔，经后纵隔伴胸主动脉上行
D. 注入左静脉角
E. 可收集约占全身 3/4 部位的淋巴
10. 腰干的淋巴引流，正确的描述是（　　）。
A. 由腰淋巴结的输出管汇合而成　　B. 腰淋巴结全部位于腹主动脉周围
C. 收集腹腔不成对器官的淋巴　　D. 还收集下肢和盆部的淋巴
E. 注入乳糜池
11. 有关脾的解剖，正确的是（　　）。
A. 位于左季肋区，肋弓下不能触及　　B. 与肝同属腹膜间位器官
C. 门静脉高压引起的巨脾可导致贫血　　D. 属淋巴器官，有贮藏淋巴液的功能
E. 具有滤血等功能
12. 有关胸导管的描述，正确的是（　　）。
A. 约在第 1 腰椎始于乳糜池
B. 约在第 12 胸椎高度向上穿膈的主动脉裂孔入胸腔的右侧
C. 上行于主动脉胸部与奇静脉之间，约在第 4、5 胸椎高度转向胸腔的左侧
D. 收集全身 3/4 的淋巴
E. 最后注入左静脉角处的颈外静脉
13. 有关腰干的淋巴引流，正确的是（　　）。
A. 由腰淋巴结的输出管汇合而成　　B. 还收集下肢和盆部的淋巴
C. 腰淋巴结全部位于腹主动脉周围　　D. 注入乳糜池
E. 收集腹腔不成对脏器的淋巴
14. 右淋巴导管所收纳淋巴的区域为（　　）。

A. 右半头颈部　　B. 右半个身体　　C. 右上肢
D. 右侧胸部　　E. 右半腹部

二、名词解释

1. 淋巴导管；2. 淋巴干；3. 乳糜池；4. 胸导管

三、问答题

1. 说明淋巴结的分布规律及主要功能。

2. 试述腹股沟淋巴结的分群、位置及其回流，哪些部位感染可引起腹股沟浅淋巴结肿大?

3. 试述胸导管的起始、经行、注入部位及收集范围。

第七章　感觉器官

重点内容纲要

一、视器

视器由眼球和眼副器构成。

（一）眼球

眼球由眼球壁和内容物组成。

1. 眼球壁

- 眼球纤维膜（外膜）
  - 角膜：前1/6，无色透明，无血管，神经末梢丰富，曲度较大，屈光。
  - 巩膜：后5/6，厚而坚韧，乳白色，不透明，巩膜静脉窦。
- 血管膜（中膜）
  - 虹膜：圆盘形，瞳孔，虹膜角膜角，小梁网，瞳孔括约肌，瞳孔开大肌。
  - 睫状体：睫状突，睫状环，睫状肌。
  - 脉络膜：后2/3，含血管和色素，营养、吸收和分散光线。
- 视网膜（内膜）
  - 外层：色素上皮层。
  - 内层（神经层）
    - 视网膜虹膜部。
    - 视网膜睫状体部。
    - 视网膜脉络膜部。

2. 内容物

- 眼房：位于角膜、晶状体和睫状体之间。
- 房水：由睫状体产生。房水能够营养角膜和晶状体、维持眼内压以及屈光。
- 晶状体：位于虹膜与玻璃体之间。呈双凸镜状，无色透明。
- 玻璃体：无色透明的胶状物质，充填于晶状体与视网膜之间。

（1）折光装置：角膜、房水、晶状体和玻璃体。

（2）光线路径：光线→角膜→眼前房房水→瞳孔→眼后房房水→晶状体→玻璃体→视网膜。

（3）房水流动路径：睫状体→眼后房→瞳孔→眼前房→虹膜角膜角隙→巩膜静脉窦→睫前静脉→眼静脉。

（二）眼副器

1. 眼睑

（1）组成：内眦、外眦、泪湖、泪阜。

（2）层次
- 皮肤：薄。
- 皮下组织：疏松。
- 肌层：眼轮匝肌、上睑提肌。
- 睑板：睑板腺。若睑板腺导管阻塞，形成睑板腺脓肿（霰粒肿）。
- 睑结膜。

2. 结膜

分部
- 睑结膜、球结膜：结膜囊。
- 结膜上、下穹。

3. 泪器

（1）组成
- 泪腺。
- 泪道：泪点、泪小管、泪囊、鼻泪管。

（2）泪液流动路径：泪腺分泌泪液→结膜上穹→结膜囊→泪点→泪小管→泪囊→鼻泪管→下鼻道。

4. 眼球外肌

名称	上睑提肌	上直肌	下直肌	内直肌	外直肌	上斜肌	下斜肌
作用	提上睑	内上转眼球	内下转眼球	内转眼球	外转眼球	外下转眼球	外上转眼球

5. 眶脂体与眶筋膜

（1）眶脂体：填充于眼球、眼肌与眶骨膜之间的脂肪组织块。

（2）眶筋膜：包括眶骨膜、眼球筋膜鞘、肌筋膜鞘和眶隔。

（三）眼的动脉和静脉

- 眼的动脉
  - 视网膜中央动脉→视网膜鼻（颞）侧上、下小动脉。
  - 脉络膜动脉。
  - 虹膜动脉。
  - 泪腺动脉。
  - 睫前动脉。
- 眼的静脉
  - 视网膜中央静脉：与同名动脉伴行。
  - 涡静脉：不与同名动脉伴行。
  - 睫前静脉。
  - 眼上静脉、眼下静脉 → 眼静脉

二、前庭蜗器

（一）外耳

- 外耳
  - 耳郭：收集声波。
  - 外耳道（外耳门→ 鼓膜）
    - 外 1/3：软骨部。
    - 内 2/3：骨部。
  - 鼓膜
    - 松弛部：上 1/4。
    - 紧张部：下 3/4，鼓膜脐，光锥。

（二）中耳

- 中耳
  - 鼓室。
  - 咽鼓管。
  - 乳突窦和乳突小房。

1. 鼓室

鼓室位于颞骨岩部内含气的小腔。

(1) 鼓室的壁
- 上壁：鼓室盖壁→颅中窝。
- 下壁：颈静脉壁。
- 前壁：颈动脉壁，其上部有咽鼓管的开口。
- 后壁：乳突壁
  - 乳突窦入口→乳突窦→乳突小房。
  - 锥隆起：内藏镫骨肌。
- 外侧壁：鼓膜壁，鼓膜+鼓室上隐窝的外侧壁。
- 内侧壁：迷路壁——岬、前庭窗、蜗窗、第二鼓膜、面神经管凸。

(2) 听小骨
- 锤骨
- 砧骨
- 镫骨

借砧锤关节和砧镫关节以及韧带形成听骨链。

2. 咽鼓管

咽鼓管
- 软骨部：内 2/3。
- 骨部：外 1/3。

3. 乳突窦和乳突小房

(1) 乳突窦：位于鼓室上隐窝的后方。

(2) 乳突小房：为颞骨乳突内的许多含气小腔。

(三) 内耳

内耳位于颞骨岩部内，鼓室内侧壁与内耳道底之间。

1. 骨迷路

- 耳蜗
  - 蜗轴：骨螺旋板、螺旋板钩、蜗孔。
  - 蜗螺旋管：绕蜗轴转两圈半。
- 前庭
  - 前壁：一孔→耳蜗前庭阶。
  - 后壁：五孔→骨半规管。
  - 外侧壁：前庭窗、蜗窗、第二鼓膜。
  - 内侧壁：前庭嵴、椭圆囊隐窝、球囊隐窝、前庭水管内口。
- 骨半规管：前、后、外骨半规管；单骨脚、总骨脚、壶腹骨脚。

2. 膜迷路

(1) 椭圆囊和球囊：椭圆囊斑、球囊斑→感受头部静止的位置及直线变速运动。

(2) 膜半规管：壶腹嵴→感受头部旋转变速运动。

(3) 蜗管
- 上壁：蜗管前庭壁（前庭膜）。
- 外侧壁：骨膜（血管纹）。
- 下壁：蜗管鼓壁（基底膜）→ 螺旋器（听觉感受器）。

（四）声音的传导

1. 空气传导

声波　　　　第二鼓膜
↓　　　　　　↑
耳郭→外耳道→鼓膜→听骨链→前庭窗→前庭阶外淋巴→鼓阶外淋巴
　　　　　　↓
　　　　蜗管内淋巴
　　　　　　↓
　　　　螺旋器→听神经

2. 骨传导

声波→颅骨振动→外淋巴系统（前庭阶/鼓阶）→内淋巴系统→螺旋器（基底膜振动）→听神经。

（五）内耳道

1. 结构

内耳门（岩骨内）→内耳道（骨性管道）→内耳道底（分隔颅中窝与内耳）。

2. 通过结构

内耳道内通过的结构包括面神经和前庭蜗神经。

复习思考题

一、选择题

A 型选择题（每题仅有 1 个正确答案）

1. 眼球的折光装置依次为（　　）。

A. 晶状体　　　　B. 角膜、晶状体

C. 角膜、房水、晶状体　　　　D. 角膜、房水、晶状体、玻璃体

E. 角膜、房水、晶状体、玻璃体、视网膜

2. 眼轴为（　　）。

A. 眼球前面正中点和后面正中点的连线

B. 视网膜中央凹到瞳孔中央的连线

C. 眶口正中点与视神经管的连线

D. 角膜正中点与视神经盘正中点的连线

E. 玻璃体中轴的延长线

3. 当两眼平视时，若右眼瞳孔转向下外方，可能是哪块眼肌收缩所致？(　　)。

A. 内直肌　　B. 上直肌　　C. 上斜肌

D. 下斜肌　　E. 外直肌

4. 构成耳廓的主要支架的成分是（　　）。

A. 致密结缔组织　　B. 透明软骨　　C. 疏松结缔组织

D. 纤维软骨　　E. 弹性软骨

5. 耳内附有黏膜的结构是（　　）。

A. 乳突窦　　B. 乳突小房　　C. 鼓室

D. 咽鼓管　　E. 以上都是

6. 房水产生于（　　）。

A. 虹膜　　B. 晶状体　　C. 睫状体

D. 玻璃体　　E. 巩膜静脉窦

7. 房水最后回流至（　　）。

A. 脉络膜　　B. 巩膜静脉窦　　C. 蛛网膜颗粒

D. 睫状体　　E. 以上均不正确

8. 关于巩膜的描述，正确的是（　　）。

A. 构成眼球中膜　　B. 呈棕黑色　　C. 透明

D. 占纤维膜的后 5/6　　E. 前方与晶状体相连

9. 关于巩膜静脉窦的描述，正确的是（　　）。

A. 位于角膜与虹膜交界处　　B. 和眼后房直接相连

C. 位于虹膜与睫状体交界处　　D. 是产生房水的部位

E. 又称许莱姆（Schlemm）管

10. 关于鼓膜的描述，正确的是（　　）。

A. 是外耳道与鼓室之间的椭圆形半透明隔膜

B. 呈向前、向下、向外的位置，与矢状面和水平面各成 40°角

C. 前上部较小为松弛部，下部较大为紧张部

D. 凸面对向中耳，中心为鼓膜脐

E. 以上均正确

11. 有关鼓室的描述，正确的是（　　）。

A. 位于外耳道与内耳道之间，是一个密闭的腔

B. 经咽鼓管通咽腔　　C. 内侧壁上有听觉感受器

D. 上壁称鼓室盖，与颅后窝毗邻　　E. 内有 3 个半规管和两块小肌肉

12. 鼓室的后壁有（　　）。

A. 乳突窦的开口　　B. 咽鼓管的开口　　C. 岬

D. 前庭窗　　E. 面神经管凸

13. 巩膜静脉窦位于（　　）。

A. 巩膜与角膜交界处　　B. 角膜与虹膜交界处

C. 角膜与球结膜结合处　　D. 虹膜与睫状体交界处

E. 睫状体和巩膜交界处

14. 鼓室的外侧壁为（　　）。

A. 颈静脉壁　　B. 颈动脉壁　　C. 鼓膜

D. 鼓室盖　　E. 迷路壁

15. 鼓室内侧壁上有（　　）。

A. 咽鼓管半管的开口　　B. 乳突窦（鼓窦）开　　C. 鼓室盖

D. 鼓室上隐窝　　E. 面神经管凸

16. 关于房水的描述，错误的是（　　）。

A. 充满于角膜与晶状体之间腔隙中

B. 有维持眼内压的作用

C. 除屈光作用外，还有营养角膜和晶状体的作用

D. 其循环途径是眼后房→瞳孔→虹膜角膜角→前房→巩膜静脉窦，最后汇入眼静脉

E. 房水产生过多或循环受阻，可导致青光眼

17. 关于屈光装置的描述中，错误的是（　　）。

A. 屈光装置包括角膜、房水、晶状体、玻璃体等

B. 外界物体经屈光装置在视网膜上成像称正视

C. 若眼轴过长，物像落在视网膜后方称近视

D. 矫正近视需戴凹透镜

E. 角膜表面曲度改变造成散光

18. 关于外耳道描述中，错误的是（　　）。

A. 是外耳门至鼓膜的管道

B. 外 2/3 为软骨部，内 1/3 为骨部

C. 为一弯曲管道，从外向内为：前上→向后→前下

D. 作检查时需向后上方牵拉耳郭

E. 婴儿骨部和软骨部发育未完全，故检查时须将耳郭向后下方牵拉

19. 关于鼓室的描述中，正确的是（　　）。

A. 是颞骨岩部内与外界不通的小腔　　B. 下壁为乳突壁
C. 位于外耳与颅后窝之间　　D. 内有 2 块听小骨、3 块听小肌
E. 外侧壁主要由鼓膜构成

20. 关于咽鼓管描述中，错误的是（　　）。
A. 连通鼓室和鼻咽部
B. 咽鼓管使鼓室和外界大气压相等
C. 分为外侧份的软骨部和内侧份的骨部
D. 幼儿的咽鼓管较成人的短、平、粗
E. 咽鼓管咽口位于鼻咽部的侧壁，鼓室口开口于鼓室的前壁

21. 关于中耳鼓室壁的描述中，错误的是（　　）。
A. 上壁为鼓室盖，分隔鼓室与颅中窝　　B. 后壁为乳突壁
C. 内侧壁也叫迷路壁　　D. 外侧壁为鼓膜　　E. 前壁为颈静脉壁

22. 不属于骨迷路的结构是（　　）。
A. 前庭　　B. 耳蜗　　C. 骨半规管
D. 蜗轴　　E. 蜗管

23. 不属于位觉感受器的是（　　）。
A. 椭圆囊斑　　B. 球囊斑　　C. 壶腹嵴
D. 螺旋器　　E. 以上均不正确

24. 关于黄斑的描述，正确的是（　　）。
A. 位于视神经乳头（盘）颞侧约 3. 5 mm 处
B. 中央有视网膜中央动脉穿出
C. 其中央凹陷称中央凹，感光作用最敏锐，但无辨色能力
D. 此处无感光细胞，称为生理性盲点
E. 视网膜节细胞轴突由此向后穿出眼球壁

25. 关于结膜的描述，正确的是（　　）。
A. 为一层薄而不透明的黏膜　　B. 位于角膜和巩膜的外面
C. 位于眼睑的后面和眼球的前面　　D. 结膜囊不与外界相通
E. 以上均不正确

26. 晶状体位于（　　）。
A. 虹膜与睫状体之间　　B. 虹膜与睫状小带之间
C. 虹膜与玻璃体之间　　D. 虹膜与角膜之间
E. 角膜与玻璃体之间

27. 泪液在泪道内流通的途径为（　　）。

A. 泪点→泪囊→泪小管→鼻泪管→鼻腔
B. 泪囊→泪小管→泪点→鼻泪管→鼻腔
C. 泪点→泪小管→泪囊→鼻泪管→鼻腔
D. 泪囊→泪点→泪小管→鼻泪管→鼻腔
E. 泪小管→泪点→泪囊→鼻泪管→鼻腔

28. 前庭阶和鼓阶借（　　）相通。
A. 蜗孔　　B. 蜗管　　C. 蜗窗
D. 前庭窗　　E. 联合管

29. 关于乳突窦的描述，正确的是（　　）。
A. 是鼓室与乳突小房间的小腔　　B. 向前开口于鼓室
C. 向后与乳突小房相连通　　D. 内衬以黏膜，且与鼓室黏膜相连续
E. 以上均正确

30. 上斜肌可使瞳孔转向（　　）。
A. 上外方　　B. 下外方　　C. 上方
D. 下方　　E. 外侧

31. 上直肌收缩时，瞳孔转向（　　）。
A. 上内　　B. 下内　　C. 上外
D. 下外　　E. 外

32. 声波从外耳道传至耳内，其传导的途径是（　　）。
A. 鼓膜→听骨链→蜗窗　　B. 鼓膜→听骨链→前庭窗
C. 鼓膜→中耳→耳蜗→内耳　　D. 鼓膜→外耳道→听骨链→内耳
E. 鼓膜→听骨链→半规管

33. 关于视神经盘的描述，正确的是（　　）。
A. 为调节视力的重要结构　　B. 为视锥、视杆细胞集中处
C. 为视网膜节细胞的轴突集中处　　D. 为感光最敏感的部位
E. 中央有一陷凹称为中央凹

34. 视网膜中央动脉发自（　　）。
A. 内眦动脉　　B. 大脑前动脉　　C. 大脑中动脉
D. 眼动脉　　E. 上颌动脉

35. 瞳孔大小的变化是（　　）。
A. 随光线强弱而变化　　B. 随眼压高低而变化
C. 随晶状体凸度变化而变化　　D. 取决于房水循环的通畅与否
E. 由睫状肌舒缩来调节

36. 有关视神经盘（视神经乳头）的描述，正确的是（　　）。
A. 位于眼球后极　　B. 位于黄斑颞侧稍下方区域
C. 此处无感光细胞，称生理性盲点　　D. 是视力最敏锐的部位
E. 以上均不正确

37. 外淋巴位于（　　）。
A. 骨迷路与颞骨骨质之间　　B. 中耳鼓室与内耳外侧壁之间
C. 蜗管与椭圆球囊管内　　D. 骨迷路与膜迷路之间
E. 膜迷路内

38. 关于鼓膜的描述，错误的是（　　）。
A. 位于鼓室和外耳道之间　　B. 与外耳道底垂直
C. 为鼓室的外侧壁　　D. 其前下方有一三角形反光区称光锥
E. 其上 1/4 称为松弛部，薄而松弛

39. 关于内耳描述中，正确的是（　　）。
A. 前庭阶和鼓阶内的淋巴互不相通
B. 3 个骨半规管通过 5 个孔开口于前庭后部
C. 前、后半规管的壶腹脚合成一个总骨脚
D. 壶腹嵴位于骨半规管单骨脚内
E. 蜗管可在蜗顶处借蜗孔与前庭阶相通

40. 下列结构中，为听觉感受器的是（　　）。
A. 椭圆囊斑、球囊斑　　B. 壶腹嵴　　C. 螺旋器（Corti 器）
D. 耳蜗　　E. 蜗神经

41. 咽鼓管鼓室口开口于鼓室的（　　）。
A. 上壁　　B. 下壁　　C. 前壁
D. 后壁　　E. 内侧壁

42. 下列瞳孔大小的调节，正确的是（　　）。
A. 远视时瞳孔缩小　　B. 强光时瞳孔开大
C. 受中脑内动眼神经副核控制　　D. 交感神经兴奋瞳孔括约肌，使瞳孔缩小
E. 副交感神经兴奋瞳孔开大肌，使瞳孔开大

43. 属于膜迷路的结构是（　　）。
A. 蜗螺旋管　　B. 骨半规管　　C. 耳蜗
D. 球囊　　E. 前庭阶

44. 眼后房是指（　　）。
A. 角膜与晶状体之间腔隙　　B. 角膜与虹膜之间腔隙

C. 虹膜与晶状体之间腔隙　　D. 虹膜与玻璃体之间腔隙
E. 玻璃体与睫状体之间的间隙

45. 关于房水循环的描述，错误的是（　　）。
A. 房水由晶状体产生
B. 自眼后房经瞳孔流入眼前房
C. 在虹膜角膜角处渗透进入虹膜静脉窦
D. 有折光作用
E. 还具有营养角膜和晶状体以及维持眼内压作用

46. 与鼓室相通的管道是（　　）。
A. 外耳道　　B. 内耳道　　C. 咽鼓管
D. 颈动脉管　　E. 蜗管

47. 关于中耳鼓室的描述，正确的是（　　）。
A. 向前借咽鼓管与口咽部相通　　B. 向后经乳突窦与乳突小房连通
C. 向内与内耳道相通　　D. 向外与外耳道相连通
E. 向上与颅中窝相连通

48. 属眼球壁中膜的结构是（　　）。
A. 角膜　　B. 视网膜　　C. 虹膜
D. 巩膜　　E. 结膜

49. 咽鼓管连通（　　）。
A. 鼓室与鼻咽部　　B. 鼓室与口咽部　　C. 鼓室与喉咽部
D. 鼓室与咽隐窝　　E. 鼓室与外耳道

50. 属于眼球外膜的结构有（　　）。
A. 角膜、虹膜　　B. 角膜、巩膜　　C. 角膜、结膜
D. 巩膜、脉络膜　　E. 结膜、巩膜

51. 组成膜迷路的结构有（　　）。
A. 椭圆囊、球囊、膜半规管和蜗管
B. 椭圆囊、球囊、壶腹嵴和蜗管
C. 椭圆囊、壶腹嵴、膜半规管和螺旋器
D. 椭圆囊、膜壶腹、蜗管和螺旋器
E. 椭圆囊斑、壶腹嵴、膜半规管和蜗管

X 型选择题（每题选择两个或两个以上的正确答案）

1. 关于鼻泪管的描述，正确的是（　　）。
A. 是鼻腔和泪腺连通的膜性管道　　B. 向上通泪囊，向下通下鼻道

C. 上部包藏于骨性鼻泪管中，与骨膜紧密相连

D. 开口于上鼻道外侧壁黏膜内　　E. 属于泪道的一部分

2. 关于房水的描述，正确的是（　　）。

A. 由晶状体产生　　B. 对角膜和晶状体有营养作用

C. 回流受阻时，可使眼压升高　　D. 为眼球屈光装置之一

E. 由眼前房经瞳孔至眼后房流入巩膜静脉窦

3. 关于鼓膜的描述，正确的是（　　）。

A. 为位于外耳道与鼓室之间椭圆形半透明薄膜

B. 外侧面向前、下、外倾斜

C. 中心向内陷凹，称鼓膜脐

D. 上 1/4 为松弛部，下 3/4 为紧张部

E. 前下方有一三角形反光区称光锥，鼓膜内陷时在其前下方可见三角形光锥

4. 关于鼓室的描述，正确的是（　　）。

A. 上壁为盖壁，分隔鼓室与颅中窝

B. 下壁为颈静脉壁

C. 前壁为颈动脉壁，上方有咽鼓管开口

D. 外侧壁为鼓膜

E. 中耳鼓室有炎症时，可侵及乳突小房、鼓膜及面神经

5. 关于鼓室内侧壁的描述，正确的是（　　）。

A. 是内耳外壁，也叫迷路壁

B. 此壁中部隆凸，称岬

C. 岬的后上方有前庭窗，为第二鼓膜封闭

D. 岬的后下方有圆形的蜗窗

E. 前庭窗后上方的弓形隆起为面神经管凸，内有展神经通过

6. 关于角膜的描述，正确的是（　　）。

A. 占外膜的前 1/6　　B. 无色透明

C. 曲度较大，有屈光作用　　D. 有毛细淋巴管但无毛细血管

E. 有丰富的感觉神经末梢

7. 关于脉络膜的描述，正确的是（　　）。

A. 为中膜的后 1/3 部分　　B. 无神经但含有丰富的血管和黑色素

C. 内面紧贴视网膜色素层　　D. 外面与巩膜疏松结合

E. 有输送营养物质及吸收眼内分散光线的作用

8. 关于虹膜的描述，正确的是（　　）。

A. 位于中膜的最前部，呈圆盘状　　B. 内含有瞳孔括约肌和瞳孔开大肌
C. 瞳孔开大肌受副交感神经支配　　D. 瞳孔括约肌受交感神经支配
E. 瞳孔可随光线的强、弱和视物体的近、远而缩小和开大

9. 关于晶状体的描述，正确的是（　　）。
A. 位于虹膜与玻璃体之间
B. 呈双凸透镜状，前面较后面凸隆
C. 无色透明，不含血管、神经
D. 当睫状肌收缩时，睫状小带收缩，晶状体曲度减少
E. 晶状体因病变混浊，称为白内障

10. 关于眼球壁的描述，正确的是（　　）。
A. 角膜无血管，但有丰富的神经末梢
B. 睫状肌舒缩，可调节角膜凸度
C. 视神经盘处无感光作用，故又称盲点
D. 视网膜盲部专指视网膜睫状体部
E. 黄斑中央凹是视力最敏锐部位

11. 关于黄斑的描述，正确的是（　　）。
A. 为视神经的起始部
B. 位于视神经盘外侧稍下方（约 3.5 mm）
C. 视网膜中央动、静脉由此穿行
D. 其中央有一陷凹称中央凹，是感光最敏锐部位
E. 活体时用眼底镜检查时可见到

12. 关于结膜的描述，正确的是（　　）。
A. 球结膜分布于角膜与巩膜前部表面　B. 睑结膜紧贴于睑板后面
C. 结膜囊由结膜围成囊状腔隙　　D. 泪腺排泄管开口于结膜上穹内侧部
E. 为一层薄而透明的黏膜，富有血管

13. 关于视网膜的描述，正确的是（　　）。
A. 外层为色素上皮层，内层为神经细胞层
B. 其睫状体部和虹膜部无感光作用，称盲部
C. 视网膜的内、外层结合得十分紧密，不易分离
D. 视神经盘的中央凹陷称为中央凹
E. 中央凹是感光最敏锐的部位

14. 关于房水的描述，正确的是（　　）。
A. 是只存在于眼前房内的无色透明液体

B. 由睫状体分泌产生
C. 经前房角渗入巩膜静脉窦
D. 属折光系统的一部分
E. 有营养角膜、晶状体和维持眼内压的作用

15. 关于晶状体的描述，正确的是（　　）。
A. 位于虹膜与玻璃体之间
B. 呈双凸透镜状，且后面较前面隆凸
C. 为五色透明状，有良好的弹性
D. 为眼内折光系统的重要结构之一
E. 创伤后变浑浊，称为青光眼

16. 有关内耳的描述，正确的是（　　）。
A. 由骨迷路、膜迷路和前庭组成
B. 膜迷路管腔内充满内淋巴
C. 骨迷路与膜迷路间充满外淋巴
D. 壶腹嵴可感受旋转变速运动的刺激
E. 椭圆囊斑和球囊膜可感受直线变速运动的刺激

17. 与声波传导有关的结构是（　　）。
A. 鼓膜
B. 听小骨
C. 耳郭
D. 内、外淋巴液
E. 颅骨

18. 关于内耳的描述，正确的是（　　）。
A. 在颞骨岩部骨质内，位于鼓室与内耳道底之间
B. 包括骨迷路和膜迷路
C. 膜迷路内有听觉、位置觉感受器
D. 膜迷路与骨迷路间有外淋巴，膜迷路内有内淋巴，内、外淋巴互相交通
E. 骨迷路内有前、后、外 3 个半规管

19. 有关乳突窦的描述，正确的是（　　）。
A. 是鼓室和乳突小房间的小腔
B. 向前开口于鼓室
C. 向后与乳突小房相连通
D. 为中耳鼓室的后壁
E. 内衬以黏膜，且与鼓室黏膜相连续

20. 关于外耳道的描述，正确的是（　　）。
A. 是外耳门至鼓膜的管道
B. 外 1/3 为软骨部，内 2/3 为骨部
C. 为一弯曲管道，故作外耳道检查时，向后上方牵拉耳郭可使外耳道变直
D. 婴儿外耳道短而狭窄，故鼓膜位置近垂直位
E. 外耳道软骨部有可动性

21. 关于咽鼓管的描述，正确的是（　　）。
A. 咽鼓管咽口位于鼻咽部的侧壁
B. 咽鼓管鼓室口开口于鼓室的后壁
C. 咽鼓管分为外侧的骨部和内侧的软骨部

D. 成人咽鼓管比幼儿相对较大而平，所以成人易患中耳炎

E. 连通咽腔和鼓室，使鼓室与外界大气压相等

22. 眼视近物时会发生（　　）。

A. 瞳孔缩小　　B. 睫状肌收缩　　C. 睫状小带松弛

D. 晶状体凸度增加　　E. 屈光力增强

23. 眼视远物时会发生（　　）。

A. 睫状肌舒张　　B. 睫状肌收缩　　C. 瞳孔开大

D. 瞳孔缩小　　E. 交感神经兴奋

24. 关于晶状体的描述，正确的是（　　）。

A. 视远物时，睫状肌收缩，睫状小带松弛，睫状体靠自身的弹性复原、变厚，屈光力增加

B. 视远物时，睫状肌松弛，睫状小带被拉紧，晶状体变扁平，屈光力减弱

C. 视近物时，睫状肌收缩，睫状小带松弛，睫状体靠自身的弹性复原、变厚，屈光力增强

D. 视远物时，睫状肌松弛，睫状小带亦松弛，睫状体靠自身的弹性复原、变厚，屈光力增加

E. 视远物时，睫状肌松弛，睫状小带被拉紧，晶状体变厚，屈光力增强

25. 关于鼓膜的描述，正确的是（　　）。

A. 位于外耳道与中耳之间，构成鼓室外侧壁

B. 外侧面朝向前、外、下

C. 中心向内凹陷称为鼓膜脐

D. 紧张部和松弛部各占一半

E. 鼓膜内陷时，可见三角形的光锥

26. 关于鼓室的描述，正确的是（　　）。

A. 为封闭的含气小腔

B. 位于鼓膜与内耳之间

C. 前壁为颈静脉壁，上份有咽鼓管开口

D. 后壁为乳突壁，上部有乳突窦的开口

E. 鼓室壁及其内结构均覆有黏膜

27. 关于咽鼓管的描述，正确的是（　　）。

A. 是连于咽与内耳的通道　　B. 是连于鼓室与咽的通道

C. 平时处于开放状态　　D. 小儿比成人短粗且平

E. 可维持鼓室与外界气压平衡

28. 瞳孔向外旋转时，参与收缩的眼外肌有（　　）。

A. 上斜肌　　B. 上直肌　　C. 下斜肌

D. 下直肌　　E. 外直肌

29. 瞳孔转向内侧时，参与收缩的眼外肌有（　　）。

A. 上斜肌　　B. 下斜肌　　C. 内直肌

D. 上直肌　　E. 下直肌

30. 瞳孔转向上时，参与收缩的眼外肌有（　　）。

A. 上斜肌　　B. 下斜肌　　C. 上直肌

D. 内直肌　　E. 外直肌

31. 关于中耳的描述，正确的是（　　）。

A. 位于外耳和内耳之间　　B. 为一含气空腔，大部位于颞骨岩部

C. 包括鼓室、咽鼓管、乳突窦和乳突小房

D. 有 3 块听小骨位于中耳鼓室内　　E. 除平衡鼓膜内外大气压外，无其他重要功能

32. 属于位觉感受器的是（　　）。

A. 螺旋器　　B. 壶腹嵴　　C. 椭圆囊斑

D. 球囊斑　　E. 耳蜗

33. 属于眼球屈光装置的结构是（　　）。

A. 房水　　B. 角膜　　C. 晶状体

D. 玻璃体　　E. 视网膜

34. 关于眼球的描述，正确的是（　　）。

A. 眼球壁由外膜、中膜、内膜构成

B. 角膜无血管和神经

C. 后方有视神经与脑相连

D. 视网膜视神经盘处无感光作用，又称视网膜盲部

E. 黄斑中央凹是视力最敏锐的部位

35. 构成眼球中膜的结构有（　　）。

A. 巩膜　　B. 虹膜　　C. 脉络膜

D. 晶状体　　E. 睫状体

36. 看近物时会出现（　　）。

A. 瞳孔开大　　B. 睫状体前移　　C. 睫状肌收缩

D. 晶状体凸度变大　　E. 睫状小带松弛

37. 关于视网膜的描述，正确的是（　　）。

A. 分为盲部和视部两部分　　B. 黄斑为盲点

C. 黄斑位于视神经盘颞侧　　D. 视网膜的动脉由中央凹放射分布

E. 视网膜内层由外向内有视细胞、双极细胞和节细胞

38. 关于眼肌神经支配的描述，正确的是（　　）。

A. 展神经支配外直肌　　B. 滑车神经支配上斜肌

C. 交感神经支配瞳孔括约肌　　D. 副交感神经支配瞳孔开大肌

E. 动眼神经支配除上斜肌、外直肌以外的所有眼外肌

39. 关于外耳道的描述，正确的是（　　）。

A. 外 1/3 为软骨部

B. 内 2/3 为骨部

C. 在成人，检查鼓膜时应将耳郭拉向后上方

D. 因婴儿的外耳道宽阔，鼓膜近水平位，故检查时应将耳郭拉向后下方

E. 缺乏皮下组织，皮肤与骨（及软骨）膜紧密结合，炎症肿胀时疼痛明显

40. 有关中耳鼓室的描述，正确的是（　　）。

A. 盖壁骨板较薄，故中耳炎症可侵入颅内

B. 向后经乳突窦口通乳突窦及乳突小房，故鼓室的炎症可侵入乳突深部

C. 内侧壁，岬的后上方有前庭窗，直接与耳蜗的前庭阶相通

D. 内侧壁，岬的后下方有蜗窗，被第二鼓膜封闭，不直接与耳蜗的鼓阶相通

E. 可经前壁上方的咽鼓管鼓室口与鼻咽部相通

41. 眼的折光装置包括（　　）。

A. 角膜　　B. 虹膜　　C. 房水

D. 晶状体　　E. 玻璃体

42. 关于晶状体的描述，正确的是（　　）。

A. 呈双凸透镜状　　B. 看近物时变薄　　C. 看近物时变厚

D. 看远物时变薄　　E. 看远物时变厚

43. 和成人相比，幼儿的耳有以下特点（　　）。

A. 外耳道较短而窄　　B. 鼓膜更为倾斜，几呈水平位

C. 检查鼓膜时，将耳郭向后上方牵拉　　D. 咽鼓管短而平直，管腔较大

E. 咽部感染易引发中耳炎

二、名词解释

1. 巩膜静脉窦；2. 虹膜角膜角（前房角）；3. 黄斑；4. Corti 器；5. 耳蜗；6. 盲点；7. 迷路；8. 迷路壁；9. 视网膜盲部；10. 视神经盘（视神经乳头）；11. 椭圆囊斑、球囊斑；12. 中央凹

三、问答题

1. 简述房水的产生及循环途径。若房水循环发生障碍，可产生哪些后果？
2. 简述鼓膜的位置、形态和分部。
3. 简述泪液的分泌和流通路径（可用箭头表示）。
4. 眼球内有哪些平滑肌？各有何功能？
5. 用眼底镜检查时，可见到何结构？
6. 简述运动眼球的肌肉名称、作用及其神经支配。
7. 简述视网膜中央动脉的来源、行程、分支及其分布。
8. 简述内耳中的感受器名称和功能。
9. 结膜或角膜发炎的患者需滴眼药水，让药水与全部结膜接触该怎么滴？滴完后常要自己用手指尖把该眼内眦角处按一会儿，按的是什么结构？
10. 请解释观察成人鼓膜为什么要将耳郭向上向后拉，而观察婴儿鼓膜只是向下拉？
11. 为什么婴幼儿比成人容易在咽喉炎之后患中耳炎？中耳炎可能波及哪些结构？
12. 试述外界光线进入眼内转化为神经冲动所经过的解剖路径？依次经过的这些结构中发生哪些病变后会引起失明？
13. 看远物或近物时，晶状体和瞳孔如何调节使物像正好落在视网膜上？
14. 试述鼓室的壁以及其交通情况。
15. 试述咽鼓管位置、分部、通连和生理功能。为什么幼儿较易患化脓性中耳炎？
16. 声波经哪些结构传导至内耳听觉感受器（空气传导）？
17. 试述眼的屈光装置。
18. 试述眼球壁各层分部及功能。
19. 为什么成人检查鼓膜要把耳郭拉向后上方？而检查儿童时却拉向后下方？
20. 眼睑由外向内可分为哪几层？
21. 试述分布于视器的神经名称、性质及其功能。
22. 试述鼓室内的重要结构有哪些？

组织胚胎学

第二部分

组织胚胎学

第八章 组织学概述、上皮组织

第一节 组织学概述

重点内容纲要

一、组织学的内容和意义

1. 组织学概念

组织学是研究正常人体的微细结构及其相关功能的科学。

2. 组织学研究水平

组织学研究水平包括组织水平、细胞水平、亚细胞水平和分子水平。

3. 组织

（1）构成：细胞群和细胞外基质。

（2）类型：上皮组织、结缔组织、肌组织和神经组织。

二、组织学技术简介

1. 光镜技术

（1）石蜡切片术流程：取材→固定→脱水→包埋→切片（5~10 μm 厚）→染色→封片。

（2）苏木精-伊红染色法（HE 染色法）。

苏木精（碱性染料），使染色质和核糖体着紫蓝色（嗜碱性）；伊红（酸性染料），使胞质和细胞外基质着红色（嗜酸性）。

（3）光镜结构：光学显微镜下观察到的组织细胞结构，分辨率达 0.2 μm。

2. 电镜技术

（1）超微结构：电子显微镜下观察的组织细胞结构，分辨率达 0.2 nm（光镜的 1000 倍）。

(2) 技术分类
- 透射电镜（TEM）：根据电子密度差异成像，高电子密度者颜色深，反之则浅。
- 扫描电镜（SEM）：无须切片，直接观察细胞、组织及器官的表面形态与三维结构，分辨率约为 2 nm。

(3) 染色与特殊反应。

①苏木精-伊红染色法：与光镜类似，但电镜样本需特殊处理以观察超微结构。

②过碘酸-希夫反应（PAS 反应）：用于显示多糖和糖蛋白的糖链，阳性反应呈紫红色。

复习思考题

一、选择题（每题仅有 1 个正确答案）

1. 组织学主要研究的对象是（　　）。

A. 细胞　　B. 组织和器官　　C. 分子

D. 病理变化　　E. 生物化学反应

2. 组织学的基本研究方法不包括（　　）。

A. 光学显微镜　　B. 电子显微镜　　C. 组织化学

D. 免疫组织化学　　E. 生物力学分析

3. 组织学中常用的染色方法是（　　）。

A. 苏木精-伊红染色　　B. 格拉姆染色　　C. 碱性染色

D. 碳墨染色　　E. 硝酸银染色

4. 光学显微镜的最高分辨率约为（　　）。

A. 0. 2 mm　　B. 0. 2 μm　　C. 0. 2 nm

D. 2 μm　　E. 2 nm

5. 下列组织中，不属于基本组织类型的是（　　）。

A. 上皮组织　　B. 结缔组织　　C. 肌组织

D. 神经组织　　E. 血液组织

6. 组织切片通常使用的固定剂是（　　）。

A. 乙醇　　B. 甲醛　　C. 苯酚

D. 丙酮　　E. 氯仿

7. 在组织学研究中，常用的包埋介质是（　　）。

A. 石蜡　　B. 明胶　　C. 聚乙二醇

D. 聚丙烯　　E. 甲基丙烯酸甲酯

8. 苏木精主要染色（　　）。

A. 细胞核　　B. 细胞质　　C. 脂肪

D. 蛋白质　　E. 碳水化合物

9. 电子显微镜主要用于观察（　　）。

A. 大体结构　　B. 微观结构　　C. 化学成分

D. 生理功能　　E. 病理变化

10. 下列可以提供三维结构信息的显微镜技术有（　　）。

A. 光学显微镜　　B. 透射电子显微镜　　C. 扫描电子显微镜

D. 相差显微镜　　E. 荧光显微镜

二、判断题

1. 组织学的研究对象仅限于细胞和细胞器。（　　）
2. 组织学中常用的 H&E 染色可以区分细胞核和细胞质。（　　）
3. 电子显微镜的分辨率比光学显微镜低。（　　）
4. 在组织学中，固定是为了保存组织的原有结构和成分。（　　）
5. 免疫组织化学是一种通过抗原-抗体反应来检测特定蛋白质的方法。（　　）

三、名词解释

1. 组织学；2. 苏木精-伊红染色；3. 电子显微镜；4. 免疫组织化学

四、简答题

1. 简述光学显微镜的基本工作原理。
2. 解释组织学研究中固定和切片的步骤和重要性。

第二节 上皮组织

重点内容纲要

一、上皮组织的特点

上皮组织由大量排列紧密的上皮细胞和少量的细胞外基质组成，具有明显的极性（游离面、基底面和侧面），基底面附着于基膜。上皮组织内大多无血管，但具有丰富的感觉神经末梢。

二、上皮组织的分类

被覆上皮：分布于体表，体内管、腔、囊的内表面。
腺上皮：构成各种腺体的上皮组织。
感觉上皮：接受某种特殊感觉机能的上皮。

三、被覆上皮的分类

1. 单层扁平上皮（单层鳞状上皮）。

(1) 特点：表面光滑，利于液体流动，减少器官间摩擦。

(2) 分布
- 内皮：心血管、淋巴管内表面。
- 间皮：心包膜、胸膜、腹膜。
- 其他：肺泡、肾小囊。

2. 单层立方上皮

(1) 特点：细胞呈立方形（侧面观）或多角形（表面观），核圆居中。

(2) 分布：甲状腺滤泡、肾小管。

3. 单层柱状上皮

(1) 特点：细胞呈柱状（侧面观）或多角形（表面观）；核椭圆形，位于基底部。

(2) 分布：胃、肠、胆囊、子宫等。

4. 假复层纤毛柱状上皮

(1) 特点：假复层纤毛柱状上皮由柱状细胞、梭形细胞、锥形细胞和杯状细胞构成，核位置参差不齐；细胞基底部均附着于基膜，镜下基膜结构明显。

(2) 分布：呼吸道。

5. 复层扁平上皮（复层鳞状上皮）

(1) 特点：表层细胞呈扁平状；中层细胞呈梭形或多角形；基底细胞呈矮柱状，具有较强增殖能力；基底面凹凸不平。

(2) 分布：皮肤表皮（角化）；口腔、食管和肛管（未角化）。

6. 变移上皮（移行上皮）

(1) 特点：由多层细胞组成，但细胞的形状和层次随所在器官的生理状态不同而变化。

(2) 分布：肾盏、肾盂、输尿管、膀胱和部分尿道。

四、腺上皮和腺

1. 腺上皮

腺上皮是由腺细胞组成的以分泌功能为主的上皮。

2. 腺

(1) 定义：以腺上皮为主构成的器官。

(2) 腺的分类
- 外分泌腺：分泌物经导管排至体表或器官腔内，如汗腺、唾液腺。
- 内分泌腺：无导管，分泌物释入血液，如甲状腺。

五、上皮细胞的特化结构

(一) 上皮细胞游离面

1. 微绒毛（光镜下不可见）

(1) 超微结构：细胞游离面伸出的微细指状突起，直径约为 0.1 μm。

(2) 组成：细胞膜，胞质，纵行微丝（微丝下端可附着于终末网）。

(3) 群体形态：形成光镜下可见的纹状缘（小肠）和刷状缘（肾小管）。

(4) 功能：增加细胞表面积，有利于物质的吸收。

2. 纤毛

(1) 形态：上皮细胞游离面较长突起，长 5~10 μm，直径为 0.2~0.5 μm，光镜下可见。

(2) 内部结构：周围 9 组二连微管，中央 2 条单微管（动力蛋白臂驱动滑动）。

(3) 功能：节律性定向摆动。

（二）上皮细胞的侧面

1. 紧密连接（封闭连接）

（1）位置：细胞侧面顶端。

（2）结构特征：相邻细胞膜间断融合，非融合处有极窄的间隙；在紧密连接区，相邻两细胞的细胞膜上具有呈格状的脊，脊脊相互紧贴，细胞间隙消失，无脊的部分可有 10～15 nm的间隙。

（3）功能：屏障作用，阻挡物质穿过细胞间隙。

2. 黏着小带（中间连接）

（1）位置：位于紧密连接下方。

（2）结构特征：细胞间隙里有中等电子密度的丝状物，胞质侧有薄层致密物质和微丝附着，微丝交织组成终末网。

（3）功能：黏着作用，保持细胞形态，传递细胞收缩力的作用。

3. 桥粒（黏着斑）

（1）结构特征：呈斑状；细胞间隙有丝状物，中央有致密中间线，胞质面有较厚的致密物质，成附着板，其上有角蛋白丝（张力丝）附着，并成袢状返回胞质。

（2）功能：牢固的机械性连接作用，使上皮耐摩擦（皮肤、食管）。

4. 缝隙连接（通讯连接）

（1）结构特征：2～3 nm 细胞间隙，内有许多间隔相等的连接点；细胞膜中有许多分布规律的连接小体对接，食腔连通。

（2）功能：小分子物质可通过，使相邻细胞的增殖分化，代谢、功能同步化。

（3）分布：常见于心肌细胞之间，平滑肌细胞之间与神经细胞之间。

5. 连接复合体

同时存在紧密连接、黏着小带、桥粒和缝隙连接中任意两种或两种以上细胞连接的合称。

（三）上皮细胞的基底面

1. 基膜

（1）组成：上皮细胞基底面与深层结缔组织之间形成的薄膜。

（2）纤维结构：HE 染色呈粉红色（见于少数上皮细胞）。

（3）功能：支持与固着半透膜，有利于物质交换，引导上皮细胞移动，影响细胞分化。

2. 质膜内褶

（1）结构：上皮细胞基底面的细胞膜折向细胞质所形成的内褶。内褶内含有较多纵向排列的线粒体。

（2）功能：扩大细胞基底部的表面积，有利于水和电解质的迅速转运。

3. 半桥粒

（1）位置：位于上皮细胞基底面和基膜之间。

（2）结构：为桥粒结构的一半。

（3）功能：将上皮细胞固着在基膜上。

复习思考题

一、选择题（每题仅有 1 个正确答案）

1. 上皮组织的基本特征不包括（　　）。

A. 细胞紧密排列　　B. 具有丰富的血管　　C. 覆盖体表和内腔

D. 具有保护、吸收和分泌功能　　E. 细胞外基质少

2. 主要用于气体交换的上皮细胞类型是（　　）。

A. 单层柱状上皮　　B. 单层鳞状上皮　　C. 复层鳞状上皮

D. 假复层纤毛柱状上皮　　E. 变移上皮

3. 胃的内表面覆盖的上皮细胞类型是（　　）。

A. 单层柱状上皮　　B. 单层立方上皮　　C. 复层鳞状上皮

D. 假复层纤毛柱状上皮　　E. 变移上皮

4. 上皮组织通过（　　）与基底膜相连。

A. 细胞连接　　B. 基底层　　C. 纤毛

D. 微绒毛　　E. 间隙连接

5. 覆盖在皮肤表面的上皮细胞类型是（　　）。

A. 单层柱状上皮　　B. 单层立方上皮　　C. 复层鳞状角化上皮

D. 假复层纤毛柱状上皮　　E. 变移上皮

6. 腺体的导管上皮一般属于（　　）。

A. 单层鳞状上皮　　B. 单层立方上皮　　C. 复层鳞状上皮

D. 单层柱状上皮　　E. 变移上皮

7. 复层鳞状上皮主要分布在（　　）。

A. 肾小管　　B. 小肠绒毛　　C. 皮肤表面

D. 气管内表面　　E. 膀胱

8. 变移上皮主要存在于（　　）。

A. 小肠　B. 口腔　C. 气管
D. 膀胱　E. 皮肤

9. 上皮组织的细胞间连接不包括（　　）。
A. 紧密连接　B. 黏附连接　C. 间隙连接
D. 缝隙连接　E. 中间连接

10. 上皮组织的主要功能不包括（　　）。
A. 保护　B. 吸收　C. 分泌
D. 支持　E. 感觉

11. 呼吸道内表面上皮属于（　　）。
A. 单层鳞状上皮　B. 单层立方上皮　C. 复层鳞状上皮
D. 假复层纤毛柱状上皮　E. 变移上皮

12. 具有微绒毛结构以增加表面积的上皮类型是（　　）。
A. 单层鳞状上皮　B. 单层柱状上皮　C. 复层鳞状上皮
D. 假复层纤毛柱状上皮　E. 变移上皮

13. 主要参与吸收功能的上皮类型是（　　）。
A. 单层鳞状上皮　B. 单层立方上皮　C. 单层柱状上皮
D. 复层鳞状上皮　E. 假复层纤毛柱状上皮

14. 上皮组织中的基底膜主要由（　　）组成。
A. 基底层和中间层　B. 基底层和网板层　C. 网板层和基板层
D. 纤维层和基板层　E. 纤维层和中间层

15. 小肠绒毛上皮的主要上皮类型包裹（　　）。
A. 单层鳞状上皮　B. 单层立方上皮　C. 单层柱状上皮
D. 复层鳞状上皮　E. 假复层纤毛柱状上皮

16. 腺体的分泌部分的主要构成上皮类型是（　　）。
A. 单层鳞状上皮　B. 单层立方上皮　C. 复层鳞状上皮
D. 单层柱状上皮　E. 变移上皮

17. 上皮组织中紧密连接的主要功能是（　　）。
A. 提供机械支撑　B. 增强细胞间的黏附力
C. 防止物质在细胞间隙中通过　D. 提供营养物质
E. 传递神经信号

18. 消化道内表面覆盖的上皮类型是（　　）。
A. 单层鳞状上皮　B. 单层立方上皮　C. 单层柱状上皮
D. 复层鳞状上皮　E. 假复层纤毛柱状上皮

19. 上皮组织中的黏附连接的主要功能是（　　）。
A. 提供机械支撑　　B. 增强细胞间的黏附力
C. 防止物质在细胞间隙中通过　　D. 提供营养物质
E. 传递神经信号

20. 不属于复层上皮的上皮是（　　）。
A. 复层鳞状上皮　　B. 复层立方上皮　　C. 复层柱状上皮
D. 假复层纤毛柱状上皮　　E. 变移上皮

21. 肾小管内表面覆盖的上皮类型是（　　）。
A. 单层鳞状上皮　　B. 单层立方上皮　　C. 单层柱状上皮
D. 复层鳞状上皮　　E. 假复层纤毛柱状上皮

22. 上皮组织中的间隙连接的主要功能是（　　）。
A. 提供机械支撑　　B. 增强细胞间的黏附力
C. 防止物质在细胞间隙中通过　　D. 提供营养物质
E. 允许小分子和离子通过细胞间

23. 复层鳞状上皮的主要功能是（　　）。
A. 吸收　　B. 分泌　　C. 保护
D. 传导神经冲动　　E. 过滤

24. 上皮组织中微绒毛的主要功能是（　　）。
A. 提供机械支撑　　B. 增强细胞间的黏附力
C. 防止物质在细胞间隙中通过　　D. 增加表面积以促进吸收
E. 传递神经信号

25. 上皮组织中的基底膜的主要功能是（　　）。
A. 提供机械支撑　　B. 增强细胞间的黏附力
C. 防止物质在细胞间隙通过　　D. 提供营养物质
E. 隔离和支撑上皮细胞

二、判断题

1. 单层柱状上皮主要用于保护作用。（　　）

2. 复层鳞状上皮常见于体表和口腔内表面。（　　）

三、名词解释

1. 单层柱状上皮；2. 基底膜

四、简答题

1. 简述上皮组织的主要功能。
2. 简述紧密连接和间隙连接在上皮细胞中的功能和分布。

第九章　结缔组织

第一节　固有结缔组织

重点内容纲要

一、结缔组织的概述

（1）组成：结缔组织由细胞和大量细胞外基质组成；细胞外基质由基质、组织液和纤维组成。

（2）分布：细胞散在分布于细胞外基质中，无极性。广泛分布于机体内部，形态多样，构成内环境。

（3）来源：结缔组织来源于间充质。

（4）功能：具有连接、支持、营养、保护等多重作用。

（5）分类
- 固有结缔组织：疏松结缔组织、致密结缔组织、脂肪组织和网状组织。
- 特殊结缔组织：血液、淋巴液、软骨组织和骨组织。

二、疏松结缔组织（蜂窝组织）

（一）疏松结缔组织的概述

1. 结构特点

基质含量多，细胞种类多但数量少，纤维数量少，排列稀疏呈网状，血管丰富。

2. 分类

细胞：成纤维细胞、巨噬细胞、浆细胞、肥大细胞、未角化间充质细胞、脂肪细胞、白细胞。

纤维（3 种）：胶原纤维、弹性纤维、网状纤维。

细胞外基质：基质、组织液。

3. 功能

疏松结缔组织具有连接、支持、防御、修复等功能。

（二）细胞

1. 成纤维细胞

（1）结构：胞体较大，多突起；胞质弱嗜碱性；核大，着色浅，核仁明显。

（2）电镜观察：粗面内质网、高尔基复合体发达。

（3）功能：合成分泌胶原蛋白、弹性蛋白、蛋白多糖等，构成纤维和基质，参与创伤组织的修复。

2. 巨噬细胞

（1）结构：形状不规则，可有伪足；胞质嗜酸性，可含吞噬物；核小，深染。

（2）电镜观察：有皱褶或微绒毛；含大量溶酶体、吞噬体、吞饮泡和残余体。

（3）功能：

- 变形运动和趋化性：细胞沿趋化因子的浓度梯度，向浓度高的部位定向移动。
- 吞噬作用：特异性吞噬（通过识别因子）和非特异性吞噬。
- 抗原提呈作用：参与机体免疫应答。
- 合成和分泌功能：溶菌酶、补体及多种细胞因子（如白细胞介素 1）。

3. 浆细胞

（1）结构：核圆，偏于一侧，异染色质常呈粗块状，胞质丰富，呈嗜碱性，核旁有一浅染区。

（2）电镜观察：大量粗面内质网平行排列。

（3）功能：参与免疫应答，合成分泌免疫球蛋白。

4. 肥大细胞

核小而圆，着色深，居中，胞质内充满粗大的分泌颗粒，颗粒具有嗜碱性。颗粒内含肝素、组胺、嗜酸性粒细胞趋化因子等，胞质含白三烯，释放后引发过敏反应。

5. 脂肪细胞

脂肪细胞可合成、贮存脂肪，参与脂类代谢。

6. 未分化的间充质细胞

未分化的间充质细胞为干细胞，可增殖、分化为成纤维细胞、内皮细胞、平滑肌细胞，参与创伤修复。

7. 白细胞

白细胞以阿米巴运动的方式穿出毛细血管，游走到疏松结缔组织内发挥免疫功能。

（三）纤维

1. 胶原纤维（新鲜时呈白色，又名白纤维，数量最多）

（1）成分：Ⅰ型与Ⅲ型胶原蛋白。

（2）特性：韧性大，抗拉力强。

（3）电镜观察：为成束的胶原原纤维，呈明暗交替的周期性横纹，约 64 nm。

2. 弹性纤维（新鲜时呈黄色，又名黄纤维）

（1）成分：弹性蛋白（位于核心）和微原纤维（由原纤维蛋白构成，位于外周）。

（2）特性：富于弹性。

（3）功能：与胶原纤维共存，赋予组织韧性和弹性，使器官能保持形态和具备可变性。

3. 网状纤维（嗜银性，呈 PAS 阳性反应）

（1）成分：Ⅲ型胶原蛋白，表面覆糖蛋白。

（2）电镜观察：有 64 nm 周期性横纹。

（3）分布：网状组织、基膜的网板。

（四）基质

基质是生物大分子构成的无定形胶状物，其中生物大分子主要为蛋白多糖和纤维粘连蛋白。

1. 蛋白多糖（又称蛋白聚糖）

（1）成分：蛋白质和多糖，多糖包括透明质酸、硫酸软骨素、硫酸角质素、硫酸肝素等。

（2）结构：透明质酸形成长链主干，其他多糖以核心蛋白为中心呈辐射状排列，形成蛋白多糖单位，再通过结合蛋白连接于透明质酸链，形成聚合体。

（3）功能：形成分子筛，有利于组织液通过，抑制细菌扩散，使基质成为防御屏障。

2. 纤维粘连蛋白

纤维粘连蛋白是结缔组织中最主要的粘连性糖蛋白。

3. 组织液

组织液从毛细血管静脉端回流入血，部分进入毛细淋巴管成为淋巴液。组织液构成细胞赖以生存的微环境；产生或回流障碍，导致组织脱水或水肿。

三、网状组织

网状组织由网状细胞和网状纤维构成，构成造血组织和淋巴组织的基本成分，为血细胞发生和淋巴细胞发育提供适宜的微环境。

复习思考题

一、选择题（每题仅有1个正确答案）

1. 结缔组织的主要细胞类型是（　　）。

A. 成骨细胞　　B. 软骨细胞　　C. 成纤维细胞

D. 骨细胞　　E. 血细胞

2. 结缔组织中最常见的纤维类型是（　　）。

A. 弹性纤维　　B. 胶原纤维　　C. 网状纤维

D. 肌纤维　　E. 神经纤维

3. 结缔组织的主要功能不包括（　　）。

A. 支持和保护器官　　B. 储存能量　　C. 输送氧气

D. 参与免疫反应　　E. 合成激素

4. 脂肪组织中的主要细胞类型是（　　）。

A. 成纤维细胞　　B. 软骨细胞　　C. 脂肪细胞

D. 骨细胞　　E. 淋巴细胞

5. 结缔组织基质的主要成分是（　　）。

A. 纤维　　B. 基质蛋白　　C. 细胞

D. 血管　　E. 神经

6. 在结缔组织中提供弹性的是（　　）。

A. 胶原纤维　　B. 弹性纤维　　C. 网状纤维

D. 肌纤维　　E. 神经纤维

7. 网状纤维的主要构成蛋白是（　　）。

A. 胶原蛋白　　B. 弹性蛋白　　C. 肌球蛋白

D. 角蛋白　　E. 纤维蛋白

8. 结缔组织的纤维成分不包括（　　）。

A. 胶原纤维　　B. 弹性纤维　　C. 网状纤维

D. 肌纤维　　E. 纤维原纤维

9. 主要参与结缔组织的免疫反应的细胞是（　　）。

A. 成纤维细胞　　B. 软骨细胞　　C. 巨噬细胞

D. 脂肪细胞　　E. 骨细胞

10. 结缔组织中基质的主要功能是（　　）。

A. 提供结构支撑　　B. 储存脂肪　　C. 参与代谢

D. 提供弹性　　E. 传导神经冲动

11. 疏松结缔组织的特点是（　　）。

A. 细胞数量少，纤维多　　B. 细胞数量多，纤维少

C. 细胞数量多，基质少　　D. 纤维排列紧密　　E. 基质含量少

12. 紧密结缔组织的特点是（　　）。

A. 细胞数量多，纤维少　　B. 细胞数量少，纤维多

C. 纤维排列松散　　D. 基质含量多　　E. 血管丰富

13. 网状结缔组织的主要成分是（　　）。

A. 弹性纤维　　B. 胶原纤维　　C. 网状纤维

D. 基质蛋白　　E. 透明质酸

14. 结缔组织中负责合成基质和纤维的细胞是（　　）。

A. 成纤维细胞　　B. 巨噬细胞　　C. 脂肪细胞

D. 骨细胞　　E. 软骨细胞

15. 结缔组织中的巨噬细胞的主要功能是（　　）。

A. 合成纤维　　B. 合成基质　　C. 吞噬和清除异物

D. 储存脂肪　　E. 传导神经冲动

16. 结缔组织中的脂肪细胞的主要功能是（　　）。

A. 合成纤维　　B. 合成基质　　C. 储存能量

D. 传导神经冲动　　E. 清除异物

17. 在提供支持和保护方面起主要作用的结缔组织是（　　）。

A. 疏松结缔组织　　B. 紧密结缔组织　　C. 网状结缔组织

D. 弹性结缔组织　　E. 透明软骨

18. 疏松结缔组织中最常见的纤维类型是（　　）。

A. 胶原纤维　　B. 弹性纤维　　C. 网状纤维

D. 肌纤维　　E. 神经纤维

19. 网状结缔组织主要存在于（　　）。

A. 皮肤　　B. 肌肉　　C. 骨髓

D. 淋巴器官　　E. 神经

20. 紧密结缔组织主要存在于（　　）。

A. 血管壁　　B. 皮肤的真皮层　　C. 骨膜

D. 神经鞘　　E. 软骨

21. 弹性结缔组织主要存在于（　　）。

A. 皮肤　　B. 肌肉　　C. 血管壁

D. 骨骼　　E. 神经

22. 结缔组织中基质的成分不包括（　　）。

A. 纤维　　B. 基质蛋白　　C. 血管

D. 细胞　　E. 透明质酸

23. 疏松结缔组织的纤维排列特点是（　　）。

A. 规则排列　　B. 紧密排列　　C. 松散排列

D. 成束排列　　E. 网状排列

24. 结缔组织中成纤维细胞的特点是（　　）。

A. 形态扁平，细胞核大　　B. 形态多变，细胞核小

C. 细胞核大，染色深　　D. 细胞核小，染色浅　　E. 细胞形态固定

25. 主要合成结缔组织中的基质蛋白的细胞是（　　）。

A. 成纤维细胞　　B. 巨噬细胞　　C. 脂肪细胞

D. 骨细胞　　E. 软骨细胞

二、判断题

1. 结缔组织中的主要纤维类型是网状纤维。（　　）
2. 结缔组织中的成纤维细胞负责合成基质和纤维。（　　）
3. 弹性结缔组织的主要纤维是胶原纤维。（　　）
4. 疏松结缔组织中的细胞数量多，纤维少。（　　）
5. 脂肪细胞主要负责储存能量。（　　）

三、名词解释

1. 成纤维细胞；2. 胶原纤维

四、简答题

1. 简述疏松结缔组织和紧密结缔组织的主要区别。
2. 简述成纤维细胞在结缔组织中的作用。
3. 简述结缔组织的主要功能。

第二节　软骨和骨

重点内容纲要

一、软骨

软骨由软骨组织（软骨细胞、软骨基质）和软骨膜构成。

（一）软骨组织

1. 软骨细胞

（1）同源细胞群：2~8 个成熟软骨细胞聚集成群，由一个软骨细胞分裂而来，位于软骨中央。

（2）功能：产生软骨基质。

（3）软骨陷窝：软骨细胞在软骨基质内形成的腔隙。

2. 软骨基质

（1）组成：包含基质和纤维（纤维成分的种类因软骨类型而异）。

（2）软骨囊：于 HE 染色切片中，形似囊状包围软骨细胞的区域。

（二）软骨的类型

1. 透明软骨

（1）特点：纤维细且折光率与基质相同，于 HE 染色切片不易分辨。

（2）功能：基质富含水分，具有强大的抗压能力。

2. 纤维软骨

（1）特点：软骨细胞成行分布于纤维束之间；胶原纤维束平行或交叉排列；基质较少，呈弱嗜碱性。

（2）功能：韧性强。

3. 弹性软骨

（1）特点：含有大量交织分布的弹性纤维，在软骨中部更为密集。

（2）功能：较强的弹性。

（三）软骨的生长

1. 附加性生长（软骨膜下生长）

软骨膜内骨祖细胞→成软骨细胞→软骨细胞→产生纤维和基质→软骨加厚。

2. 间质性生长（软骨内生长）

软骨细胞增殖和生长→产生新基质→软骨由内至外扩大。

二、骨

骨由骨组织、骨膜和骨髓组成，具有支持、保护、造血、贮钙等功能。

（一）骨组织

1. 组成

骨组织由 4 种类型的细胞和骨基质组成。

2. 骨基质（骨质）

（1）组成：有机成分（胶原纤维，基质）和无机成分（骨盐）。

（2）骨板：板层骨骨质中的胶原纤维较细，成层排列，与骨盐紧密结合，形成骨板。

（3）分类
- 密质骨：大量骨板紧密、规则排列。
- 松质骨：数层不规则排列的骨板。

（二）细胞

1. 骨祖细胞

（1）分布：位于骨膜中。

（2）功能：为骨组织中的干细胞，可增殖分化为成骨细胞。

2. 成骨细胞

（1）分布：位于骨组织表面。

（2）形态：多为矮柱状，有突起，胞质嗜碱性。

（3）功能：分泌类骨质；促进类骨质钙化。

3. 骨细胞

（1）分布：胞体位于骨陷窝中，突起位于骨小管中。

（2）形态：小、扁椭圆形，多突起，突起伸入骨小管。

（3）骨陷窝：胞体所在腔隙。

（4）功能：参与调节钙、磷平衡。

4. 破骨细胞

(1) 组成：破骨细胞由多个单核细胞融合形成。

(2) 形态：体积大，胞质嗜酸性；多核。

(3) 功能：释放多种水解酶和有机酸，使骨质吸收。具有很强的溶骨、吞噬和消化能力，参与骨的生长和改建。

(三) 长骨的结构

长骨由密质骨、松质骨、关节软骨、骨膜、骨髓、血管和神经等构成。

- 长骨
  - 密质骨
    - 环骨板：环绕骨干内表面和外表面的骨板分别称为内环骨板和外环骨板。内环骨板较薄，外环骨板较厚。
    - 骨单位（哈弗斯系统）：位于内外环骨板之间，由中央管及周围呈同心圆状排列的骨板共同构成。
    - 间骨板：位于骨单位与环骨板之间或骨单位之间，其内无血管通道。
  - 松质骨。
  - 关节软骨。
  - 骨膜。
  - 骨髓。

三、骨发生方式

1. 膜内成骨

在原始的结缔组织膜内直接形成骨组织。

2. 软骨内成骨

在预先形成的软骨雏形的基础上，软骨逐步被替换为骨。①软骨雏形形成；②骨领形成：于软骨雏形中段表面形成的薄层骨组织（骨祖细胞→骨细胞）；③初级骨化中心与骨髓腔形成；④次级骨化中心与骨骺形成。

复习思考题

一、选择题（每题仅有1个正确答案）

1. 软骨组织的主要细胞类型是（　　）。

A. 成骨细胞　　B. 软骨细胞　　C. 成纤维细胞

D. 骨细胞　　E. 骨髓细胞

2. 透明软骨的主要成分是（　　）。

A. 弹性纤维　　B. 胶原纤维　　C. 网状纤维

D. 结缔纤维　　E. 硫酸软骨素

3. 在显微镜下，弹性软骨中可以看到（　　）。

A. 许多血管　　B. 大量的弹性纤维　　C. 透明的基质

D. 密集的胶原纤维　　E. 大量的成骨细胞

4. 纤维软骨主要分布在（　　）。

A. 关节表面　　B. 耳郭　　C. 喉部

D. 椎间盘　　E. 气管

5. 骨组织的基本结构单位是（　　）。

A. 软骨单位　　B. 骨单位（哈弗氏系统）

C. 纤维单位　　D. 骨小梁　　E. 骨皮质

6. 成骨细胞的主要功能是（　　）。

A. 分解骨基质　　B. 形成骨基质　　C. 形成软骨基质

D. 形成弹性纤维　　E. 形成胶原纤维

7. 在骨组织中，骨细胞主要位于（　　）。

A. 骨单位（哈弗斯系统）中　　B. 骨陷窝内　　C. 软骨陷窝内

D. 骨小梁表面　　E. 骨髓腔中

8. 骨组织中的无机成分主要是（　　）。

A. 硫酸软骨素　　B. 透明质酸　　C. 羟基磷灰石

D. 纤维素　　E. 乳酸

9. 在骨的生长过程中，起主要作用的细胞是（　　）。

A. 成纤维细胞和软骨细胞　　B. 成骨细胞和破骨细胞　　C. 骨细胞和成骨细胞

D. 成骨细胞和软骨细胞　　E. 软骨细胞和破骨细胞

10. 骨内膜主要位于（　　）。

A. 骨的外表面　　B. 骨的内表面　　C. 关节表面

D. 骨髓腔内表面　　E. 骨小梁表面

11. 软骨的营养供应主要依赖（　　）。

A. 血管直接供应　　B. 软骨周围的滑液　　C. 骨膜的血管

D. 周围结缔组织的血管　　E. 软骨细胞自我合成

12. 成骨细胞在骨组织中的分布特点是（　　）。

A. 主要位于骨陷窝内　　B. 主要位于骨髓腔内　　C. 主要位于骨表面

D. 主要位于骨皮质内　　E. 主要位于骨小梁内

13. 弹性软骨与透明软骨的主要区别在于（　　）。

A. 弹性软骨含有丰富的弹性纤维　　B. 透明软骨含有丰富的胶原纤维

C. 弹性软骨含有较多的成骨细胞　　D. 透明软骨具有较多的软骨陷窝

E. 弹性软骨含有丰富的血管

14. 纤维软骨的主要特点是（　　）。

A. 基质透明　　B. 纤维排列规则　　C. 含有大量胶原纤维

D. 具有弹性纤维　　E. 软骨细胞密集

15. 骨组织中的有机成分主要是（　　）。

A. 透明质酸　　B. 胶原蛋白　　C. 硫酸软骨素

D. 纤维蛋白　　E. 透明蛋白

16. 软骨的三种类型是（　　）。

A. 透明软骨、纤维软骨、弹性软骨　　B. 透明软骨、骨软骨、纤维软骨

C. 弹性软骨、骨软骨、透明软骨　　D. 骨软骨、纤维软骨、弹性软骨

E. 透明软骨、纤维软骨、基质软骨

17. 骨组织中负责骨基质重吸收的细胞是（　　）。

A. 骨细胞　　B. 成骨细胞　　C. 软骨细胞

D. 破骨细胞　　E. 骨髓细胞

18. 骨单位（哈弗斯系统）中的中心管内通常含有（　　）。

A. 骨细胞　　B. 血管和神经　　C. 成纤维细胞

D. 软骨细胞　　E. 胶原纤维

19. 在骨组织中，形成新骨的过程称为（　　）。

A. 骨化　　B. 骨重建　　C. 骨吸收

D. 骨重塑　　E. 骨分化

20. 软骨组织的修复能力较差主要是因为（　　）。

A. 软骨组织缺乏血管　　B. 软骨细胞不具备分裂能力

C. 基质中缺乏胶原纤维　　D. 软骨组织中缺乏成纤维细胞

E. 软骨组织中缺乏弹性纤维

二、判断题

1. 软骨组织中含有丰富的血管和神经。（　　）

2. 骨组织的有机成分主要是胶原纤维和基质蛋白。（　　）

三、名词解释

1. 软骨细胞；2. 骨单位（哈弗斯系统）

四、简答题

简述骨组织的主要成分及其功能。

第三节 血液

重点内容纲要

一、血液系统概述

血液由血细胞（约占45%，包括红细胞、白细胞、血小板）和血浆（约占55%，含有水、血浆蛋白、脂蛋白、酶、激素、维生素、无机盐和各种代谢产物）构成。

1. 血涂片

(1) 染色方法：常用Wright或Giemsa染色。

(2) 染色液成分：含美蓝、伊红、天青等，将各种血细胞一次染出。

2. 血细胞分类和计数的正常值

(1) 红细胞：男性正常值为（4.0~5.5）$\times10^{12}$/L；女性正常值为（3.5~5.0）$\times10^{12}$/L。

(2) 白细胞：计数正常值为（4.0~10.0）$\times10^{9}$/L。

(3) 白细胞分类及其正常占比：中性粒细胞（50%~70%）；嗜酸性粒细胞（0.5%~3%）；嗜碱性粒细胞（0~1%）；单核细胞（3%~8%）；淋巴细胞（25%~30%）。

(4) 血小板：血小板计数正常值为（100~300）$\times10^{9}$/L。

二、红细胞

1. 结构

红细胞呈双凹圆盘状，直径约7.5 μm；中央浅染、较薄，厚约1 μm；周缘较厚，约2 μm。

2. 成熟红细胞

(1) 特点：无核，无细胞器，胞质内充满血红蛋白，故呈红色。红细胞的平均寿命约120天。

(2) 清除方式：老化的红细胞被脾和肝脏的巨噬细胞吞噬并清除。

(3) 血红蛋白的正常值：男性为120~150 g/L，女性为110~140 g/L。

(4) 血红蛋白功能：结合与运输O_2和CO_2，即供给全身细胞所需的O_2，并带走细胞所产生的大部分CO_2；血红蛋白与CO结合更牢固，可导致一氧化碳中毒。

3. 网织红细胞

(1) 定义：新生的红细胞从骨髓进入血液，细胞内尚残留部分核糖体，用煌焦油蓝染色呈细网状，故称网织红细胞。

(2) 成熟时间：在血流中 1 天后完全成熟，核糖体消失。

(3) 正常值：占红细胞总数的 0.5%～1.5%。

(4) 临床意义：骨髓造血功能障碍和贫血疗效的评价。

三、白细胞

白细胞是有核的球形细胞，从骨髓进入血液，24 小时内以变形运动穿过血管壁，进入结缔组织或淋巴组织。根据有无特殊颗粒，分为有粒白细胞和无粒白细胞。

1. 有粒细胞

(1) 中性粒细胞：数量最多，直径为 10～12 μm，胞质含许多细小颗粒，核呈杆状或分叶（2～5 叶）；细菌严重感染时核左移（1～2 叶），骨髓造血功能发生障碍时核右移（4～5 叶）。具有趋化作用，吞噬细菌和异物；大量吞噬后死亡，转变为脓细胞。

(2) 嗜碱性粒细胞：数量最少，直径为 10～12 μm，核分叶、呈“S”形或不规则；胞质内含大小不等、分布不均的嗜碱性颗粒。参与过敏反应的形成。

(3) 嗜酸性粒细胞：直径为 10～15 μm，核多为 2 叶，胞质内充满粗大的鲜红色嗜酸性颗粒，内含组胺酶、芳基硫酸酯酶及阳离子蛋白。能够抑制过敏反应，杀灭寄生虫。

2. 无粒细胞

(1) 单核细胞：直径为 14～20 μm；核呈肾形、马蹄铁形或不规则，染色质颗粒细而松散，着色浅；胞质弱嗜碱性呈灰蓝色，含许多嗜天青颗粒。进入结缔组织后分化成巨噬细胞。

(2) 淋巴细胞：淋巴细胞胞质富含游离核糖体，可含溶酶体。血液中以小淋巴细胞为主，有部分中淋巴细胞；大淋巴细胞存在于淋巴组织中。

大小分类：
- 小淋巴细胞：直径为 6～8 μm，胞质少，强嗜碱性，核圆有侧凹，染色质块状着色深。
- 中淋巴细胞：直径为 9～12 μm，胞质较多，含少量嗜天青颗粒，核染色质略稀疏，着色略浅。
- 大淋巴细胞：直径为 13～20 μm。

功能分类
- 胸腺依赖淋巴细胞（T 细胞）：于胸腺产生，占 75%，执行细胞免疫功能，并调节其他免疫细胞的生长和分化。
- 骨髓依赖淋巴细胞（B 细胞）：于骨髓产生，占 10%～15%，受抗原刺激后增殖分化为浆细胞，产生抗体。
- 自然杀伤细胞（NK 细胞）：于骨髓中产生，占 10%。参与免疫应答，抵御疾病。

四、血小板

（1）来源：骨髓巨核细胞脱落形成的胞质小块。

（2）光镜观察：双凸圆盘状，直径 2～4 μm；受刺激后伸出突起；在血涂片上常聚集成群；分中央颗粒区（含血小板颗粒）和周边透明区。

（3）电镜观察：透明区含有微管和微丝；颗粒区有特殊颗粒（α 颗粒）、致密颗粒和少量溶酶体；有开放小管系和致密小管系。

（4）功能：特殊颗粒含血小板因子Ⅳ、血小板源性生长因子（PDGF）等；致密颗粒含 5-羟色胺、钙离子等；参与止血和凝血，促进内皮细胞增殖、修复血管。

（5）寿命：7～14 天。

复习思考题

一、选择题（每题仅有 1 个正确答案）

1. 血液中的主要细胞成分包括（　　）。

A. 红细胞、白细胞和血小板　　B. 红细胞和血浆　　C. 白细胞和血浆
D. 血小板和血浆　　E. 红细胞和血小板

2. 红细胞的主要功能是（　　）。

A. 吞噬细菌　　B. 运输氧气　　C. 血液凝固
D. 免疫反应　　E. 运输激素

3. 白细胞中最多的一种细胞类型是（　　）。

A. 单核细胞　　B. 中性粒细胞　　C. 嗜酸性粒细胞
D. 嗜碱性粒细胞　　E. 淋巴细胞

4. 血小板的主要功能是（　　）。

A. 运输氧气　　B. 凝固血液　　C. 吞噬细菌
D. 免疫反应　　E. 运输激素

5. 血液中最主要的蛋白质是（　　）。
A. 纤维蛋白原　B. 血红蛋白　C. 白蛋白
D. 球蛋白　E. 纤维连接蛋白

6. 血浆中的主要成分是（　　）。
A. 蛋白质　B. 水　C. 电解质
D. 营养物质　E. 废物

7. 红细胞的寿命大约是（　　）。
A. 10 天　B. 30 天　C. 60 天
D. 120 天　E. 180 天

8. 白细胞的主要功能是（　　）。
A. 运输氧气　B. 运输二氧化碳　C. 免疫防御
D. 血液凝固　E. 运输营养物质

9. 在显微镜下，红细胞的形状通常是（　　）。
A. 球形　B. 双凹圆盘形　C. 纺锤形
D. 不规则形　E. 柱形

10. 血小板是从（　　）中分裂出来的。
A. 单核细胞　B. 中性粒细胞　C. 巨核细胞
D. 嗜酸性粒细胞　E. 淋巴细胞

11. 血液中负责运输二氧化碳的主要成分是（　　）。
A. 血小板　B. 血浆蛋白　C. 红细胞
D. 白细胞　E. 血红蛋白

12. 在血液中，对寄生虫感染的反应最强的白细胞是（　　）。
A. 单核细胞　B. 中性粒细胞　C. 嗜酸性粒细胞
D. 嗜碱性粒细胞　E. 淋巴细胞

13. 淋巴细胞的主要功能是（　　）。
A. 吞噬细菌　B. 运输氧气　C. 产生抗体
D. 血液凝固　E. 运输激素

14. 血液的 pH 值范围是（　　）。
A. 6. 0~6. 5　B. 6. 5~7. 0　C. 7. 0~7. 5
D. 7. 35~7. 45　E. 7. 5~8. 0

15. 血浆中最多的电解质是（　　）。
A. 钾离子　B. 钠离子　C. 氯离子
D. 钙离子　E. 镁离子

16. 红细胞中含量最高的蛋白质是（　　）。

A. 白蛋白　　B. 血红蛋白　　C. 球蛋白

D. 纤维蛋白原　　E. 肌红蛋白

17. 白细胞中的嗜碱性粒细胞主要含有（　　）。

A. 溶酶体酶　　B. 抗体　　C. 肝素和组胺

D. 过氧化物酶　　E. 溶菌酶

18. 血液中负责抗过敏反应的细胞是（　　）。

A. 嗜酸性粒细胞　　B. 中性粒细胞　　C. 单核细胞

D. 血小板　　E. 红细胞

19. 血液中的单核细胞在组织中分化成（　　）。

A. 巨噬细胞　　B. 中性粒细胞　　C. 嗜酸性粒细胞

D. 嗜碱性粒细胞　　E. 淋巴细胞

20. 血液凝固过程中形成血凝块的蛋白质是（　　）。

A. 纤维蛋白原　　B. 血红蛋白　　C. 白蛋白

D. 球蛋白　　E. 肌红蛋白

二、判断题

1. 红细胞在血液中占据最大比例。（　　）

2. 淋巴细胞主要分为 T 细胞和 B 细胞。（　　）

三、名词解释

1. 红细胞；2. 血小板

四、简答题

简述血液中白细胞的类型及其主要功能。

第十章　肌组织

重点内容纲要

肌组织分为骨骼肌、心肌、平滑肌三大类，主要由肌细胞构成。肌细胞呈细长纤维状，又称肌纤维，肌细胞膜称肌膜，肌细胞质称肌浆。

一、骨骼肌

每块骨骼肌都是一个器官，由许多平行排列的骨骼肌纤维组成。

（一）光镜结构

骨骼肌纤维呈长圆柱状，直径 10~100 μm，长度不等，多为 1~40 mm。骨骼肌纤维是多核细胞，核呈椭圆形，可达数十至数百个。胞质充满肌原纤维，与肌纤维长轴平行排列，有周期性横纹。

肌原纤维由暗带（A 带）和明带（I 带）组成。暗带中央有 H 带，H 带中央有 M 线；明带中央为 Z 线。肌节是相邻 2 条 Z 线之间的一段肌原纤维，由 1/2 I 带+A 带+1/2 I 带构成，长 1.5~3.5 μm，是骨骼肌纤维结构和功能的基本单位。

（二）超微结构

1. 肌原纤维

肌原纤维由粗肌丝和细肌丝构成。肌原纤维间有肌浆网，以及大量线粒体、糖原、肌红蛋白。

(1) 粗肌丝：分布于肌节中央，长贯暗带，中央固定于 M 线，两端游离。粗肌丝长 1.5 μm，直径为 15 nm，由肌球蛋白组成。肌球蛋白呈豆芽状，分头部和杆部，头部为横桥，具有 ATP 酶活性。

（2）细肌丝：一端固定于 Z 线，一端伸入粗肌丝间，末端游离，止于 H 带外侧。细肌丝长1 μm，直径为 5 nm，由肌动蛋白、原肌球蛋白和肌钙蛋白组成。

2. 横小管

横小管是肌膜向肌浆内凹陷形成的管状结构，与肌纤维长轴垂直。同一平面的横小管分支吻合，环绕肌原纤维。横小管位于明、暗带交界处。其功能是将肌膜的兴奋传导至肌纤维内部。

3. 肌浆网

肌浆网是肌纤维中特化的滑面内质网，位于横小管之间。肌浆网纵行包绕肌原纤维的部分称纵小管；两端扩大形成的扁囊称终池。每条横小管与两侧的终池组成三联体。肌浆网膜中有钙泵和钙通道，贮存和释放 Ca^{2+}。

4. 肌丝滑动原理

①运动神经末梢将冲动传递给肌膜；②兴奋经横小管传递给肌浆网，肌浆网释放 Ca^{2+}；③Ca^{2+} 与肌钙蛋白结合，使原肌球蛋白和肌钙蛋白构型改变，肌动蛋白上的肌球蛋白结合位点暴露并与肌球蛋白横桥结合；④ATP 被分解释放能量，横桥弯曲，将细肌丝牵引向 M 线；⑤细肌丝向 M 线滑动，明带、肌节、肌纤维均收缩；⑥Ca^{2+} 被泵回肌浆网，肌钙蛋白等复原，肌纤维松弛。

二、心肌

心肌分布于心脏，收缩具自动节律性，无肌卫星细胞。

（一）光镜结构

心肌纤维呈不规则的短圆柱状，有分支，互连成网；核 1~2 个，居中；有周期性横纹，肌原纤维位于周边，核细胞质染色浅，内含脂褐素；细胞以闰盘连接。

（二）超微结构

心肌纤维内有粗肌丝、细肌丝和肌节，肌原纤维粗细不等，其间线粒体丰富；横小管位于Z 线水平；肌浆网稀疏，纵小管不发达，终池小而少，多形成二联体；闰盘横位部分有中间连接和桥粒；纵位部分存在缝隙连接，便于细胞间化学信息交流和电冲动传递，使心肌舒缩同步化。

三、平滑肌

平滑肌广泛分布于中空性器官管壁内。

（一）光镜结构

平滑肌纤维呈长梭形，大小和形状因所在部位和器官的功能状态而异；无横纹，胞质嗜酸性。平滑肌纤维属于单核细胞，细胞核呈杆状或椭圆形。

（二）超微结构

平滑肌纤维内无肌原纤维，可见粗肌丝和细肌丝及中间丝，若干粗细肌丝聚集形成收缩单位（肌丝滑动导致收缩）；胞膜上有密斑，胞质内有密体，为细肌丝附着处。细胞间有发达的缝隙连接，使功能同步化。

复习思考题

一、选择题（每题仅有 1 个正确答案）

1. 骨骼肌纤维的主要特点是（　　）。
A. 单核、无条纹　　B. 多核、有条纹　　C. 单核、有条纹
D. 多核、无条纹　　E. 单核、分枝
2. 平滑肌主要存在于（　　）。
A. 心脏　　B. 肝脏　　C. 胃肠道
D. 皮肤　　E. 骨骼
3. 心肌纤维的主要特点是（　　）。
A. 单核、无条纹　　B. 多核、有条纹　　C. 单核、有条纹
D. 多核、无条纹　　E. 单核、分支
4. 肌节是指（　　）。
A. 肌细胞的细胞核　　B. 骨骼肌的功能单位　　C. 平滑肌的基本结构
D. 心肌的连接部分　　E. 骨骼肌的外膜
5. 骨骼肌中的 A 带主要由（　　）组成。
A. 肌动蛋白　　B. 肌球蛋白　　C. 细胞核
D. 线粒体　　E. 核糖体
6. 平滑肌收缩的主要特征是（　　）。
A. 快速和有力　　B. 持久和缓慢　　C. 不受神经支配
D. 无条纹　　E. 自发性
7. 骨骼肌纤维的基本结构单位是（　　）。

A. 肌节　　B. 肌原纤维　　C. 肌束
D. 肌膜　　E. 肌纤维

8. 心肌中的闰盘的作用是（　　）。
A. 分泌激素　　B. 支持细胞　　C. 传递电信号
D. 合成蛋白质　　E. 保护心肌细胞

9. 平滑肌细胞的形状是（　　）。
A. 多角形　　B. 梭形　　C. 柱形
D. 星形　　E. 球形

10. 心肌的基本结构单位是（　　）。
A. 肌纤维　　B. 肌原纤维　　C. 肌细胞
D. 心肌纤维　　E. 肌束

11. 骨骼肌纤维中负责肌肉收缩的蛋白质是（　　）。
A. 肌动蛋白和肌球蛋白　　B. 胶原蛋白和弹性蛋白
C. 角蛋白和结缔蛋白　　D. 血红蛋白和血浆蛋白
E. 肌凝蛋白和网蛋白

12. 心肌纤维之间的连接结构称为（　　）。
A. 肌间盘　　B. 闰盘　　C. 肌膜
D. 肌节　　E. 肌原纤维

13. 在骨骼肌中，Z 线的作用是（　　）。
A. 分膈肌节　　B. 支持肌细胞　　C. 连接肌原纤维
D. 分泌激素　　E. 传递神经信号

14. 心肌收缩的机制是（　　）。
A. 神经冲动　　B. 自律性细胞　　C. 内分泌信号
D. 机械刺激　　E. 化学信号

15. 平滑肌细胞的核位于（　　）。
A. 细胞周边　　B. 细胞中央　　C. 细胞外部
D. 细胞膜上　　E. 细胞核不存在

16. 骨骼肌纤维的收缩由（　　）触发。
A. 钠离子　　B. 钾离子　　C. 钙离子
D. 氯离子　　E. 镁离子

17. 平滑肌细胞的主要功能是（　　）。
A. 快速收缩　　B. 有力收缩
C. 调节血管和内脏器官的活动　　D. 产生热量

E. 支持身体结构

18. 骨骼肌的能量主要来自（　　）。

A. 葡萄糖　　B. 脂肪　　C. 蛋白质

D. ATP　　E. DNA

19. 心肌细胞的特点包括（　　）。

A. 单核、无条纹　　B. 多核、有条纹

C. 单核、有条纹和分支　　D. 多核、无条纹

E. 单核、无条纹和分支

20. 控制平滑肌的收缩的因素不包括（　　）。

A. 自律性细胞　　B. 内分泌信号　　C. 神经冲动

D. 机械刺激　　E. 骨骼肌纤维

二、判断题

1. 骨骼肌纤维是多核的。　（　　）

2. 平滑肌细胞具有明显的条纹。　（　　）

三、名词解释

1. 闰盘；2. 肌节

四、简答题

简述骨骼肌纤维的结构特点及其功能。

第十一章　神经组织

重点内容纲要

一、概述

神经组织由神经细胞（神经元）和神经胶质细胞组成。神经元的主要功能是接受刺激、整合信息和传导冲动。而神经胶质细胞则对神经元起支持、保护、营养和绝缘等作用。

二、神经元

（一）形态结构和功能

神经元由胞体和突起（树突和轴突）组成。

1. 胞体

（1）细胞膜：具有可兴奋性，含受体及离子通道，负责接收和传导冲动。

（2）细胞核：位于胞体中央，大而圆，核仁明显。

（3）细胞质：含尼氏体和神经原纤维。

①尼氏体：由粗面内质网和游离核糖体组成，能合成蛋白质、神经递质酶类及肽类神经调质。

②神经原纤维：由神经丝、微丝和微管构成，形成细胞骨架并参与物质运输。

2. 树突

（1）形态：粗短，具有许多分支，在分支上有大量棘状的短小突起，称树突棘。

（2）树突内胞质的结构与胞体胞质相似。

（3）功能：接受刺激，扩展神经元表面积以提高信息接收效率。

3. 轴突

（1）形态：细长，通常仅 1 条，末端形成轴突终末。

(2) 结构特点：①由轴丘发出；②胞质无尼氏体，含神经原纤维。

(3) 功能：传导冲动，参与物质运输。

(4) 轴突运输分类

顺向轴突运输：由胞体向轴突终末运输的过程
逆向轴突运输：轴突终末的代谢产物或摄取的物质逆向转运到胞体。
慢速轴突运输：由胞体内的神经丝、微管和微丝缓慢地转运到轴突终末。

(二) 神经元分类

1. 按突起数量分类

多极神经元：一个轴突和多个树突（最多）。
双极神经元：一个树突和一个轴突（很少）。
假单极神经元：一个突起分为周围突和中枢突，形似“T”形。

2. 按功能分类

感觉神经元：又称传入神经元，多为假单极神经元。
运动神经元：又称传出神经元，一般为多极神经元。
中间神经元：主要为多极神经元，位于前两种神经元之间，加工和传递信息；占神经元总数的99%以上。

3. 按轴突的长短分类

高尔基Ⅰ型神经元：具有长轴突（可达1 m以上）的大神经元。
高尔基Ⅱ型神经元：具有短轴突（数微米）的小神经元。

(三) 神经干细胞

神经干细胞分布于脑和脊髓的室管膜下区、大脑海马等。其形态类似星形胶质细胞。巢蛋白是其重要标志物。在特定环境下，神经干细胞能够增殖分化为神经元、星形胶质细胞和少突胶质细胞，替换正常凋亡的细胞或参与损伤修复。

(四) 突触

1. 定义

突触是神经元与神经元之间、神经元与效应细胞之间传递信息的部位，由突触前成分、突触间隙、突触后成分构成。

2. 分类

(1) 化学突触：以神经递质作为传递信息的媒介。

(2) 电突触：缝隙连接，传递生物电流（人类极少见）。

三、神经胶质细胞

在神经元与神经元之间，神经元与非神经细胞之间，除突触部位以外，都被神经胶质细胞分隔、绝缘，以保证信息传递的专一性和不受干扰。

（一）中枢神经系统的神经胶质细胞

1. 星形胶质细胞

（1）形态：胞体大，呈星形多突起，核圆或卵圆形，胞质内含胶质丝（胶质原纤维酸性蛋白构成的中间丝）。

（2）功能：①支持和绝缘；②在脑和脊髓表面构成胶质界膜；在血管周围形成神经胶质膜，参与构成血-脑屏障；③分泌神经营养因子；④组织损伤时，细胞增生形成胶质瘢痕。

2. 少突胶质细胞

（1）形态：胞体较小，突起较少；突起末端扩展成扁平薄膜。

（2）功能：形成髓鞘。

3. 小胶质细胞

（1）形态：胞体最小，呈细长或椭圆状；核小、染色深。

（2）功能：中枢神经系统损伤时转变为巨噬细胞，具有吞噬作用。

4. 室管膜细胞

（1）分布：脑室和脊髓中央管的腔面。

（2）功能：参与产生脑脊液。

（二）周围神经系统的神经胶质细胞

1. 施万细胞

施万细胞在轴突周围形成髓鞘和神经膜，并在神经纤维的再生中起重要作用。

2. 卫星细胞

卫星细胞是神经节内包裹神经元胞体的一层扁平或立方形细胞。细胞核圆形或卵圆形，染色较深，具有营养和保护作用。

四、神经纤维和神经

神经纤维由神经元的长轴突及包绕它的神经胶质细胞构成，分为有髓神经纤维、无髓神经纤维。

（一）周围神经系统的神经纤维

1. 有髓神经纤维

施万细胞呈长卷筒状套在轴突外；相邻施万细胞间的狭窄处称郎飞结。施万细胞的结构分为3层：中层为髓鞘，以髓鞘为界胞质分为内侧胞质和外侧胞质。内侧胞质极薄，光镜下难分辨；外侧胞质略厚，核位于其中。髓鞘则由多层细胞膜同心卷绕形成，电镜下呈明暗相间的板层状；含大量髓磷脂和少量蛋白质。

2. 无髓神经纤维

施万细胞为不规则的长柱状，表面有数量不等、深浅不同的纵行凹沟，纵沟内有较细的轴突，施万细胞的膜不形成髓鞘；一条无髓神经纤维可含多条轴突；由于相邻的施万细胞衔接紧密，无郎飞结。

（二）中枢神经系统的神经纤维

1. 有髓神经纤维

少突胶质细胞的多个突起末端形成扁平薄膜，形成髓鞘。神经纤维外表面无基膜，髓鞘内无切迹。

2. 无髓神经纤维

轴突裸露，无特异性的神经胶质细胞包裹。

（三）神经纤维的功能

神经纤维能够传导神经冲动，电流的传导在轴膜进行；有髓神经纤维的神经冲动在郎飞结间呈跳跃式传导，故传导速度快；无髓神经纤维的神经冲动沿轴膜连续传导，故传导速度慢。

（四）神经

周围神经系统的神经纤维集合在一起，构成神经，分布到全身各器官。多数神经兼含感觉神经纤维、运动神经纤维及自主神经纤维。包裹在神经表面的致密结缔组织称神经外膜。包绕在神经内的每条神经纤维的结缔组织，称神经内膜。若干条神经纤维聚集为一条神经束，包被神经束的结缔组织称神经束膜。

五、神经末梢

周围神经纤维的终末，遍布全身，按功能分为感觉神经末梢和运动神经末梢两大类。

（一）感觉神经末梢

感觉神经末梢是感觉神经元（假单极神经元）周围轴突的末端，能够感受环境刺激并转化为神经冲动。

1. 游离神经末梢

（1）分布：表皮、角膜、各种结缔组织。

（2）功能：感受温度、应力和某些化学物质的刺激，参与产生冷、热、轻触和痛觉。

2. 触觉小体

（1）分布：真皮乳头，于手指最多。

（2）功能：感受应力刺激，参与产生触觉。

3. 环层小体

（1）分布：皮下组织、腹膜、肠系膜、韧带、关节囊等处。

（2）功能：感受较强的应力，参与产生压觉和振动觉。

4. 肌梭

（1）分布：骨骼肌内。

（2）功能：为本体感受器，感受骨骼肌的舒缩状态，参与调节骨骼肌活动。

（二）运动神经末梢

运动神经末梢是运动神经元的轴突在肌组织和腺体的终末结构，支配肌纤维的收缩和腺体的分泌。

1. 躯体运动神经末梢（运动终板）

（1）分布：骨骼肌。

（2）功能：支配骨骼肌收缩。

2. 内脏运动神经末梢

（1）分布：心肌，内脏及血管平滑肌，腺体。

（2）功能：控制或调节肌细胞收缩、腺体分泌。

复习思考题

一、选择题（每题仅有 1 个正确答案）

1. 神经元的主要组成部分不包括（　　）。

A. 细胞体　　B. 树突　　C. 轴突

D. 纤毛　　E. 细胞核

2. 神经胶质细胞的主要功能是（　　）。

A. 传递神经冲动　　B. 支持和保护神经元　　C. 产生神经递质

D. 产生红细胞　　E. 过滤血液

3. 髓鞘主要由（　　）形成。

A. 星形胶质细胞　　B. 小胶质细胞　　C. 施万细胞

D. 卫星细胞　　E. 卵圆细胞

4. 中枢神经系统中的神经胶质细胞不包括（　　）。

A. 星形胶质细胞　　B. 小胶质细胞　　C. 少突胶质细胞

D. 卫星细胞　　E. 室管膜细胞

5. 在神经系统中，突触的主要功能是（　　）。

A. 传递神经冲动　　B. 支持神经元　　C. 分泌神经递质

D. 吸收营养物质　　E. 产生髓鞘

6. 灰质和白质的主要区别是（　　）。

A. 灰质主要由神经元的胞体组成，白质主要由神经纤维组成

B. 灰质主要由神经纤维组成，白质主要由神经元的胞体组成

C. 灰质没有神经元，白质有神经元

D. 灰质和白质都没有神经纤维

E. 灰质和白质的功能完全相同

7. 神经元的突触前膜和突触后膜之间的间隙称为（　　）。

A. 突触裂隙　　B. 轴突末梢　　C. 树突末梢

D. 神经节　　E. 神经末梢

8. 神经元的主要代谢中心是（　　）。

A. 树突　　B. 轴突　　C. 细胞体

D. 突触　　E. 髓鞘

9. 中枢神经系统中的主要支持细胞是（　　）。

A. 星形胶质细胞　　B. 施万细胞　　C. 卫星细胞

D. 小胶质细胞　　E. 卵圆细胞

10. 神经元通过（　　）与其他神经元或效应器细胞进行通信。

A. 树突　　B. 轴突　　C. 突触

D. 髓鞘　　E. 细胞体

11. 传导神经冲动的结构称为（　　）。

A. 细胞体　　B. 树突　　C. 轴突

D. 神经胶质细胞　　E. 突触

12. 小胶质细胞的主要功能是（　　）。

A. 支持和保护神经元　　B. 产生神经递质

C. 清除中枢神经系统中的碎片和病原体

D. 产生髓鞘　　E. 传递神经冲动

13. 髓鞘在神经系统中的作用是（　　）。

A. 支持神经元　　B. 保护神经元

C. 提高神经冲动的传导速度　　D. 产生神经递质　　E. 分泌髓液

14. 主要存在于外周神经系统的细胞是（　　）。

A. 星形胶质细胞　　B. 小胶质细胞　　C. 施万细胞

D. 室管膜细胞　　E. 卫星细胞

15. 神经节是指（　　）。

A. 中枢神经系统中的神经元聚集区　　B. 外周神经系统中的神经元聚集区

C. 神经纤维的交叉点　　D. 突触形成的部位

E. 神经递质的储存区

16. 星形胶质细胞的主要功能包括（　　）。

A. 支持和保护神经元，调节血脑屏障　　B. 传递神经冲动

C. 产生神经递质　　D. 清除中枢神经系统中的碎片和病原体

E. 分泌髓液

17. 神经纤维的再生主要依赖于（　　）。

A. 星形胶质细胞　　B. 施万细胞　　C. 小胶质细胞

D. 室管膜细胞　　E. 卫星细胞

18. 神经元的轴突末端通常具有（　　）。

A. 突触　　B. 树突　　C. 细胞体

D. 髓鞘　　E. 神经节

19. 室管膜细胞的主要功能是（　　）。

A. 产生脑脊液　　B. 支持神经元　　C. 传递神经冲动

D. 产生髓鞘　　E. 调节血脑屏障

20. 中枢神经系统中的髓鞘（　　）产生。

A. 星形胶质细胞　　B. 小胶质细胞　　C. 少突胶质细胞

D. 施万细胞　　E. 卫星细胞

二、判断题

1. 施万细胞存在于中枢神经系统中。（　　）
2. 突触是神经元之间进行信号传递的结构。（　　）

三、名词解释

1. 髓鞘；2. 星形胶质细胞

四、简答题

简述中枢神经系统中的主要神经胶质细胞及其功能。

第十二章　循环系统

重点内容纲要

一、动脉

（一）大动脉（弹性动脉）

1. 内膜

内膜最薄，分为内皮、内皮下层和内弹性膜 3 层。内皮细胞富含 W-P 小体。

2. 中膜

中膜较厚，含 40~ 70 层有孔的弹性膜，弹性膜之间由弹性纤维相连。

3. 外膜

外膜较薄，属于疏松结缔组织。

（二）中动脉（肌性动脉）

1. 内膜

内膜由内皮、内皮下层和内弹性膜（内膜、中膜的交界处）组成。

2. 中膜

中膜较厚，主要由 10~40 层平滑肌纤维组成。

3. 外膜

外膜厚度与中膜接近，为疏松结缔组织。有明显的断续的外弹性膜。

（三）小动脉（外周阻力血管）

小动脉为肌性动脉，其管径范围为 0. 3~1 mm。较大的小动脉有明显的内弹性膜。中膜有几层平滑肌纤维。小动脉具有较多神经纤维，能够调节血管的舒缩。

（四）微动脉

管径一般小于0.3 mm，无内、外弹性膜，中膜由1~2层平滑肌纤维组成。

二、毛细血管

（一）毛细血管的结构

毛细血管的管径最细，一般为7~9 μm。毛细血管既是分布最广的血管，也是物质交换的核心场所。其管壁由单层内皮、基膜及散在分布的周细胞组成。

（二）毛细血管的分类

1. 连续毛细血管

（1）特点：内皮细胞连续，由紧密连接封闭细胞间隙，基膜完整，胞质内含大量质膜小泡。

（2）分布：中枢神经系统、肺等需要严格控制物质交换的部位。

2. 有孔毛细血管

（1）特点：基膜完整，内皮细胞胞质部极薄，有内皮窗孔，窗孔为中、小分子物质交换的途径。

（2）分布：胃肠黏膜、某些内分泌腺和肾血管球等代谢活跃区域。

3. 窦状毛细血管（血窦）

（1）特点：管腔较大且不规则，细胞间隙较大，允许血细胞或大分子物质通过。

（2）分布：肝、脾等需高效物质交换的器官。

三、静脉

根据管径大小和管壁结构特点，静脉分为微静脉、小静脉、中静脉和大静脉。

与伴行的动脉相比，静脉管壁薄，管腔大、呈不规则或塌陷状。管壁无明显的内、外弹性膜，3层膜无明显的分界。

四、心脏

（一）心壁的结构

心壁由内向外分为心内膜、心肌膜、心外膜。

1. 心内膜

(1) 内皮：单层扁平上皮，表面光滑，利于血液流动。

(2) 内皮下层：内层为薄层结缔组织，有少量平滑肌纤维。

(3) 心内膜下层：为疏松结缔组织，含小血管和神经；在心室有心脏传导系统的分支（浦肯野纤维）。

2. 心肌膜

(1) 心肌纤维排列：呈现内纵行、中环行、外斜行的复杂交织模式，此结构可增强心肌收缩力并协调心室射血。

(2) 毛细血管网：肌纤维间分布着丰富的毛细血管，为心肌持续提供氧和营养物质。

3. 心外膜

(1) 结构：作为心包的脏层，由间皮细胞覆盖的浆膜构成，含血管、神经及脂肪组织。

(2) 功能：分泌少量浆液以减少心肌搏动时的摩擦。

(二) 心脏传导系统

心脏传导系统是由特殊分化的心肌细胞构成的电信号传导网络，确保心房与心室协调收缩。包括窦房结（起搏点）、房室结、房室束（希氏束）、左右房室束及其分支（浦肯野纤维）。

细胞类型：
- 起搏细胞：心肌兴奋的起搏点。
- 移行细胞：起传导冲动的作用。
- 浦肯野纤维：位于心室的心内膜下层和心肌膜；纤维短而粗，形状不规则，缝隙连接发达；将冲动快速传递到心室各处，引发心室肌同步收缩。

复习思考题

一、选择题（每题仅有1个正确答案）

1. 血液中的主要细胞成分是（　　）。

A. 红细胞　　B. 上皮细胞　　C. 肌肉细胞

D. 神经细胞　　E. 淋巴细胞

2. 承担心脏的主要泵血功能的组织是（　　）。

A. 上皮组织　　B. 平滑肌组织　　C. 心肌组织

D. 神经组织　　E. 结缔组织

3. 构成动脉壁中层的主要细胞是（　　）。

A. 内皮细胞　B. 平滑肌细胞　C. 结缔组织
D. 脂肪细胞　E. 神经纤维

4. 毛细血管的主要功能是（　　）。
A. 输送氧气　B. 过滤血液　C. 进行物质交换
D. 产生红细胞　E. 分泌激素

5. 静脉瓣的主要作用是（　　）。
A. 促进血液流动　B. 防止血液倒流　C. 过滤血液
D. 分泌激素　E. 产生红细胞

6. 淋巴系统的主要功能之一是（　　）。
A. 运输营养物质　B. 运输氧气　C. 过滤和回收组织液
D. 产生红细胞　E. 分泌激素

7. 构成心脏内膜的主要组织是（　　）。
A. 上皮组织　B. 结缔组织　C. 心肌组织
D. 神经组织　E. 平滑肌组织

8. 冠状动脉的主要功能是（　　）。
A. 供应心肌营养　B. 运输废物　C. 过滤血液
D. 输送氧气　E. 分泌激素

9. 血液中的主要运输蛋白是（　　）。
A. 血红蛋白　B. 胰岛素　C. 胶原蛋白
D. 肌球蛋白　E. 角蛋白

10. 在动脉系统中，血液流速最快的部分是（　　）。
A. 动脉　B. 毛细血管　C. 小动脉
D. 静脉　E. 静脉窦

11. 血液凝固的重要参与者是（　　）。
A. 红细胞　B. 白细胞　C. 血小板
D. 淋巴细胞　E. 巨噬细胞

12. 淋巴结的主要功能是（　　）。
A. 产生红细胞　B. 过滤淋巴液　C. 分泌激素
D. 运输氧气　E. 产生抗体

13. 下列哪种结构在动脉和静脉之间进行物质交换？（　　）
A. 动脉　B. 毛细血管　C. 静脉
D. 小动脉　E. 静脉窦

14. 组成心脏的传导系统的主要细胞是（　　）。

A. 心肌细胞　　B. 神经细胞　　C. 上皮细胞
D. 结缔组织细胞　　E. 平滑肌细胞

15. 静脉壁的主要特点是（　　）。
A. 厚而富有弹性　　B. 薄而易扩张　　C. 只有内膜
D. 没有平滑肌　　E. 只有结缔组织

16. 淋巴管的功能包括（　　）。
A. 运输氧气　　B. 排泄废物　　C. 回收组织液
D. 分泌激素　　E. 产生红细胞

17. 在动脉中，内皮细胞的主要功能是（　　）。
A. 产生抗体　　B. 进行物质交换　　C. 过滤血液
D. 分泌激素　　E. 调节血流

18. 存在于心脏的内膜和中膜之间的结构是（　　）。
A. 心内膜　　B. 心肌　　C. 纤维性骨架
D. 血管　　E. 神经纤维

19. 动脉和静脉的主要区别在于（　　）。
A. 动脉壁较厚且有较多平滑肌　　B. 静脉壁较厚且有较多平滑肌
C. 动脉没有平滑肌　　D. 静脉没有内皮细胞
E. 动脉只有结缔组织

20. 心包膜的主要功能是（　　）。
A. 产生抗体　　B. 保护和支持心脏　　C. 分泌激素
D. 进行物质交换　　E. 调节血流

二、判断题

1. 心脏的内膜是由上皮细胞组成的。　　（　　）
2. 动脉和静脉的主要区别在于动脉有瓣膜而静脉没有。　　（　　）

三、名词解释

1. 动脉；2. 毛细血管

四、简答题

简述淋巴系统的主要功能。

第十三章　免疫系统

重点内容纲要

一、免疫系统的组成

免疫系统由淋巴组织、淋巴器官、免疫细胞和免疫活性分子（免疫球蛋白、抗体及细胞因子等）构成，这些成分通过血液循环和淋巴循环形成一个整体。免疫系统有三大功能：①免疫防御，识别和清除进入机体的抗原（病原微生物、异体细胞和异体分子）。②免疫监视，识别和清除表面抗原发生变异的细胞（肿瘤细胞和病毒感染细胞）。③免疫稳定，识别和清除体内衰老死亡的细胞，维持内环境的稳定。

二、淋巴组织

淋巴组织以网状组织为基础，网孔中充满大量淋巴细胞及其他免疫细胞。

1. 弥散淋巴组织

弥散淋巴组织无明确界限，有毛细血管后微静脉（高内皮微静脉），是淋巴细胞从血液进入淋巴组织的通道。

2. 淋巴小结（淋巴滤泡）

淋巴小结是界限较为清晰的球形小体，含有大量 B 细胞和一定数量的 Th 细胞、滤泡树突状细胞及巨噬细胞等。抗原刺激后，淋巴小结产生生发中心。无生发中心者，称初级淋巴小结；有生发中心者称次级淋巴小结；生发中心分为暗区和明区。

(1) 暗区：位于淋巴小结一端，着色深（细胞嗜碱性强），主要含大而幼稚的 B 细胞。

(2) 明区：位于淋巴小结中心，含中等大的 B 细胞和部分 Th 细胞、滤泡树突状细胞和巨噬细胞。

三、淋巴器官

淋巴器官主要由淋巴组织构成，分为中枢淋巴器官和外周淋巴器官。中枢淋巴器官包括胸腺和骨髓，淋巴性造血干细胞在二者内分别形成初始 T 细胞和初始 B 细胞。外周淋巴器官包括淋巴结、脾、扁桃体等。

四、免疫细胞

（一）淋巴细胞

1. T 细胞

（1）来源：骨髓产生的祖 T 细胞经血液循环迁移至胸腺发育成熟。

（2）功能分类。

①辅助性 T 细胞（Th 细胞）：通过分泌细胞因子激活 B 细胞、巨噬细胞等。

②细胞毒性 T 细胞（Tc 细胞）：识别并杀伤病毒感染细胞或肿瘤细胞（表达 MHC Ⅰ类分子）。

③调节性 T 细胞（Tr 细胞）：抑制过度免疫反应，维持免疫耐受。

2. B 细胞

（1）来源：骨髓中发育成熟。

（2）功能：识别抗原后分化为浆细胞，分泌抗体（如 IgG、IgA 等）。部分 B 细胞成为记忆 B 细胞，提供长期免疫保护。

（3）功能分类。

①B-1 细胞：占 B 细胞总数的 5%~10%，来源于胚胎肝造血干细胞，表达 CD5，不形成记忆 B 细胞，活化不需要 T 细胞参与，主要分泌 IgM，在免疫应答的早期发挥作用。

②B-2 细胞：表达 CD40，是分泌抗体参与体液免疫应答的主要细胞。

3. 自然杀伤细胞（NK 细胞）

（1）来源：骨髓或肝脏。

（2）功能：无须预先致敏，直接杀伤 MHC Ⅰ类分子缺失的细胞（如肿瘤细胞、病毒感染细胞）。

（二）巨噬细胞及单核吞噬细胞系统

（1）单核细胞：血液中循环，分化为巨噬细胞或树突状细胞。

（2）巨噬细胞：吞噬病原体、清除凋亡细胞，分泌炎症因子激活免疫反应。

(3) 单核巨噬细胞系统：包括单核细胞和由其分化而来的具有吞噬功能的细胞，包括结缔组织和淋巴组织的巨细胞、骨组织的破骨细胞、神经组织的小胶质细胞、肝巨噬细胞（库普弗细胞）和肺巨噬细胞（尘细胞）等，它们均具有强大的吞噬能力，也是主要的抗原呈递细胞。

（三）抗原呈递细胞

(1) 功能：摄取加工抗原，通过 MHC 分子呈递抗原给 T 细胞，启动适应性免疫。
(2) 特性：高表达共刺激分子，是连接固有免疫与适应性免疫的桥梁。

（四）其他免疫细胞

1. 先天淋巴细胞（ILC）
(1) γδT 细胞：识别非肽类抗原，参与早期抗肿瘤和抗感染免疫。
(2) 自然杀伤 T 细胞（NKT）：识别脂质抗原，调节免疫应答。
2. 红细胞与血小板
(1) 红细胞：清除免疫复合物，参与补体调节。
(2) 血小板：释放炎症介质，参与止血与免疫调节。

复习思考题

一、选择题（每题仅有 1 个正确答案）

1. 主要的抗体生产者是（　　）。
A. T 细胞　B. B 细胞　C. 巨噬细胞
D. 中性粒细胞　E. 自然杀伤细胞
2. 胸腺的主要功能是（　　）。
A. 产生抗体　B. 过滤血液　C. T 细胞成熟
D. 分泌胰岛素　E. 促进消化
3. 脾脏的白髓主要包含的细胞是（　　）。
A. T 细胞　B. B 细胞　C. 巨噬细胞
D. 中性粒细胞　E. 红细胞
4. 淋巴结的主要功能是（　　）。
A. 过滤淋巴液　B. 产生红细胞　C. 分泌激素
D. 产生胰岛素　E. 调节代谢

5. 在细胞介导的免疫反应中起主要作用的细胞是（　　）。
A. B 细胞　　B. T 细胞　　C. 巨噬细胞
D. 中性粒细胞　　E. 红细胞
6. 在免疫反应中，抗原呈递细胞的主要作用是（　　）。
A. 直接杀灭病原体　　B. 产生抗体　　C. 提示 T 细胞识别抗原
D. 过滤血液　　E. 调节代谢
7. 在过敏反应中起主要作用的细胞是（　　）。
A. B 细胞　　B. T 细胞　　C. 肥大细胞
D. 中性粒细胞　　E. 红细胞
8. 在胸腺中，T 细胞的成熟过程主要发生在（　　）。
A. 皮质　　B. 髓质　　C. 皮质和髓质交界处
D. 结缔组织　　E. 血管内皮
9. 脾脏的红髓主要功能是（　　）。
A. 过滤淋巴液　　B. 储存铁和血红蛋白
C. 产生抗体　　D. 分泌激素　　E. 调节水盐代谢
10. M 细胞（微皱褶细胞）在肠道免疫系统中的主要作用是（　　）。
A. 产生抗体　　B. 吞噬病原体　　C. 转运抗原
D. 过滤血液　　E. 分泌消化酶
11. 在肠道免疫系统中，Peyer 斑主要分布在（　　）。
A. 食管　　B. 胃　　C. 小肠
D. 大肠　　E. 直肠
12. 淋巴结的髓质主要包含的细胞是（　　）。
A. T 细胞　　B. B 细胞　　C. 巨噬细胞
D. 中性粒细胞　　E. 红细胞
13. 在吞噬作用中起主要作用的细胞是（　　）。
A. B 细胞　　B. T 细胞　　C. 巨噬细胞
D. 中性粒细胞　　E. 红细胞
14. 抗体的主要功能是（　　）。
A. 直接杀灭病原体　　B. 中和毒素和病原体　　C. 提示 T 细胞识别抗原
D. 过滤血液　　E. 调节代谢
15. 在免疫系统中，NK 细胞的主要功能是（　　）。
A. 产生抗体　　B. 中和毒素和病原体
C. 杀灭病毒感染的细胞和肿瘤细胞　　D. 过滤血液　　E. 调节代谢

16. 淋巴结的皮质主要包含的细胞是（　　）。
A. T 细胞　B. B 细胞　C. 巨噬细胞
D. 中性粒细胞　E. 红细胞

17. 胸腺的结构中，哈氏小体主要存在于（　　）。
A. 皮质　B. 髓质　C. 皮质和髓质交界处
D. 结缔组织　E. 血管内皮

18. 免疫系统中的补体系统的主要功能是（　　）。
A. 产生抗体　B. 直接杀灭病原体　C. 提示 T 细胞识别抗原
D. 过滤血液　E. 分泌消化酶

19. 在淋巴器官中，淋巴窦的主要功能是（　　）。
A. 过滤淋巴液　B. 产生抗体　C. 分泌激素
D. 产生红细胞　E. 调节代谢

20. 在免疫系统中，浆细胞的主要功能是（　　）。
A. 产生抗体　B. 中和毒素和病原体　C. 提示 T 细胞识别抗原
D. 过滤血液　E. 调节代谢

二、判断题

1. 脾脏的主要功能之一是储存铁和血红蛋白。（　　）
2. 胸腺是主要的抗体生成器官。（　　）

三、名词解释

1. 胸腺；2. Peyer 斑

四、简答题

简述脾脏在免疫系统中的功能。

第十四章　内分泌系统

重点内容纲要

内分泌系统由内分泌腺（如甲状腺、甲状旁腺、肾上腺、垂体、松果体等）和内分泌细胞（散在分布于其他器官中）构成，通过分泌激素调节机体稳态。

一、甲状腺

甲状腺分为左、右两叶，被结缔组织被膜包裹，其实质含大量甲状腺滤泡和滤泡旁细胞。

（一）甲状腺滤泡

1. 结构

大小不等，由单层立方的滤泡上皮细胞围成；腔内充满嗜酸性均质状胶质，即碘化的甲状腺球蛋白；周围结缔组织富含有孔毛细血管；滤泡上皮细胞胞质顶部有分泌颗粒和胶质小泡，产生甲状腺素。

2. 甲状腺素的形成过程

滤泡上皮细胞从血中摄取氨基酸，在粗面内质网合成甲状腺球蛋白的前体，继而在高尔基复合体加糖基并浓缩形成分泌颗粒，再以胞吐方式排放到滤泡腔内储存。滤泡上皮能从血中摄取 I^-，I^-经氧化，再进入滤泡腔内与甲状腺球蛋白结合，形成碘化的甲状腺球蛋白，最后被水解酶分解，形成 T3 和 T4。

（二）滤泡旁细胞

滤泡旁细胞位于甲状腺滤泡之间，或滤泡上皮细胞之间，较大，色淡；分泌降钙素抑制破骨细胞活性，降低血钙浓度。

二、甲状旁腺

甲状旁腺呈椭圆形，表面有结缔组织被膜。腺细胞排列成团索状，间质内毛细血管丰富。腺细胞包括主细胞和嗜酸性细胞。

1. 主细胞

主细胞数量多，多边形，色浅，分泌甲状旁腺激素，作用于骨细胞和破骨细胞，促进溶解骨盐；促进肠和肾小管吸收钙，升高血钙。

2. 嗜酸性细胞

嗜酸性细胞于青春期出现，胞质嗜酸性，含大量线粒体；功能不明。

三、肾上腺

肾上腺被结缔组织被膜包裹，其实质分为皮质和髓质，前者占肾上腺体积的80%~90%。

（一）皮质

肾上腺皮质含有大量类固醇激素分泌细胞和丰富的血窦。

1. 球状带

球状带分泌醛固酮，保钠排钾，维持血容量。

2. 束状带

束状带分泌皮质醇，促进糖异生，抑制免疫反应。

3. 网状带

网状带分泌性激素（少量雄激素/雌激素）及糖皮质激素。

（二）髓质

肾上腺髓质含有髓质细胞、少量交感神经节细胞、血窦以及中央静脉。髓质细胞（嗜铬细胞）分泌肾上腺素（80%）和去甲肾上腺素，调控应激反应。

四、垂体

垂体由腺垂体和神经垂体两部分组成。

（一）腺垂体

远侧部：
- 嗜酸性细胞：分泌生长激素（GH）、催乳激素（PRL）。
- 嗜碱性细胞：分泌促甲状腺激素（TSH）、促肾上腺皮质激素（ACTH）、卵泡刺激素（FSH）、黄体生成素（LH）。
- 嫌色细胞：储备或未分化细胞。

中间部：嗜碱性细胞和滤泡构成；分泌黑素细胞刺激素（MSH）。

结节部：主要由嫌色细胞构成，有少量嗜酸性细胞、嗜碱性细胞；嗜碱性细胞分泌促性腺激素。

（二）神经垂体。

神经垂体由无髓神经纤维和神经胶质细胞组成，含有丰富的毛细血管。神经垂体能够储存下丘脑分泌的血管升压素（ADH）和缩宫素（OXT）。

五、松果体

松果体呈扁圆锥形，主要由松果体细胞、胶质细胞和无髓神经纤维组成。松果体细胞分泌褪黑素，参与调节昼夜节律、睡眠、情绪、性成熟等。

复习思考题

一、选择题（每题仅有 1 个正确答案）

1. 腺垂体的主要细胞类型是（　　）。

A. 嗜碱性细胞　　B. 嗜酸性细胞　　C. 嗜碱性细胞和嗜酸性细胞　　D. 神经垂体细胞　　E. 星形细胞

2. 腺垂体的主要功能是（　　）。

A. 分泌激素调节内分泌腺的活动　　B. 储存和释放由下丘脑产生的激素　　C. 产生肾上腺素　　D. 过滤血液　　E. 合成消化酶

3. 甲状腺滤泡的上皮细胞类型是（　　）。

A. 简单鳞状上皮　　B. 复层鳞状上皮　　C. 简单立方上皮　　D. 复层柱状上皮　　E. 简单柱状上皮

4. 甲状旁腺主要分泌的激素是（　　）。

A. 胰岛素　B. 甲状腺激素　C. 甲状旁腺素
D. 生长激素　E. 皮质醇

5. 胰岛中的 β 细胞主要分泌（　　）。
A. 胰高血糖素　B. 胰岛素　C. 生长抑素
D. 胰蛋白酶　E. 胰脂肪酶

6. 肾上腺髓质主要分泌（　　）。
A. 皮质醇　B. 醛固酮　C. 肾上腺素
D. 雌激素　E. 甲状腺激素

7. 松果体的主要功能是（　　）。
A. 调节钙代谢　B. 产生褪黑激素　C. 分泌甲状腺激素
D. 促进肾上腺素的分泌　E. 调节消化过程

8. 下丘脑与腺垂体通过（　　）相连。
A. 神经纤维　B. 血管　C. 结缔组织
D. 骨骼　E. 肌肉

9. 胰岛中的 α 细胞主要分泌（　　）。
A. 胰岛素　B. 胰高血糖素　C. 生长抑素
D. 胰蛋白酶　E. 胰脂肪酶

10. 甲状腺滤泡腔内储存的物质是（　　）。
A. 甲状腺激素　B. 胶质　C. 醛固酮
D. 皮质醇　E. 松果体素

11. 腺垂体中的嗜酸性细胞主要分泌（　　）。
A. 生长激素和催乳素　B. 促甲状腺激素和促肾上腺皮质激素
C. 促性腺激素　D. 促黑素细胞激素　E. 促胰岛素激素

12. 甲状旁腺的主要细胞类型是（　　）。
A. 主细胞和嗜酸性细胞　B. 嗜碱性细胞和嗜酸性细胞
C. C 细胞和滤泡细胞　D. 神经元和星形细胞　E. 管细胞和纤维细胞

13. 由松果体分泌的激素是（　　）。
A. 甲状腺素　B. 褪黑激素　C. 胰岛素
D. 皮质醇　E. 生长激素

14. 胰岛中的 δ 细胞主要分泌（　　）。
A. 胰岛素　B. 胰高血糖素　C. 生长抑素
D. 胰蛋白酶　E. 胰脂肪酶

15. 主要存在于甲状腺滤泡周围的细胞是（　　）。

A. 甲状腺上皮细胞　B. 滤泡旁细胞（C 细胞）
C. 嗜酸性细胞　D. 嗜碱性细胞　E. 星形细胞

16. 肾上腺皮质分为（　　）。
A. 1 层　B. 2 层　C. 3 层
D. 4 层　E. 5 层

17. 甲状腺激素的主要作用是（　　）。
A. 调节血糖水平　B. 促进代谢　C. 调节钙代谢
D. 调节血压　E. 调节免疫反应

18. 存在于腺垂体中的细胞是（　　）。
A. 嗜酸性细胞和嗜碱性细胞　B. 甲状旁细胞和滤泡细胞
C. 嗜酸性细胞和神经细胞　D. 甲状旁细胞和 C 细胞
E. 神经细胞和星形细胞

19. 由腺垂体分泌的激素是（　　）。
A. 甲状腺素　B. 促甲状腺激素　C. 甲状旁腺素
D. 皮质醇　E. 胰岛素

20. 肾上腺皮质的束状带主要分泌（　　）。
A. 醛固酮　B. 皮质醇　C. 雄激素
D. 雌激素　E. 肾上腺素

二、判断题

1. 甲状腺中的 C 细胞主要分泌降钙素。（　　）
2. 下丘脑-垂体轴主要通过神经信号进行调节。（　　）

三、名词解释

1. 腺垂体；2. 甲状腺滤泡；3. 肾上腺皮质

四、简答题

简述腺垂体和神经垂体的区别。

第十五章　皮肤

重点内容纲要

一、表皮

表皮为角化的复层扁平上皮，由深至浅分为基底层，棘层，颗粒层，透明层，角质层。含角质形成细胞（90%）和非角质形成细胞（黑素细胞、朗格汉斯细胞、梅克尔细胞）。

（一）表皮的分层

1. 基底层

（1）结构：单层矮柱状基底细胞，胞质嗜碱性，含角蛋白丝。

（2）连接：细胞间以桥粒横向连接，与基膜以半桥粒连接。

（3）功能：基底细胞为表皮干细胞，持续分裂补充上层细胞。

2. 棘层

（1）结构：4~10 层多边形棘细胞，有棘状突起，含丰富角蛋白丝和板层颗粒。

（2）特征：细胞间通过桥粒和棘突嵌合形成紧密连接，合成外皮蛋白增厚细胞膜。

3. 颗粒层

（1）结构：3~5 层梭形细胞，细胞核与细胞器已退化，胞质内含许多透明角质颗粒，强嗜碱性。

（2）功能：板层颗粒释放脂质，参与角质层屏障形成。

4. 透明层

（1）结构：2~3 层扁平细胞，细胞界限不清，呈强嗜酸性，细胞核与细胞器消失。

（2）功能：增强屏障功能，折射紫外线。

5. 角质层

多层扁平的角质细胞，细胞呈嗜酸性，充满角蛋白丝和均质状物质（透明角质颗粒所含），细胞膜内面含一层外皮蛋白，浅表层细胞连接松散，脱落形成皮屑。

基底细胞向表面迁移形成角质细胞的过程称为角化，反映了角质形成细胞增殖、迁移、分化为角质细胞并最后脱落的过程；与此伴随的是角蛋白及其他成分的量与质的变化。

（二）非角质形成细胞

1. 黑素细胞

（1）分布：胞体散在于基底细胞间，突起伸入基底细胞和棘细胞间。

（2）功能：合成黑色素转移至角质形成细胞内，吸收紫外线，保护皮肤。

2. 朗格汉斯细胞

朗格汉斯细胞（Langerhans cell）来源于单核细胞，散在于棘细胞浅层，为抗原提呈细胞。

3. 梅克尔细胞

梅克尔细胞（Merkel cell）位于基底层，其基底面与感觉神经末梢形成突触样结构，可能是接受机械刺激的感觉细胞。

二、真皮

1. 乳头层

乳头层由疏松结缔组织向表皮凸入，形成真皮乳头，扩大表皮与真皮的连接面。有丰富的毛细血管和游离神经末梢；在手指等部位含较多触觉小体。

2. 网织层

网织层为较厚的致密结缔组织；深层有环层小体；真皮下方为皮下组织（浅筋膜），由疏松结缔组织和脂肪组织构成。

三、皮肤附属器

1. 毛

- 毛干和毛根：为角化的上皮，细胞内充满角蛋白并含黑素颗粒。
- 毛囊：上皮性鞘（与表皮连续）和结缔组织性鞘（致密胶原）。
- 毛球：毛根和毛囊下端合为一体、膨大形成。
- 毛乳头：结缔组织在毛球底面突入形成，富含毛细血管。
- 立毛肌：与皮肤表面成钝角的一束平滑肌，连接毛囊和真皮。

2. 皮脂腺

皮脂腺位于毛囊和立毛肌之间，能分泌皮脂，润滑皮肤。

3. 汗腺

汗腺分泌汗液，调节体温，湿润皮肤，排泄废物。

复习思考题

一、选择题（每题仅有 1 个正确答案）

1. 皮肤的表皮层由（　　）组成。

A. 简单鳞状上皮　B. 复层柱状上皮　C. 复层鳞状角化上皮

D. 简单柱状上皮　E. 复层立方上皮

2. 皮肤的主要功能包括（　　）。

A. 温度调节、保护和感觉　B. 消化、呼吸和感觉　C. 保护、代谢和运动

D. 排泄、呼吸和运动　E. 消化、排泄和保护

3. 负责分泌皮脂的皮肤附属结构是（　　）

A. 汗腺　B. 皮脂腺　C. 毛囊

D. 乳头层　E. 网状层

4. 位于皮肤中最深层的是（　　）。

A. 表皮层　B. 真皮乳头层　C. 真皮网状层

D. 皮下组织　E. 角质层

5. 表皮的基底层主要由（　　）组成。

A. 角质细胞　B. 黑色素细胞　C. Merkel 细胞

D. Langerhans 细胞　E. 成纤维细胞

6. 汗腺分为两种类型，它们是（　　）。

A. 小汗腺和大汗腺　B. 小汗腺和皮脂腺

C. 外分泌汗腺和内分泌汗腺　D. 小汗腺和外分泌腺

E. 小汗腺和顶泌汗腺

7. 皮肤的感觉神经末梢主要集中在（　　）。

A. 角质层　B. 透明层　C. 乳头层

D. 网状层　E. 皮下组织

8. 在皮肤中负责色素生成的细胞是（　　）。

A. 角质细胞　B. 黑色素细胞　C. Merkel 细胞

D. Langerhans 细胞　E. 成纤维细胞

9. 皮肤中，Merkel 细胞的主要功能是（　　）。

A. 产生黑色素　　B. 感知轻触　　C. 吞噬外来物质
D. 分泌皮脂　　E. 调节体温

10. 毛囊位于皮肤的（　　）。
A. 表皮层　　B. 真皮乳头层　　C. 真皮网状层
D. 皮下组织　　E. 角质层

二、判断题

1. Langerhans 细胞是皮肤中的抗原呈递细胞。（　　）
2. 皮肤的透明层仅在手掌和脚底的厚皮肤中存在。（　　）

第十六章　消化管

重点内容纲要

消化管是从口腔至肛门的连续性管道，依次为口腔、咽、食管、胃、小肠（十二指肠、空肠、回肠）和大肠（盲肠、结肠、直肠、肛管）。其黏膜有丰富的淋巴组织、免疫细胞及内分泌细胞，兼具消化、吸收和免疫防御功能。

一、胃

1. 构成与分层

- 黏膜
  - 上皮：单层柱状上皮（表面黏液细胞）。
  - 黏膜肌层：由内环、外纵两层平滑肌组成。
  - 固有层：大量管状腺的结缔组织。腺分为贲门腺、幽门腺、胃底腺。
- 黏膜下层：结缔组织。
- 肌层：很厚的平滑肌（内斜中环外纵）。
- 外膜：浆膜。

2. 胃底腺

（1）主细胞（胃酶细胞）。

①光镜观察：柱状，核圆形位于基部，胞质基部嗜碱性，顶部有酶原颗粒。

②电镜观察：粗面内质网和高尔基复合体发达，顶部酶原颗粒含胃蛋白酶原。

③功能：分泌胃蛋白酶原（经盐酸激活为胃蛋白酶）。

（2）壁细胞（泌酸细胞）。

①光镜观察：圆锥形，核居中（可有双核），胞质嗜酸性。

②电镜观察：含有丰富的细胞内分泌小管、微管泡系统、大量线粒体。

③功能：分泌盐酸（激活胃蛋白酶原、杀菌）、内因子。

(3) 颈黏液细胞：楔形，色淡，核扁平位于基底，分泌酸性黏液。

(4) 干细胞：增殖分化为表面黏液细胞和胃底腺细胞。

(5) 内分泌细胞。

ECL 细胞：组胺，促进壁细胞泌酸。
D 细胞：生长抑素，抑制壁细胞。
G 细胞：位于幽门腺，分泌胃泌素，促进壁细胞泌酸和胃肠黏膜增殖。

3. 自我保护机制

(1) 黏液-碳酸氢盐屏障：①黏液层：不可溶性黏液凝胶，隔离上皮与胃蛋白酶，减缓 H^+ 向黏膜扩散；②表面黏液细胞释放 HCO_3^-，中和 H^+。

(2) 胃上皮细胞每 2~6 天更新一次，迁移至表面后脱落。

二、小肠

1. 分层结构与特征

黏膜：
- 上皮：单层柱状上皮，含吸收细胞、杯状细胞、内分泌细胞及潘氏细胞。
- 固有层：含小肠腺、中央乳糜管、有孔毛细血管及少量平滑肌纤维。
- 黏膜肌层：薄层平滑肌，协助绒毛收缩。

黏膜下层：含十二指肠腺（分泌碱性黏液）。

肌层：含内环、外纵平滑肌，分段收缩形成蠕动波。

外膜：十二指肠部分为纤维膜，其余为浆膜。

2. 黏膜表面积的三级放大

(1) 环形皱襞：由黏膜和黏膜下层向肠腔突出形成（幽门后 5 cm 至回肠中段）。

(2) 肠绒毛：由上皮和固有层结缔组织向肠腔突出形成，含毛细血管和乳糜管。

(3) 微绒毛：上皮细胞游离面的指状突起，密集排列形成纹状缘。

3. 上皮细胞类型

(1) 吸收细胞。

①光镜观察：高柱状，游离面有纹状缘。

②电镜观察：纹状缘由密集的微绒毛构成，相邻细胞顶部有紧密连接，胞质含丰富的滑面内质网和高尔基复合体，将吸收的脂类形成乳糜微粒。细胞侧面有紧密连接，阻止肠腔内的物质由细胞间隙进入组织。

③功能：参与消化吸收；分泌肠激活酶，激活胰蛋白酶原成为胰蛋白酶；参与 sIgA 的释放过程。

(2) 杯状细胞：分泌黏液（含黏蛋白），从十二指肠至回肠逐渐增加。

（3）内分泌细胞｛I 细胞：分泌缩胆囊素-促胰酶素，促进胰酶分泌和胆囊收缩。
S 细胞：分泌促胰液素，增加胰液分泌量。

（4）帕内特细胞（Paneth cell）：小肠腺特有细胞，含粗大的嗜酸性颗粒，分泌防御素和溶菌酶。

（5）干细胞位于小肠腺下半部，胞体较小，呈柱状；增殖分化，更新上皮细胞。

三、大肠

大肠无环行皱襞和绒毛，上皮中杯状细胞非常丰富，大肠腺发达，含大量杯状细胞，外纵行肌三处增厚形成结肠带。

复习思考题

一、选择题（每题仅有 1 个正确答案）

1. 消化管的黏膜由（　　）组成。

A. 平滑肌细胞　　B. 结缔组织细胞　　C. 上皮细胞

D. 神经细胞　　E. 成纤维细胞

2. 在小肠中，吸收营养物质的主要结构是（　　）。

A. 黏膜皱襞　　B. 肠绒毛　　C. 肠腺

D. 肌层　　E. 浆膜

3. 食管下端的上皮类型是（　　）。

A. 单层立方上皮　　B. 单层柱状上皮　　C. 复层扁平上皮

D. 伪复层纤毛柱状上皮　　E. 过渡上皮

4. 胃壁的主细胞主要分泌（　　）。

A. 盐酸　　B. 黏液　　C. 胃蛋白酶原

D. 胰酶　　E. 内因子

5. 胃壁的壁细胞主要分泌（　　）。

A. 胃蛋白酶原　　B. 内因子和盐酸　　C. 黏液

D. 胆汁　　E. 胰酶

6. 小肠绒毛中的中央乳糜管主要吸收（　　）。

A. 氨基酸　　B. 葡萄糖　　C. 脂肪

D. 水　　E. 电解质

7. 结肠的主要功能是（　　）。

A. 消化食物　B. 吸收营养物质　C. 吸收水和电解质

D. 分泌消化酶　E. 分泌胆汁

8. 胃底腺中的壁细胞位于（　　）。

A. 腺体的颈部　B. 腺体的底部　C. 腺体的中部

D. 腺体的顶端　E. 腺体的基部

9. 胃壁的上皮类型是（　　）。

A. 单层立方上皮　B. 单层柱状上皮　C. 复层扁平上皮

D. 伪复层纤毛柱状上皮　E. 过渡上皮

10. 小肠的帕内特细胞主要分泌（　　）。

A. 黏液　B. 盐酸　C. 消化酶

D. 抗菌物质　E. 激素

11. 食管上皮的特征是（　　）。

A. 单层柱状上皮　B. 复层扁平上皮

C. 伪复层纤毛柱状上皮　D. 单层立方上皮　E. 过渡上皮

12. 胃腺的黏液细胞主要分泌（　　）。

A. 盐酸　B. 内因子　C. 胃蛋白酶原

D. 黏液　E. 胃泌素

13. 小肠的 Brunner 腺位于（　　）。

A. 黏膜层　B. 黏膜下层　C. 肌层

D. 浆膜层　E. 肠绒毛

14. 结肠的上皮细胞主要是（　　）。

A. 杯状细胞　B. 吸收细胞　C. 主细胞

D. 内分泌细胞　E. 壁细胞

15. 胃腺中的主细胞分泌（　　）。

A. 盐酸　B. 内因子　C. 胃蛋白酶原

D. 黏液　E. 胃泌素

16. 肠上皮细胞的顶端具有的微绒毛形成的结构是（　　）。

A. 纤毛　B. 刷状缘　C. 基底褶

D. 间隙连接　E. 紧密连接

17. 胃底腺的壁细胞位于（　　）。

A. 胃底腺的顶端　B. 胃底腺的中部　C. 胃底腺的底部

D. 胃底腺的颈部　E. 胃底腺的基部

18. 小肠的隐窝细胞主要分泌（　　）。

A. 黏液　　B. 消化酶　　C. 抗菌物质

D. 激素　　E. 胆汁

19. 胃壁的壁细胞具有的特征是（　　）。

A. 分泌黏液　　B. 分泌盐酸和内因子　　C. 吸收水分

D. 分泌消化酶　　E. 分泌抗菌物质

20. 结肠的主要细胞类型是（　　）。

A. 杯状细胞　　B. 吸收细胞　　C. 内分泌细胞

D. 壁细胞　　E. 主细胞

二、判断题

1. 小肠绒毛中的吸收细胞具有刷状缘结构。（　　）
2. 胃底腺的主细胞主要分泌盐酸。（　　）
3. 食管的上皮是单层柱状上皮。（　　）
4. 小肠的 Brunner 腺位于黏膜下层，主要分泌碱性黏液。（　　）
5. 结肠的主要功能是消化食物。（　　）

三、名词解释

1. 杯状细胞；2. 胃底腺；3. 中央乳糜管

四、简答题

1. 简述胃壁的四层结构及其主要细胞类型。
2. 简述小肠绒毛的结构和功能，包括其主要细胞类型及其功能。

第十七章　消化腺

重点内容纲要

消化腺包括大消化腺，即三对大唾液腺、胰腺和肝脏，以及分布于消化管壁内的许多小消化腺（如口腔内的小唾液腺、食管腺、胃腺和肠腺等）。

一、大唾液腺

（一）三种大唾液腺

1. 腮腺

腮腺是纯浆液性腺，分泌酶类（如唾液淀粉酶）。

2. 下颌下腺

下颌下腺是混合性腺（以浆液性腺泡为主），含少量黏液性腺泡。

3. 舌下腺

舌下腺是混合性腺（以黏液性腺泡为主），分泌润滑性黏液。

（二）腺泡结构与细胞类型

1. 浆液性腺泡

细胞呈锥形，核圆位于基部，胞质嗜碱性，含酶原颗粒。分泌富含消化酶的稀薄液体。

2. 黏液性腺泡

细胞呈柱状，核扁圆，贴近基膜，胞质浅染，含黏原颗粒。分泌黏稠黏液，润滑食物及保护黏膜。

3. 混合性腺泡

浆液性细胞形成半月形结构（浆液性半月），附着于黏液性腺泡末端。

（三）导管系统的分层与功能

1. 闰管

闰管为单层扁平或立方上皮，起始于腺泡，运输原始分泌物。

2. 纹状管

纹状管，又称为分泌管，是单层高柱状上皮，胞质强嗜酸性，基底膜可见纵纹（质膜内褶），功能为调节电解质和水分。

3. 小叶间导管

纹状管汇合形成小叶间导管，逐渐由单层柱状上皮移行为假复层柱状上皮。小叶间导管逐级汇合后形成总导管开口于口腔。

二、胰腺

（一）外分泌部

1. 腺泡

细胞呈锥形，核圆位于基部，顶部胞质含嗜酸性酶原颗粒，分泌胰蛋白酶原、胰淀粉酶、胰脂肪酶等。泡心细胞位于腺泡腔内的闰管起始部细胞，参与分泌调节。

2. 导管

（1）闰管：单层扁平上皮，起始于腺泡，延伸为小叶内导管。

（2）小叶间导管：单层柱状上皮，最终汇入主胰管。

（二）内分泌部（胰岛）

1. 分布

胰岛是散在于外分泌腺泡间的内分泌细胞团，大小不一，胰岛细胞间富含毛细血管。

2. 细胞类型与功能

（1）A 细胞：分泌胰高血糖素，分布于胰岛周边。

（2）B 细胞：分泌胰岛素，集中于胰岛中央。

（3）D 细胞：分泌生长抑素，抑制 A、B 细胞活性。

（4）PP 细胞：分泌胰多肽，具有抑制胃肠运动、胰液分泌及胆囊收缩的作用。

三、肝

（一）肝小叶

1. 肝细胞

肝细胞以中央静脉为中心，向周围呈放射状排列，形成板状结构，该结构称为肝板。

2. 肝血窦

肝血窦内皮细胞有大量内皮窗孔、无基膜，允许物质交换。肝血窦内有肝巨噬细胞，又称库普弗细胞（Kupffer 细胞）定居，该细胞有吞噬功能。

3. 窦周隙

窦周隙是肝细胞与血窦内皮间的狭小间隙，含贮脂细胞（储存维生素 A，参与纤维修复）。

（二）肝细胞的结构与功能

1. 细胞器特征

（1）丰富线粒体：提供能量支持代谢活动。

（2）发达粗面内质网：合成血浆蛋白（白蛋白、凝血因子）。

（3）滑面内质网：参与解毒、胆汁酸合成及糖原代谢。

（4）高尔基体：加工、包装分泌性蛋白（如极低密度脂蛋白）。

2. 功能分区

（1）肝小叶周边带：氧和营养充足，以合成代谢为主。

（2）中央带：缺氧环境，以解毒和分解代谢为主。

（三）胆管系统

1. 胆小管

胆小管由相邻肝细胞膜凹陷形成，腔面有微绒毛，周围由紧密连接封闭，收集胆汁。

2. Hering 管

Hering 管是连接胆小管与小叶间胆管的短小过渡结构，由立方上皮构成。

3. 小叶间胆管

小叶间胆管由单层立方或柱状上皮细胞构成，向肝门汇集形成左右肝管。

（四）门管区

门管区是相邻肝小叶之间呈三角形或椭圆形的结缔组织小区。内有小叶间静脉、小叶间动脉和小叶间胆管。

四、胃腺

（一）胃腺的分类与分布

1. 贲门腺

贲门腺分布于贲门部，以黏液细胞为主，分泌碱性黏液保护黏膜。

2. 胃底腺

胃底腺分布于胃底和胃体部，由多种功能细胞构成。

3. 幽门腺

幽门腺分布于幽门部，主分泌黏液及少量胃蛋白酶原。

（二）胃底腺的细胞组成

1. 壁细胞（泌酸细胞）

壁细胞大而圆，胞质强嗜酸性，含丰富的线粒体和细胞内小管系统，分泌盐酸（激活胃蛋白酶原）及内因子（促进维生素 B_{12}吸收）。

2. 主细胞（胃酶细胞）

主细胞呈锥形或柱状，核位于基部，顶部胞质含酶原颗粒，分泌胃蛋白酶原，经盐酸激活后分解蛋白质。

3. 颈黏液细胞

颈黏液细胞位于腺体颈部，核扁平，胞质含黏原颗粒，分泌黏液，覆盖胃黏膜表面形成保护层。

4. 内分泌细胞

（1）ECL 细胞：分泌组胺，刺激壁细胞泌酸。

（2）G 细胞：分泌胃泌素，促进胃酸分泌及胃黏膜生长。

五、肠腺

（一）小肠腺

1. 分布

小肠腺遍布小肠黏膜，开口于绒毛之间。

2. 细胞类型与功能

（1）吸收细胞

吸收细胞呈高柱状，游离面有密集微绒毛（刷状缘），含消化酶（如双糖酶），能吸收营养物质并参与终末消化。

(2) 杯状细胞

杯状细胞的膨大顶端含黏原颗粒，核位于基部，分泌黏液，润滑肠腔并保护上皮。

(3) 潘氏细胞

潘氏细胞呈锥形，胞质含嗜酸性颗粒，分布于腺体底部，分泌防御素和溶菌酶，杀灭肠道微生物。

(4) 内分泌细胞

内分泌细胞主要位于小肠黏膜的上皮和腺体中，分泌多种胃肠激素。

(二) 大肠腺

1. 分布

大肠腺密集排列于大肠黏膜，无绒毛结构。

2. 细胞组成

(1) 杯状细胞：数量显著多于小肠，分泌大量黏液润滑粪便。

(2) 吸收细胞：矮柱状，微绒毛稀疏，主吸收水分和电解质。

(3) 内分泌细胞：分泌激素调节肠道运动及分泌功能。

复习思考题

一、选择题（每题仅有 1 个正确答案）

1. 唾液腺的主要分泌细胞是（　　）。

A. 杯状细胞　　B. 浆液细胞　　C. 肥大细胞

D. 巨噬细胞　　E. 神经胶质细胞

2. 肝小叶的结构单位是（　　）。

A. 肝细胞板　　B. 肝血窦　　C. 胆小管

D. 门管区　　E. 中央静脉

3. 胰腺的外分泌部分主要分泌（　　）。

A. 胰岛素　　B. 胰高血糖素　　C. 胰酶

D. 胆汁　　E. 胆盐

4. 肝脏的窦内皮细胞具有的特征是（　　）。

A. 具有微绒毛　　B. 不具基膜　　C. 分泌胶原

D. 分泌肝胆汁　　E. 合成葡萄糖

5. 胃腺的主要细胞类型包括（　　）。
A. 杯状细胞、壁细胞、主细胞　B. 壁细胞、主细胞、颈黏液细胞
C. 壁细胞、浆液细胞、脂肪细胞　D. 杯状细胞、浆液细胞、颈黏液细胞
E. 肥大细胞、巨噬细胞、成纤维细胞
6. 肝细胞分泌的主要产物是（　　）。
A. 胰岛素　B. 胆汁　C. 胰酶
D. 盐酸　E. 糖原
7. 胰腺的内分泌部分位于（　　）。
A. 胰腺腺泡　B. 胰岛　C. 胰腺管
D. 胰腺血管　E. 胰腺结缔组织
8. 胆汁的主要成分不包括（　　）。
A. 胆盐　B. 胆红素　C. 胰岛素
D. 胆固醇　E. 电解质
9. 小肠的隐窝细胞主要功能是（　　）。
A. 分泌黏液　B. 分泌盐酸　C. 分泌消化酶
D. 吸收营养物质　E. 分泌胰液
10. 胆囊的主要功能是（　　）。
A. 合成胆汁　B. 储存和浓缩胆汁　C. 分泌胰岛素
D. 分泌胰酶　E. 代谢葡萄糖
11. 胰腺腺泡的主要细胞类型是（　　）。
A. 主细胞　B. 壁细胞　C. 腺泡细胞
D. 杯状细胞　E. 胰岛细胞
12. 肝脏的星状细胞主要储存（　　）。
A. 胆汁　B. 维生素 A　C. 糖原
D. 胰酶　E. 脂肪
13. 肝脏中的 Kupffer 细胞的主要功能是（　　）。
A. 分泌胆汁　B. 吸收营养物质　C. 吞噬病原体
D. 分泌盐酸　E. 储存糖原
14. 小肠绒毛中的中央乳糜管的功能是（　　）。
A. 吸收氨基酸　B. 吸收葡萄糖　C. 吸收脂肪
D. 分泌盐酸　E. 分泌黏液
15. 胃腺的主细胞主要分泌（　　）。
A. 胃蛋白酶原　B. 胆汁　C. 盐酸

D. 胰酶　　E. 黏液

16. 壁细胞的主要功能是（　　）。

A. 分泌盐酸和内因子　　B. 分泌胃蛋白酶　　C. 分泌黏液

D. 分泌胰酶　　E. 分泌胆汁

17. 胰腺的内分泌细胞类型不包括（　　）。

A. A 细胞　　B. B 细胞　　C. D 细胞

D. 主细胞　　E. PP 细胞

18. 小肠绒毛中的吸收上皮细胞具有的结构是（　　）。

A. 纤毛　　B. 微绒毛　　C. 伪足

D. 间隙连接　　E. 缝隙连接

19. 胆汁的主要作用是（　　）。

A. 分解蛋白质　　B. 分解碳水化合物　　C. 乳化脂肪

D. 分解核酸　　E. 吸收水分

20. 肝门静脉的血液流向是（　　）。

A. 从肝到小肠　　B. 从小肠到肝　　C. 从肝到脾

D. 从脾到肝　　E. 从肝到胰

二、判断题

1. 壁细胞分泌盐酸和胃蛋白酶。（　　）
2. Kupffer 细胞是肝脏中的巨噬细胞，主要功能是吞噬病原体。（　　）
3. 肝脏中的星状细胞主要储存维生素 C。（　　）
4. 胰腺的腺泡细胞分泌胰酶，而胰岛细胞分泌胰岛素。（　　）
5. 胆囊的主要功能是合成胆汁。（　　）

三、名词解释

1. Kupffer 细胞；2. 胰岛；3. 胆小管

四、简答题

1. 描述肝脏的结构和功能，包括其细胞类型及其功能。
2. 解释胰腺的结构和功能，包括其外分泌和内分泌部分及其细胞类型。

第十八章　呼吸系统

重点内容纲要

呼吸系统由解剖和功能上密切关联的结构组成，核心功能是气体交换，包括气道（鼻腔至支气管）和肺组织两大部分。

一、气道

1. 鼻腔

鼻腔内表面由假复层纤毛柱状上皮覆盖，含有丰富的杯状细胞分泌黏液，捕捉和移除吸入的微粒。鼻腔黏膜下层有丰富的血管丛，有助于加温和湿润吸入的空气。

2. 咽

咽部包括鼻咽、口咽和喉咽，其组织结构较为复杂。鼻咽由假复层纤毛柱状上皮覆盖，口咽和喉咽则主要由复层鳞状上皮覆盖，以抵御机械摩擦和化学刺激。

3. 喉

喉的上皮类型因区域而异，声带区由复层鳞状上皮覆盖，而其他部分则由假复层纤毛柱状上皮覆盖。喉内含有多个软骨结构，如甲状软骨和环状软骨，提供结构支持并防止气道塌陷。

4. 气管和支气管

气管和支气管内壁由假复层纤毛柱状上皮覆盖，并含有大量的杯状细胞和黏液腺，以保持气道湿润和清洁。气管和支气管的软骨环和平滑肌提供支撑和调节气道直径。

二、肺

（一）肺导气部

1. 叶支气管至小支气管

管壁结构与主支气管相似，但随管径变小，管壁变薄。

2. 细支气管

细支气管是没有软骨和黏液腺的小气道，内壁由柱状或立方上皮覆盖。随着气道的分支，纤毛细胞和杯状细胞的数量逐渐减少。

3. 终末细支气管

终末细支气管是最小的无呼吸功能的气道，内壁由无纤毛的单层立方上皮覆盖，含有克拉拉细胞，这些细胞分泌保护性蛋白质和具有解毒功能。

（二）肺呼吸部

1. 呼吸性细支气管

呼吸性细支气管既有输送空气的功能，又有参与气体交换的功能，其上皮为单层立方上皮，间杂有少量的肺泡。

2. 肺泡管和肺泡囊

肺泡管和肺泡囊是气体交换的主要部位，内壁由单层扁平上皮构成，主要由Ⅰ型肺泡细胞和Ⅱ型肺泡细胞组成。Ⅰ型肺泡细胞占绝大多数，参与气体交换。Ⅱ型肺泡细胞分泌肺表面活性物质，降低表面张力，防止肺泡塌陷。

3. 肺泡

肺泡是气体交换的功能单位，内壁由单层扁平上皮构成，Ⅰ型肺泡细胞覆盖大部分表面。肺泡壁的基质中含有丰富的毛细血管网和弹性纤维，支持气体交换的高效进行。

（三）血气屏障

肺泡和毛细血管之间的血气屏障由Ⅰ型肺泡上皮、基底膜和毛细血管内皮细胞构成。该屏障极薄，通常厚度为0.3～0.5 μm，是气体交换的核心结构。氧气通过这一屏障进入血液，二氧化碳则从血液进入肺泡并被排到体外。

复习思考题

一、选择题（每题仅有1个正确答案）

1. 呼吸道中被覆假复层纤毛柱状上皮的部分是（　　）。

A. 鼻腔　　B. 气管　　C. 支气管

D. 细支气管　　E. 肺泡

2. 参与气体交换的肺部结构是（　　）。

A. 鼻腔　　B. 咽喉　　C. 气管

D. 支气管　　E. 肺泡

3. 呼吸上皮中不包括（　　）。

A. 杯状细胞　　B. 纤毛细胞　　C. 基底细胞

D. 克拉拉细胞　　E. 鳞状细胞

4. 气管壁的主要成分是（　　）。

A. 纤毛柱状上皮　　B. 平滑肌　　C. 软骨环

D. 结缔组织　　E. 弹性纤维

5. 肺泡壁主要由以下哪种细胞组成（　　）。

A. 纤毛细胞　　B. 杯状细胞　　C. Ⅰ型肺泡细胞

D. Ⅱ型肺泡细胞　　E. 基底细胞

6. 分泌表面活性物质的细胞是（　　）。

A. 杯状细胞　　B. 纤毛细胞　　C. Ⅰ型肺泡细胞

D. Ⅱ型肺泡细胞　　E. 克拉拉细胞

7. 气管和支气管的主要区别在于（　　）。

A. 气管有软骨环，而支气管没有　　B. 支气管有软骨片，而气管没有

C. 气管有纤毛上皮，而支气管没有　　D. 支气管有杯状细胞，而气管没有

E. 气管有平滑肌，而支气管没有

8. 细支气管的上皮类型是（　　）。

A. 纤毛柱状上皮　　B. 单层柱状上皮　　C. 单层立方上皮

D. 假复层纤毛柱状上皮　　E. 单层扁平上皮

9. 气管中软骨环的作用是（　　）。

A. 保持气管的弹性　　B. 防止气管塌陷　　C. 促进气体交换

D. 分泌黏液　　E. 清除异物

10. 气体交换的主要部位是（　　）。

A. 气管　　B. 主支气管　　C. 细支气管

D. 肺泡管　　E. 肺泡

二、名词解释

表面活性物质

三、简答题

简述肺泡壁的结构和功能。

第十九章　泌尿系统

重点内容纲要

泌尿系统由肾、输尿管、膀胱和尿道组成，主要功能是生成和排泄尿液，调节水、电解质及酸碱平衡，维持内环境稳定。肾脏还具有内分泌功能，分泌肾素、前列腺素和红细胞生成素等，参与血压调节和血液生成。

一、肾

肾为腰部两侧的豆形器官，外缘隆起，内缘呈凹陷，肾门为血管、神经和输尿管出入的通道。肾脏分为两部分：皮质（浅层，呈红褐色）和髓质（深层，颜色较浅）。髓质由多个肾锥体构成，锥体底面朝向皮质，尖端插入肾小盏。

（一）肾单位

肾单位是肾的结构和功能单位，由肾小体和肾小管组成。每个肾约有 100 万个肾单位。

1. 肾小体

肾小体位于皮质，由血管球和肾小囊组成，负责滤过血液。

2. 肾小管

肾小管从肾小囊起始，分为近端小管、细段和远端小管，负责尿液的重吸收和分泌。

肾小管结构：包括近端小管（参与重吸收和分泌），细段（参与水分和电解质的浓缩），远端小管（参与酸碱调节和离子交换）。

（二）集合管系

集合管系是连接于远曲小管和肾小盏之间的上皮性小管，包括弓形集合小管、直集合小管和乳头管 3 段，起到浓缩尿液和调节水、电解质平衡的作用。

（三）滤过屏障

滤过屏障是位于肾小体血管球内的一层重要结构，它由有孔毛细血管内皮、内皮基膜和足细胞裂孔膜 3 层结构组成，过滤血液中的水和小分子物质，形成原尿，同时避免大分子和血细胞进入尿液。

1. 内皮细胞

血管球毛细血管的内皮细胞有孔隙，允许水和小分子通过，但限制大分子（如蛋白质）的通过。

2. 基膜

内皮细胞与肾小管上皮细胞之间的基膜，具有选择性屏障作用，可以限制较大分子（如血浆蛋白）进入原尿。

3. 足细胞

肾小囊内的足细胞通过小间隙包裹毛细血管，进一步筛选物质，通过足突和细胞间隙的屏障控制物质的通过。

（四）球旁复合体

球旁复合体位于肾小体的血管极，由球旁细胞、致密斑和球外系膜细胞组成。其功能为调节肾小管和肾小体的功能，参与血压调节和肾素-血管紧张素系统。

球旁细胞：位于入球微动脉，能分泌肾素，调节血压。
致密斑：位于远端小管，监测尿液中的钠离子浓度，调节肾素的分泌。
球外系膜细胞：形成结构支持并可能参与信息传递。

（五）肾间质

肾间质包括血管、神经及少量结缔组织，主要起到支持、营养和促进血液循环的作用。髓质间质含有大量脂肪细胞，支持肾的内分泌功能。

（六）尿液形成过程

1. 滤过

肾小体的血管球通过滤过血浆成分，形成原尿。

2. 重吸收与分泌

肾小管负责对原尿中的水、电解质、营养物质等进行重吸收，同时分泌代谢废物。

3. 浓缩

集合管系通过水和钠离子的重吸收，调节尿液的浓缩与稀释，最终形成终尿。

（七）肾脏的血液循环

肾脏的血液循环特点是血液通过两次毛细血管网，提供高压环境，有助于滤过和重吸收。肾的血液流量约占全身血流量的20%。

二、输尿管、膀胱和尿道

1. 输尿管

输尿管具有变移上皮和平滑肌，负责将尿液从肾脏输送到膀胱。

2. 膀胱

膀胱储存尿液，表面为变移上皮，内含弹性纤维和胶原，肌层较厚，具备储尿和排尿功能。

3. 尿道

通过尿道排泄终尿，男性尿道分为前列腺部、膜部和海绵体部。

复习思考题

一、选择题（每题仅有1个正确答案）

1. 肾小球滤过膜的主要组成部分不包括（　　）。

A. 足细胞足突　　B. 内皮细胞　　C. 基底膜

D. 血管平滑肌细胞　　E. 内皮细胞的孔隙

2. 近曲小管上皮细胞的主要特点是（　　）。

A. 立方形，有刷状缘　　B. 扁平形，有纤毛　　C. 立方形，无刷状缘

D. 柱状形，有纤毛　　E. 扁平形，无纤毛

3. 肾单位包括（　　）。

A. 肾小管和集合管　　B. 肾小体和肾小管　　C. 肾小体和集合管

D. 肾小管和肾小囊　　E. 肾小体和肾小囊

4. 远曲小管上皮细胞的特点是（　　）。

A. 高立方形，有刷状缘　　B. 低立方形，有纤毛　　C. 扁平形，有纤毛

D. 低立方形，无刷状缘　　E. 高立方形，无纤毛

5. 肾小体的主要功能是（　　）。

A. 吸收营养物质　　B. 排泄废物　　C. 滤过血液

D. 调节血压　　E. 分泌激素

6. 集合管的主要功能是（　　）。

A. 过滤血液　　B. 吸收水分和电解质　　C. 分泌激素

D. 调节血压　　E. 排泄废物

7. 肾单位不包括（　　）。

A. 肾小球　　B. 肾小囊　　C. 近曲小管

D. 集合管　　E. 远曲小管

8. 肾小球的主要功能是（　　）。

A. 分泌激素　　B. 调节血压　　C. 过滤血液

D. 吸收营养物质　　E. 排泄废物

9. 近曲小管主要吸收（　　）。

A. 水　　B. 蛋白质　　C. 葡萄糖

D. 脂肪　　E. 维生素

10. 肾单位中负责浓缩尿液的部分是（　　）。

A. 肾小球　　B. 近曲小管　　C. 远曲小管

D. 髓袢　　E. 肾小囊

11. 肾小管主要由（　　）构成。

A. 复层扁平上皮　　B. 单层立方上皮　　C. 单层柱状上皮

D. 假复层柱状上皮　　E. 复层立方上皮

12. 肾小体主要由（　　）两部分组成。

A. 肾小囊和集合管　　B. 肾小球和肾小囊　　C. 肾小球和髓袢

D. 肾小囊和近曲小管　　E. 近曲小管和远曲小管

13. 足细胞在肾小球中的主要作用是（　　）。

A. 滤过血液　　B. 吸收水分　　C. 分泌激素

D. 调节血压　　E. 吸收电解质

14. 髓袢主要负责（　　）。

A. 滤过血液　　B. 吸收葡萄糖　　C. 浓缩尿液

D. 分泌激素　　E. 调节血压

15. 尿液浓缩发生在肾单位的（　　）。

A. 近曲小管　　B. 远曲小管　　C. 集合管

D. 髓袢　　E. 肾小球

16. 远曲小管的主要功能是（　　）。

A. 滤过血液　　B. 分泌激素　　C. 再吸收电解质

D. 吸收葡萄糖　E. 排泄废物

17. 肾小囊的主要功能是（　　）。

A. 吸收水分　B. 过滤血液　C. 分泌激素

D. 吸收电解质　E. 排泄废物

18. 肾脏中的集合管主要由（　　）细胞构成。

A. 单层立方上皮　B. 复层扁平上皮　C. 假复层柱状上皮

D. 单层柱状上皮　E. 复层立方上皮

19. 在肾小管中，主要负责再吸收葡萄糖的是（　　）。

A. 近曲小管　B. 远曲小管　C. 集合管

D. 髓袢　E. 肾小球

20. 髓袢的主要功能是（　　）。

A. 吸收水分　B. 吸收葡萄糖　C. 吸收蛋白质

D. 浓缩尿液　E. 分泌激素

二、判断题

1. 近曲小管上皮细胞有刷状缘，这有助于增加吸收表面积。（　　）
2. 肾小球的滤过功能由足细胞、基底膜和内皮细胞共同完成。（　　）
3. 集合管的主要功能是分泌尿液。（　　）
4. 髓袢是肾单位中负责浓缩尿液的结构。（　　）
5. 远曲小管上皮细胞具有刷状缘。（　　）

三、名词解释

1. 肾单位；2. 肾小球；3. 髓袢

四、简答题

1. 描述肾小球滤过膜的结构组成及其功能。
2. 解释肾小管各段在尿液形成中的作用。

第二十章　男性生殖系统

重点内容纲要

男性生殖系统由睾丸、生殖管道、附属腺和阴茎组成，核心功能为精子发生、精液生成、雄性激素分泌及生殖行为调控。

一、睾丸

睾丸是男性生殖系统中的核心器官，位于阴囊内。其主要功能是生产精子和分泌雄性激素。

1. 睾丸的结构特点

(1) 睾丸被膜与纵隔：睾丸表面被一层致密结缔组织构成的白膜包覆，白膜前面和侧面覆盖有鞘膜脏层，在后缘增厚形成睾丸纵隔。纵隔由结缔组织呈放射状伸入睾丸实质，分割睾丸为多个小叶，每个小叶内含多个生精小管。

(2) 生精小管：生精小管是睾丸内的主要结构，负责精子的生成。生精小管内壁由支持细胞和生精细胞组成，支持细胞通过血-睾屏障将生精细胞与外界免疫环境隔离。

(2) 睾丸间质：位于生精小管之间的睾丸间质由疏松结缔组织构成，其中包含间质细胞(Leydig 细胞)，这些细胞分泌雄激素，主要是睾酮，调节精子的生成和维持男性的第二性征。

2. 生精细胞的分化过程

生精细胞从精原细胞开始，通过一系列的分裂与成熟，最终形成精子。

(1) 精原细胞：精原细胞是生精细胞的初始阶段，紧贴生精上皮的基膜，分为 A 型和 B 型。A 型中 Ad 型精原细胞为干细胞，B 型继续分裂形成初级精母细胞。

(2) 初级精母细胞：初级精母细胞通过 DNA 复制后，进行第一次减数分裂，形成次级精母细胞。

（3）次级精母细胞：次级精母细胞迅速进行第二次减数分裂，形成精子细胞。

（4）精子细胞：精子细胞经过精子形成过程，形态逐渐改变，最终分化为成熟精子。

3. 支持细胞

支持细胞是生精小管内的重要组成部分，起着多重作用。

（1）结构特点：支持细胞呈不规则锥体形，基部紧贴基膜，顶部延伸到生精小管腔内。支持细胞通过紧密连接，形成血-睾屏障，隔离生精细胞和免疫系统，避免免疫反应对生精过程的干扰。

（2）功能：支持细胞除了支撑生精细胞发育，还分泌雄激素结合蛋白（ABP），维持生精小管内雄激素的高浓度，促进精子的生成。

二、睾丸间质与间质细胞

睾丸间质是睾丸中除生精小管外的结缔组织部分，主要由疏松结缔组织构成，间质细胞（Leydig 细胞）分布在其中。

1. 间质细胞的结构与功能

间质细胞为大而多边形，细胞核较圆，胞质嗜酸性强，含有丰富的类固醇激素合成结构（如平滑内质网）。这些细胞主要负责分泌雄性激素，特别是睾酮，激素的分泌调节精子发生和维持第二性征的发育。

2. 调节作用

睾酮通过反馈机制调节下丘脑和垂体的分泌活动，影响睾丸的雄性激素水平，维持精子的生成和其他生理功能。

三、血-睾屏障

血-睾屏障是由支持细胞通过相互之间的紧密连接形成的特殊屏障，具有重要的生理功能。

（1）结构特点：血-睾屏障由支持细胞的紧密连接组成，分为基底室和近腔室。基底室包含精原细胞，而近腔室则含有精母细胞和精子细胞。紧密连接在此结构中起到阻止免疫系统对睾丸内生精细胞进行攻击的作用。

（2）功能：血-睾屏障的主要功能是保护生精细胞免受外界免疫系统的干扰。由于生精细胞具有部分与自身不同的抗原，血-睾屏障确保了精子发生过程中免疫反应的避免，维持精子的正常生成。

四、生殖管道

生殖管道包括附睾、输精管等，负责精子的成熟、存储和输送。

1. 附睾

附睾分为头部、体部和尾部，尾部连接输精管。附睾管的内壁上皮含有微绒毛，能促进精子的成熟和存储。

2. 输精管

输精管的管壁由 3 层平滑肌和假复层柱状上皮构成，精子通过输精管迅速排入射精管道。

五、附属腺

附属腺的分泌液与精子共同组成精液，参与精子的营养和运输。

1. 前列腺

前列腺分泌含有酸性磷酸酶和纤维蛋白溶酶的液体，具有弱碱性，帮助精子的生存和运动。

2. 精囊

精囊分泌富含果糖和前列腺素的液体，提供精子所需的能量。

3. 尿道球腺

尿道球腺分泌黏液润滑尿道，便于精子的通过。

六、阴茎

阴茎由阴茎海绵体和尿道海绵体组成，功能是性交器官，负责精子的排放。海绵体内含大量血窦，血液流入时，血窦膨胀使阴茎硬化，发生勃起。勃起时，血液充盈血窦，静脉回流受限，血液积聚导致海绵体膨胀，阴茎变硬。白膜起到限制血窦过度扩张的作用。

复习思考题

一、选择题（每题仅有 1 个正确答案）

1. 睾丸中的主要功能单位是（　　）。

A. 附睾　　B. 精囊　　C. 曲细精管

D. 尿道　　E. 前列腺

2. 支持精子发育的细胞是（　　）。

A. 精母细胞　　B. 精原细胞　　C. 精子细胞

D. 支持细胞　　E. 间质细胞

3. 分泌雄激素的细胞是（　　）。

A. 精原细胞　B. 精母细胞　C. 精子细胞

D. 间质细胞　E. 支持细胞

4. 曲细精管中的精子发生的主要场所是（　　）。

A. 中央腔　B. 上皮细胞　C. 基底膜

D. 管腔内　E. 支持细胞

5. 睾丸中最早期的生殖细胞是（　　）。

A. 精原细胞　B. 初级精母细胞　C. 次级精母细胞

D. 精子细胞　E. 成熟精子

6. 精子从睾丸离开后的第一个贮存地点是（　　）。

A. 精囊　B. 前列腺　C. 附睾头

D. 曲细精管　E. 尿道

7. 在睾丸内，精子的形成过程中发生减数分裂的阶段是（　　）。

A. 精原细胞　B. 初级精母细胞　C. 次级精母细胞

D. 精子细胞　E. 成熟精子

8. 精子的形态分化发生在（　　）。

A. 精原细胞　B. 精母细胞　C. 精子细胞

D. 成熟精子　E. 间质细胞

9. 支持细胞的主要功能不包括（　　）。

A. 提供物理支持　B. 分泌激素　C. 提供营养

D. 分泌雄激素　E. 调节精子发生

10. 雄激素的主要作用是（　　）。

A. 激活精子　B. 促进精子形成　C. 维持男性第二性征

D. 刺激卵泡发育　E. 抑制黄体形成

11. 睾丸间质细胞的主要功能是（　　）。

A. 分泌精子　B. 分泌支持细胞　C. 分泌雄激素

D. 分泌精母细胞　E. 分泌前列腺液

12. 精子发生过程中，二倍体细胞转变为单倍体细胞的阶段是（　　）。

A. 精原细胞　B. 初级精母细胞　C. 次级精母细胞

D. 精子细胞　E. 成熟精子

13. 精子的主要组成部分不包括（　　）。

A. 头部　B. 中段　C. 尾部

D. 细胞核　E. 线粒体鞭毛

14. 睾丸支持细胞的另一名称是（　　）。

A. Leydig 细胞　B. Sertoli 细胞　C. 精原细胞
D. 精子细胞　E. 初级精母细胞

15. 精子的形成过程中，何时发生第一次减数分裂（　　）。

A. 精原细胞　B. 初级精母细胞　C. 次级精母细胞
D. 精子细胞　E. 成熟精子

16. 精子细胞的形成细胞是（　　）。

A. 精原细胞　B. 初级精母细胞　C. 次级精母细胞
D. 精子细胞　E. 成熟精子

17. 精子离开睾丸后的第一个贮存部位是（　　）。

A. 精囊　B. 前列腺　C. 附睾
D. 输精管　E. 尿道

18. 曲细精管上皮中最早期的生殖细胞是（　　）。

A. 精原细胞　B. 初级精母细胞　C. 次级精母细胞
D. 精子细胞　E. 成熟精子

19. 在睾丸的间质中，主要的细胞类型是（　　）。

A. 精原细胞　B. 初级精母细胞　C. 间质细胞
D. 精子细胞　E. 支持细胞

20. 支持细胞的另一名称是（　　）。

A. Leydig 细胞　B. Sertoli 细胞　C. 精原细胞
D. 精子细胞　E. 初级精母细胞

二、名词解释

1. 精原细胞；2. 支持细胞；3. 间质细胞；4. 曲细精管；5. 附睾

三、简答题

1. 简述精子发生的过程及其各阶段的特点。
2. 描述间质细胞在睾丸中的作用及其在内分泌功能中的角色。

第二十一章　女性生殖系统

重点内容纲要

女性生殖系统由卵巢、输卵管、子宫、阴道和外阴组成。核心功能为卵子发生、受精、妊娠维持及分娩。系统通过动态的组织学结构与激素调控网络，完成生殖周期。

一、卵巢

1. 结构

卵巢被一层纤维结缔组织即卵巢白膜包围。卵巢内部分为皮质和髓质两部分。

2. 卵泡的发育

卵巢皮质内含有不同发育阶段的卵泡，包括初级卵泡、次级卵泡和成熟卵泡。每个卵泡由卵母细胞和围绕的颗粒细胞构成。

3. 黄体和白体

排卵后，残留的卵泡会形成黄体，主要由颗粒细胞和卵泡膜细胞变成的黄体细胞构成，分泌孕激素和少量雌激素。如果没有妊娠，黄体会退化成白体。

二、输卵管

输卵管是卵子从卵巢运送到子宫的通道，分为输卵管伞部（漏斗部）、壶腹部、峡部和子宫部（间质部）4 部分。

1. 输卵管的壁结构

输卵管的壁结构分为 3 层：黏膜层、肌层和浆膜层。

2. 黏膜层

黏膜层由单层柱状上皮和固有层构成，上皮含有纤毛细胞和分泌细胞。纤毛细胞的纤毛有助于卵子和早期胚胎向子宫的运输。

3. 肌层

肌层由内环和外纵两层平滑肌构成，通过蠕动促进卵子的输送。

三、子宫

子宫是胚胎和胎儿发育的场所，其结构分为子宫体、子宫底和子宫颈。

1. 子宫壁的结构

子宫壁由 3 层结构组成，由外向内分别为：外膜、肌层和内膜。

2. 子宫肌层

子宫肌层主要由平滑肌束和束间结缔组织构成，肌层中的平滑肌纤维纵行排列，具有很强的伸缩性，妊娠期间增生形成子宫下段。

3. 子宫内膜

子宫内膜由功能层和基底层构成。功能层含螺旋动脉，在月经周期中周期性剥脱和再生，也是孕育胎儿的场所。基底层有较强的增生和修复功能，可以产生新的功能层。

四、阴道

阴道由黏膜层、肌层和外膜层构成。

1. 黏膜层

阴道黏膜层由复层鳞状上皮和富含弹性纤维的固有层构成。上皮细胞内富含糖原，在阴道正常菌群的代谢作用下，糖原转化为乳酸，维持阴道酸性环境，防止病原菌入侵。

2. 肌层

阴道肌层由内环和外纵两层平滑肌构成，具有弹性和伸缩性，分娩时形成产道环。

3. 外膜层

外膜层主要由结缔组织构成，包含胶原纤维和弹性纤维，赋予阴道一定的弹性和柔韧性，使其能够适应生理变化，如性交和分娩等。同时，它还与周围组织相连，起到固定和支持的作用。

五、外阴

外阴包括阴阜、大阴唇、小阴唇、阴蒂和前庭。

1. 阴蒂

阴蒂是高度敏感的性器官，含阴茎海绵体同源结构，含有丰富的神经末梢和血管，表面被复层鳞状上皮覆盖。

2. 前庭腺

前庭腺分为前庭大腺和前庭小腺。前庭大腺开口于阴道前庭，有润滑作用。

复习思考题

一、选择题（每题仅有1个正确答案）

1. 卵巢的主要功能是（　　）。

A. 分泌雄激素　　B. 产生卵细胞和分泌雌激素、孕激素

C. 调节甲状腺功能　　D. 产生精子　　E. 参与钙代谢

2. 卵巢的皮质部分主要包含（　　）。

A. 输卵管　　B. 初级卵泡、次级卵泡和成熟卵泡

C. 子宫内膜　　D. 子宫肌层　　E. 黄体和白体

3. 在卵泡发育过程中，分泌雌激素的主要结构是（　　）。

A. 初级卵泡　　B. 次级卵泡

C. 卵泡膜细胞和颗粒细胞　　D. 卵裂球　　E. 黄体

4. 黄体的主要功能是（　　）。

A. 产生卵细胞　　B. 分泌雄激素

C. 分泌雌激素和孕激素　　D. 产生精子　　E. 分泌催乳素

5. 子宫内膜在月经周期中的变化不包括（　　）。

A. 增殖期　　B. 分泌期　　C. 月经期

D. 休眠期　　E. 黄体期

6. 子宫内膜的功能层在月经周期中的作用是（　　）。

A. 产生卵细胞　　B. 分泌雄激素

C. 脱落并参与月经出血　　D. 支持胎儿发育　　E. 分泌乳汁

7. 子宫内膜的基底层的主要功能是（　　）。

A. 参与月经周期的增殖和修复　　B. 分泌雄激素　　C. 产生卵细胞

D. 分泌乳汁　　E. 产生精子

8. 子宫肌层的主要成分是（　　）。

A. 平滑肌细胞　　B. 横纹肌细胞　　C. 上皮细胞

D. 神经细胞　　E. 骨骼肌细胞

9. 在卵泡发育的早期阶段，卵细胞周围形成的细胞层是（　　）。

A. 卵泡膜细胞　　B. 颗粒细胞　　C. 初级卵泡

D. 次级卵泡　　E. 黄体细胞

10. 卵泡破裂释放卵子的过程称为（　　）。

A. 受精　　B. 卵裂　　C. 卵泡发育

D. 排卵　　E. 黄体形成

二、名词解释

黄体

三、简答题

简述子宫内膜在月经周期中的变化及其组织学特征。

第二十二章　人胚发生和早期发育

重点内容纲要

人胚早期发育是指从受精到胚胎形成的前8周内的生物学过程。这一阶段的发育涉及受精、卵裂、胚泡形成、植入、胚层形成以及器官发生的初步阶段。这些过程在时间和空间上高度协调，决定了后续胚胎和胎儿的正常发育。

一、受精

受精是指精子与卵子相互融合形成受精卵的过程，通常发生在输卵管壶腹部。在受精过程中，穿过透明带的精子外膜与卵母细胞膜接触并融合，精子进入卵母细胞后形成受精卵。受精过程可分为3个阶段。

1. 第1阶段

大量获能的精子接触到卵细胞周围的放射冠而释放顶体酶，解离放射冠的卵细胞。

2. 第2阶段

接触到透明带的精子与透明带上的精子配体蛋白ZP3结合，后者进一步介导顶体反应，使顶体继续释放顶体酶，在透明带中溶蚀出一条孔道，使精子头部接触到卵子表面。

3. 第3阶段

精子头侧面的细胞膜与卵子细胞膜融合，随机精子的细胞核及细胞质进入卵子内，精子与卵子的细胞膜融合。

二、胚泡形成

1. 卵裂

受精卵开始快速分裂，这一过程称为卵裂。卵裂过程中形成的细胞称为卵裂球，卵裂分裂是有丝分裂，细胞数量增加但总质量不变，最终形成桑椹胚。在桑椹胚阶段，细胞通过钙依赖性黏附分子形成紧密连接，为胚泡形成奠基。

2. 胚泡形成

桑椹胚继续分裂并形成一个包含液腔的胚泡。

（1）内细胞群：位于胚泡的一端，将来发育成胚胎本身及部分胎膜。

（2）滋养层：包裹胚泡，将来形成胎盘及其他支持结构。

三、植入

胚泡进入子宫内膜的过程称植入。植入是胚胎与母体建立联系的关键步骤。

1. 滋养层分化

滋养层分化为合体滋养层和细胞滋养层，前者侵入子宫内膜，后者继续分裂增生。

2. 胚泡嵌入

胚泡逐渐嵌入子宫内膜，内细胞群继续分裂，形成胚盘。

四、胚层形成

胚盘形成后，胚胎开始经历三胚层的形成，即原条的出现标志着原肠胚形成的开始。

1. 内胚层

内胚层形成消化系统、泌尿系统以及其他器官的上皮组织。

2. 中胚层

中胚层形成肌肉、骨骼、心血管系统和泌尿生殖系统。

3. 外胚层

外胚层形成神经系统、皮肤和感官器官。

五、器官发生

原肠胚形成后，胚胎进入器官发生阶段，各个器官系统开始分化和发育。

1. 神经管形成

外胚层在中线形成神经板，并通过神经沟和神经褶最终形成神经管，这是中枢神经系统的始基。

2. 体节形成

中胚层分化形成体节，将来分化为脊柱、骨骼肌和皮肤真皮层。

3. 心血管系统

心脏和主要血管开始形成，标志着胚胎循环系统的初步建立。

复习思考题

一、选择题（每题仅有 1 个正确答案）

1. 人类胚胎发育的开始时间是（　　）。

A. 受精时　　B. 着床时　　C. 卵裂期

D. 原肠期　　E. 胚泡期

2. 原肠期主要发生的事件是（　　）。

A. 受精　　B. 卵裂　　C. 三胚层形成

D. 器官形成　　E. 着床

3. 原肠形成时，中胚层的来源是（　　）。

A. 外胚层　　B. 内胚层　　C. 原条细胞

D. 细胞质　　E. 胚盘

4. 神经管的形成是胚胎发育的（　　）的标志。

A. 卵裂期　　B. 原肠期　　C. 神经胚期

D. 胚泡期　　E. 器官形成期

5. 卵裂期的特点是（　　）。

A. 细胞体积增大　　B. 细胞体积不变　　C. 细胞体积减小

D. 细胞分化　　E. 细胞融合

6. 在哺乳动物胚胎发育过程中，原条的形成发生在（　　）。

A. 受精后第 1 天　　B. 受精后第 3 天　　C. 受精后第 7 天

D. 受精后第 15 天　　E. 受精后第 30 天

7. 胎盘形成的主要部分是（　　）。

A. 外胚层　　B. 内胚层　　C. 绒毛膜和脱落膜

D. 中胚层　　E. 原条

8. 神经嵴细胞来源于（　　）。

A. 外胚层　　B. 中胚层　　C. 内胚层

D. 原条　　E. 神经管

9. 卵黄囊的主要功能是（　　）。

A. 营养供应　　B. 氧气交换　　C. 血细胞生成

D. 荷尔蒙分泌　　E. 器官发育

10. 胚胎植入子宫内膜的时间通常是（　　）。

A. 受精后第 1 天　B. 受精后第 3 天　C. 受精后第 7 天
D. 受精后第 14 天　E. 受精后第 30 天

11. 胚胎发育中最早形成的器官系统是（　　）。
A. 消化系统　B. 呼吸系统　C. 神经系统
D. 循环系统　E. 泌尿系统

12. 胎盘屏障的主要功能是（　　）。
A. 气体交换　B. 营养运输　C. 荷尔蒙分泌
D. 免疫保护　E. 以上所有

13. 体节的主要功能是（　　）。
A. 形成神经系统　B. 形成肌肉、骨骼和真皮
C. 形成内脏器官　D. 形成心血管系统　E. 形成消化系统

14. 在胚胎发育过程中，心脏开始跳动的时间是（　　）。
A. 受精后第 1 周　B. 受精后第 2 周　C. 受精后第 3 周
D. 受精后第 4 周　E. 受精后第 5 周

15. 羊膜腔的功能是（　　）。
A. 提供营养　B. 气体交换　C. 保护胚胎
D. 分泌荷尔蒙　E. 形成胎盘

16. 脊索的主要作用是（　　）。
A. 形成神经系统　B. 形成消化系统　C. 诱导神经板的形成
D. 形成心血管系统　E. 形成泌尿系统

17. 原肠形成开始于（　　）。
A. 卵裂期　B. 囊胚期　C. 原条形成
D. 神经管形成　E. 器官形成期

18. 内胚层最终形成（　　）。
A. 皮肤　B. 神经系统
C. 消化道和呼吸道内衬　D. 肌肉　E. 骨骼

19. 胚胎发育过程中，中胚层形成的结构不包括（　　）。
A. 骨骼　B. 肌肉　C. 心血管系统
D. 皮肤表皮　E. 泌尿系统

20. 在胚胎发育过程中，胎儿和母体之间的主要交换结构是（　　）。
A. 卵黄囊　B. 羊膜腔　C. 绒毛膜和脱落膜
D. 脐带　E. 羊水

二、名词解释

1. 受精；2. 原肠形成；3. 囊胚；4. 神经管；5. 体节

三、简答题

简述人类胚胎发育的主要阶段及特点。

病理学

第三部分
病理学

第二十三章　细胞、组织的适应和损伤

重点内容纲要

一、细胞和组织的适应

（一）萎缩

1. 概念

萎缩是指发育正常的实质细胞、组织或器官的体积缩小。其本质是该组织、器官的实质细胞体积缩小或/和数量减少。

2. 病理变化特点

（1）肉眼观察：体积均匀性缩小，质量减轻，色泽加深，质地硬韧

（2）光镜观察：实质细胞体积缩小和/或数量减少；脂褐素增多；间质内纤维和/或脂肪组织增生。

（3）电镜观察：细胞器减少，自噬体及自噬泡增多。

3. 分类

- 营养不良性萎缩：营养不足、血供问题引发，如糖尿病导致的全身肌肉萎缩。
- 压迫性萎缩：长期压迫造成，如肿瘤压迫邻近组织。
- 失用性萎缩：长期不使用造成的萎缩，如骨折后肢体不动导致的肌肉萎缩。
- 去神经性萎缩：运动神经损伤引发，如神经受损后的肌肉萎缩。
- 内分泌性萎缩：内分泌腺功能下降引起，如垂体病变影响肾上腺。

（二）肥大

1. 概念

由于功能增加、合成代谢旺盛，使细胞、组织或器官体积增大，称为肥大。组织和器官

的肥大通常是由于实质细胞的体积增大所致，但也可伴有实质细胞数量的增加。

2. 分类

(1) 生理性肥大：正常生理状态下发生的肥大，如妊娠期间子宫的增大。

(2) 病理性肥大：由疾病或病理因素引起的肥大，例如高血压导致的心肌肥厚。

3. 分类依据

(1) 代偿性肥大：因工作负荷增加而引发的适应性增大，如肌肉锻炼后肌肉纤维的增粗。

(2) 内分泌性肥大：受激素影响造成的肥大，如某些激素水平变化引起的组织增大。

(三) 增生

1. 概念

细胞有丝分裂活跃而导致组织或器官内实质细胞数量增多的现象，称为增生。增生是有丝分裂活跃的结果，也与凋亡受抑制有关。

2. 分类

(1) 生理性增生：如运动员肌肉肥大、妊娠期子宫肥大。

(2) 病理性增生：如前列腺增生等。

(四) 化生

1. 概念

一种分化成熟的细胞因受刺激作用被另一种分化成熟细胞替代的过程，称为化生。

2. 特点

(1) 同源性：主要发生在同源细胞之间，如上皮细胞之间或间叶细胞之间。

(2) 慢性刺激：常见于长期受慢性刺激作用下的组织。

(3) 微环境影响：化生过程与细胞因子、微环境及多种基因有关。

3. 常见类型

(1) 鳞状上皮化生：如气管、支气管、子宫颈的黏膜。

(2) 肠上皮化生：胃黏膜化生为肠上皮。

(3) 骨组织化生：多见于间叶组织和纤维组织。

4. 意义

化生能强化局部抗御环境因子刺激的能力，削弱原组织本身功能；上皮化生可发生癌变。

二、 细胞和组织的损伤

（一）损伤原因和机制

1. 损伤原因

缺氧、化学物质和药物、物理因素、生物因素、遗传性缺陷、营养失衡、免疫反应、其他因素。

2. 损伤机制

线粒体损伤、ATP 的耗竭、膜性损伤、细胞内钙离子浓度升高、氧自由基的积聚。

（二）可逆性损伤

细胞可逆性损伤形态学变化称为变性，是指细胞或细胞间质受损后因代谢发生障碍所致的某些可逆性形态学变化。

- 细胞水肿：线粒体受损，ATP 合成下降，细胞膜钠钾泵功能下降，Na^+、水进入细胞内。好发于心、肝、肾实质细胞。
- 脂肪变：甘油三酯在非脂肪细胞胞质内蓄积。好发于肝、心、肾实质细胞。脂肪变的黄色条纹与未脂变的暗红色心肌相间，形似虎皮斑纹，称为虎斑心。
- 玻璃样变：细胞内或间质中出现均质、红染、毛玻璃样透明的蛋白质蓄积。
- 淀粉样变：细胞外间质内蛋白质黏多糖复合物沉积。
- 黏液样变：间质内黏多糖和蛋白质的蓄积。
- 病理性色素沉着：有色物质在细胞内外的异常蓄积，如含铁血黄素、脂褐素、黑色素、胆红素等。
- 病理性钙化：软组织内固体性钙盐的蓄积。

（三）不可逆性损伤

细胞受到严重损伤累及细胞核时，呈现致死性代谢、结构破坏和功能丧失等不可逆性损伤，即细胞死亡。

1. 坏死

（1）概念：活体内局部细胞的死亡，死亡细胞代谢停止、结构破坏、功能丧失并引发炎症反应。核固缩、核碎裂、核溶解是细胞坏死的主要形态学标志。

（2）分类。

①凝固性坏死：常见于心、肾、脾、肝等器官，多因缺血引起。

②干酪样坏死：结核病的特征性病变。

③液化性坏死：好发于脑、胰腺等组织。

④纤维素样坏死：风湿病、结节性多动脉炎、新月体性肾小球肾炎和急进性高血压的特征性病变。

⑤脂肪坏死：常见于急性胰腺炎。

⑥坏疽：局部组织大块坏死并继续被腐败菌感染。

干性坏疽：常见于四肢体表。坏死区干缩，呈黑褐色，与正常组织分界清楚。

湿性坏疽：常见于与外界相通的内脏，如肺、肠、子宫和胆囊等。坏死区湿润，与正常组织分界不清楚。

气性坏疽：常见于深部肌组织的开放性创伤。坏死区肿胀，按之有捻发感，与正常组织分界不清。

2. 凋亡

细胞在内源和外源信号诱导下，启动一系列分子机制，按一定程序自发死亡的过程。其病理生理特征包括染色质凝聚、细胞质减少、核片段化、细胞质致密化、形成细胞凋亡体，最终被其他细胞吞入，不激活炎症和免疫反应。

3. 自噬

细胞在缺乏营养和能量供应时，部分细胞质与细胞器被包裹进特异性的双层膜或者多层膜结构的自噬体，再与溶酶体融合形成自噬溶酶体，降解后的产物可作为营养物再利用，或用于细胞分化中的细胞结构重建。

三、细胞老化

1. 概念

细胞老化是指细胞随着生物体年龄增长而发生的退行性变化，是生物个体老化的基础。

2. 形态学表现

细胞体积缩小，细胞核体积增大，核仁不规则，线粒体、高尔基体等细胞器数量减少或变形，脂褐素和黑色素等色素沉着增多；细胞间质增生硬化。

复习思考题

一、选择题

A 型选择题（每题仅有 1 个正确答案）

1. 干酪样坏死的本质病变是（　　）。

A. 彻底的纤维蛋白样坏死　　B. 彻底的脂肪坏死　　C. 彻底的液化性坏死

D. 彻底的凝固性坏死　　E. 干性坏疽

2. 再生能力最强的组织是（　　）。

A. 腺体　　B. 骨骼肌　　C. 神经细胞

D. 软骨　　E. 平滑肌

3. 肉眼观察脑标本表面，脑萎缩的特征性改变是（　　）。

A. 脑沟加深、脑回变窄　　B. 脑沟加深、脑回增宽

C. 脑沟变窄、脑回变平　　D. 脑沟变浅、脑回变窄

E. 脑沟变窄、脑回增宽

4. 体积增大的肾萎缩见于（　　）。

A. 严重的肾盂积水　　B. 慢性硬化性肾小球肾炎

C. 肾动脉粥样硬化　　D. 原发性高血压晚期

E. 慢性肾盂肾炎

5. “静脉石” 的形成是静脉内的血栓发生了（　　）。

A. 机化　　B. 钙化　　C. 包裹

D. 脱落　　E. 吸收

6. 最易发生脂肪变性的器官或组织是（　　）。

A. 脾　　B. 脂肪组织　　C. 肺

D. 肝　　E. 脑

7. 心脏萎缩的肉眼特点不包括（　　）。

A. 体积小　　B. 呈褐色　　C. 心肌质地硬韧

D. 心脏表面血管弯曲　　E. 心脏表面血管增粗

8. 干酪样坏死的病理学特征不包括（　　）。

A. 坏死组织呈黄白色、细腻、状似奶酪

B. 坏死灶周围常有大量淋巴细胞和巨噬细胞浸润

C. 镜下可见组织轮廓保存，但细胞核消失

D. 常见于结核病灶

E. 中心为无定形颗粒状物质，周围有大量中性粒细胞浸润

9. 最能代表细胞坏死的 3 种改变是（ ）。

A. 核固缩、胞质固缩、细胞膜皱缩　　B. 核膜破裂、核碎裂、胞质浓缩

C. 核溶解、胞质浓缩、细胞膜破裂　　D. 核溶解、胞质少、细胞膜破裂

E. 核固缩、核碎裂、核溶解

10. 淀粉样变性是指间质内有（ ）。

A. 蛋白质-糖胺聚糖复合物蓄积　　B. 黏多糖和蛋白质的蓄积

C. 黏多糖蓄积　　D. 蛋白质蓄积

E. 糖原蓄积

11. 老年人心肌细胞内最易出现的色素是（ ）。

A. 含铁血黄素　　B. 胆红素　　C. 脂褐素

D. 黑色素　　E. 以上都不是

12. 下列不属于萎缩的改变是（ ）。

A. 老年女性的子宫　　B. 老年男性的睾丸　　C. 青春期以后的胸腺

D. 呆小症　　E. 脊髓灰质炎患儿的下肢瘦小

13. 干酪样坏死是（ ）的特征性病变。

A. 麻风　　B. 伤寒　　C. 结核

D. 阿米巴病　　E. 风湿病

14. 肾小管上皮细胞内透明变性的发生是因为其（ ）。

A. 细胞凋亡　　B. 细胞内酸中毒　　C. 胞质不均匀浓缩

D. 重吸收蛋白质过多　　E. 细胞中间丝成分角蛋白的聚集

15. 关于气性坏疽的描述，正确的是（ ）。

A. 深在性开放性创伤合并厌氧产气菌感染所致

B. 湿性坏疽合并厌氧菌感染所致

C. 表皮擦伤合并腐败菌感染所致

D. 干性坏疽合并厌氧菌感染所致

E. 气胸合并感染所致

16. 引起细胞脂肪变性的主要原因不包括（ ）。

A. 贫血　　B. 严重挤压　　C. 感染

D. 中毒　　E. 缺氧

17. 细动脉壁透明变性常见于（ ）。

A. 心、脾、肺、视网膜等处的细动脉

B. 心、肝、肾、脑等处的细动脉
C. 肾、脑、脾、视网膜等处的细动脉
D. 肾、脑、脾、心、视网膜等处的细动脉
E. 肺、胰、脾、肠等处的细动脉

18. 关于干性坏疽的描述，错误的是（　　）。
A. 与周围组织分界清楚　B. 常呈黑褐色　C. 常见于四肢末端
D. 病变处皮肤皱缩　E. 全身中毒症状明显

19. 凝固性坏死好发于下列器官，除（　　）外。
A. 心　B. 肝　C. 脾
D. 肾　E. 脑

20. 虎斑心见于（　　）。
A. 白喉　B. 中毒　C. 严重贫血
D. 肥胖　E. 高脂血症

21. 足趾严重冻伤可导致的坏死是（　　）。
A. 纤维蛋白样坏死　B. 干酪样坏死　C. 出血性梗死
D. 干性坏疽　E. 气性坏疽

22. 关于化生的描述，错误的是（　　）。
A. 鳞状上皮化生和肠上皮化生较常见
B. 通常发生在同源细胞之间
C. 是未分化细胞向另一种细胞方向分化的结果
D. 是细胞、组织的适应性反应
E. 上皮化生后极易癌变

23. 关于凋亡的描述，错误的是（　　）。
A. 凋亡的发生与基因调节有关　B. 细胞质膜破裂，核也碎裂
C. 活体内单个细胞的死亡　D. 不破坏组织结构　E. 激活炎症反应

24. 关于脂褐素本质描述，正确的是（　　）。
A. 固醇类的代谢产物　B. 中性脂肪代谢产物　C. 细胞器碎片残体
D. 红细胞崩解后形成的色素　E. 心肌细胞合成的一种色素

25. 肾结核时，坏死组织经自然管道排出后可形成（　　）。
A. 糜烂　B. 窦道　C. 瘘管
D. 空洞　E. 溃疡

26. 细胞缺氧时最常见的病理变化是（　　）。
A. 线粒体肿胀　B. 内质网破裂　C. 核糖体脱落

D. 脂褐素增多　　E. 溶酶体增多

X 型选择题（多选题，每题可有 1~5 个答案）

1. 属于病理性萎缩的有（　　）。

A. 肢体骨折后所致的萎缩　　B. 老年妇女的卵巢萎缩

C. 青春期后的胸腺萎缩　　D. 脑动脉粥样硬化时的脑萎缩

E. 输尿管结石所致的肾萎缩

2. 不引起萎缩的病变是（　　）。

A. 肾盂积水　　B. 慢性肝淤血　　C. 垂体功能低下

D. 四氯化碳中毒　　E. 脊髓前角神经细胞坏死

3. 患佝偻病时长骨头骨端肿胀，主要病变是（　　）。

A. 软骨组织增生肥大　　B. 软骨基质钙化　　C. 骨样组织堆积

D. 骨质新生　　E. 破骨细胞活跃

4. 引起局部组织或器官萎缩的原因有（　　）。

A. 局部缺血　　B. 长期饥饿　　C. 局部长期受压

D. 慢性消耗性疾病　　E. 左下肢骨折后长期卧床

5. 下列病变均可发生营养不良性钙化，包括（　　）。

A. 维生素 D 摄入过多的胃黏膜　　B. 胰腺炎时的脂肪坏死

C. 结缔组织的透明变性　　D. 结核病时的干酪样坏死

E. 血吸虫病时的虫卵结节

6. 肝细胞脂肪变性的发生是因为（　　）。

A. 中性脂肪合成过多　　B. 脂蛋白合成减少　　C. 脂肪酸氧化障碍

D. 腺苷三磷酸增多　　E. 三酰甘油输出障碍

7. 细胞损伤后的可复性变化见于（　　）。

A. 脂肪变性　　B. 坏死早期

C. 肝细胞内胆红素蓄积　　D. 凋亡

E. 细胞内透明变性

8. 下述器官体积增大仅由肥大引起的是（　　）。

A. 哺乳期乳腺　　B. 功能亢进的甲状腺

C. 运动员的与运动有关的骨骼肌　　D. 妊娠期子宫

E. 老年男性的前列腺体积增大

9. 关于坏疽的描述，正确的是（　　）。

A. 可伴发全身中毒症状　　B. 感染的腐败菌都是厌氧菌

C. 较大范围的坏死继发腐败菌的感染　　D. 坏疽组织多呈黑色或污秽

E. 病变部位主要为四肢和与外界相通的内脏

10. 关于化生的描述，正确的是（　　）。

A. 鳞状上皮化生比较常见　　B. 化生属于适应性反应

C. 化生一般只发生在同源细胞之间　　D. 化生是分化细胞变为另一种分化细胞

E. 以上都不对

11. 不可能发生纤维结缔组织玻璃样变的疾病是（　　）。

A. 结核性纤维素性胸膜炎　　B. 硅肺　　C. 慢性浅表性胃炎

D. 肝硬化　　E. 心肌梗死

12. 关于干酪样坏死的描述，错误的是（　　）。

A. 不发生液化　　B. 光镜下可见原组织轮廓

C. 多由结核杆菌感染引起　　D. 肉眼观察坏死区呈微黄、细腻

E. 可发生机化、钙化

13. 关于细胞死亡的描述，正确的是（　　）。

A. 细胞结构破坏　　B. 损伤累及细胞核　　C. 受损细胞代谢停止

D. 属于不可逆性变化　　E. 坏死和凋亡都是细胞死亡

14. 下列哪些病变属于细胞、组织的适应性变化（　　）。

A. 脂肪变性　　B. 肥大　　C. 钙化

D. 增生　　E. 化生

15. 心脏萎缩的肉眼特点不包括（　　）。

A. 体积小　　B. 呈褐色　　C. 心肌质地硬韧

D. 心脏表面血管弯曲　　E. 心脏表面血管增粗

16. 凋亡的病理特点有（　　）。

A. 细胞自溶　　B. 细胞质膜破裂　　C. 凋亡小体形成

D. 凋亡小体被巨噬细胞吞噬、降解　　E. 无炎症反应

17. 关于肉芽组织的结局，下列描述正确的是（　　）。

A. 最终填补缺损　　B. 最终纤维化形成瘢痕

C. 抗感染的过程　　D. 产生细胞外基质的过程

E. 分泌大量生长因子，调控细胞增生的过程

18. 下述细胞、组织的适应性变化中，可能发生癌变（　　）。

A. 过度增生　　B. 鳞状上皮化生　　C. 萎缩

D. 肠上皮化生　　E. 代偿性肥大

19. 下列属于萎缩的是（　　）。

A. 截瘫患者的双下肢　　B. 晚期原发性高血压患者的肾

C. 空洞型肾结核时变薄的肾实质　　D. 小脑动脉粥样硬化时脑体积变化
E. 老年女性的卵巢或老年男性的睾丸

20. 下列病变中不能根据肉眼所见确定坏死性质的是（　　）。
A. 凝固性坏死　　B. 纤维素样坏死　　C. 脂肪坏死
D. 坏疽　　E. 液化性坏死

21. 下述情况属于化生的是（　　）。
A. 柱状上皮改变为移行上皮　　B. 移行上皮改变为鳞状上皮
C. 胃黏膜上皮改变为肠上皮　　D. 成纤维细胞（纤维母细胞）变为骨母细胞
E. 成纤维细胞变为纤维细胞

二、名词解释

1. 适应；2. 萎缩；3. 肥大；4. 增生；5. 化生；6. 变性；7. 气球样变性；8. 透明变性；9. 淀粉样变性；10. 心衰细胞

三、问答题

1. 简述坏死的基本病理变化，分为哪些类型？并举例说明。
2. 细胞核在细胞坏死时可能发生哪些形态学变化？描述其演变过程。
3. 坏死的结局有哪些？

第二十四章　损伤的修复

重点内容纲要

一、再生

1. 再生的概念

组织和细胞损伤后，通过周围存活的同种细胞分裂增殖以实现修复的过程称为再生。

再生分为生理性再生与病理性再生。前者维持组织器官的完整性和稳定性；后者在细胞或组织坏死后由周围细胞增生、分化来恢复原有结构和功能。

2. 不同类型细胞的再生潜能分类

(1) 不稳定细胞：具有很强的再生能力的细胞，包括表皮细胞、呼吸道、消化道和生殖道黏膜被覆细胞等。

(2) 稳定细胞：在正常情况下很少增殖，但受损时可重新进入细胞周期进行再生的细胞，如肝、胰、肾小管上皮等。

(3) 永久性细胞：成熟后脱离细胞周期，几乎无再生能力，且损伤后主要依赖纤维结缔组织进行瘢痕性修复的细胞，如神经元、心肌细胞和骨骼肌细胞等。

(4) 干细胞：具备自我更新、高度增殖及多向分化潜能，是损伤修复的核心细胞来源，对损伤修复至关重要。

3. 组织的再生过程

(1) 上皮组织的再生。

①被覆上皮：缺损后，基底层或邻近的细胞分裂增生并迁移覆盖损伤区域，最终分化为正常的上皮结构，如鳞状上皮和胃肠黏膜上皮。

②腺上皮：如果基底膜未受损，残存的腺上皮细胞可以分裂补充，恢复腺体结构；但如果基底膜受损，则难以再生。

（2）纤维组织的再生。

成纤维细胞在损伤刺激下活跃化，开始分裂、增生，并分泌前胶原蛋白形成新的胶原纤维，最终成熟为纤维细胞，完成修复。

（3）软骨组织与骨组织的再生。

①软骨组织：再生能力较弱，通常需要纤维组织参与修补。软骨再生始于软骨膜的增生，最终形成新的软骨细胞和基质。

②骨组织：具有较强的再生能力，骨折后可通过成骨细胞活动实现完全修复。

（4）血管的再生。

①毛细血管：通过内皮细胞的生芽方式形成新血管，伴随基底膜成分的合成。

②大血管：离断后需手术吻合，吻合处两侧内皮细胞可恢复内膜结构，但肌层多有结缔组织瘢痕修复。

（5）肌组织再生。

肌组织的再生能力有限，尤其是心肌几乎不能再生，常以瘢痕修复为主；横纹肌和部分平滑肌则有一定的再生潜力，依赖于肌膜的存在和损伤程度。

（6）神经组织再生。

①中枢神经（脑和脊髓）：神经元破坏后不可再生，主要依靠胶质细胞形成的瘢痕进行修复。

②外周神经：若相连的神经细胞存活，可通过轴突再生实现完全修复，涉及神经鞘细胞的支持作用。

二、纤维性修复

1. 纤维性修复概念

当损伤范围较大，不能由周围同种细胞再生完全修复时，由肉芽组织替代修复，最终形成瘢痕组织。

纤维修复过程：肉芽组织增生→溶解、吸收坏死组织及异物→转化成以胶原纤维为主的瘢痕组织。

2. 肉芽组织的形态和作用

（1）成分及形态：由新生毛细血管、成纤维细胞及炎症细胞构成，外观为鲜红色、颗粒状、柔软湿润。

（2）作用：抗感染、保护创面、填补缺损、机化或包裹异物。

（3）结局：逐渐纤维化，转变为瘢痕组织。

3. 瘢痕组织的形态和作用

（1）形态：颜色苍白或灰白色半透明，质硬韧，缺乏弹性。

（2）作用：保持组织器官完整性的同时，也可能引起瘢痕收缩、形成瘢痕疙瘩、粘连等问题。

三、创伤愈合

1. 创伤愈合概念

创伤愈合是指皮肤等组织出现离断或缺损后的愈复过程，包括组织再生、肉芽组织增生和瘢痕形成。

2. 皮肤创伤愈合的基本过程

皮肤创伤愈合的基本过程包括早期炎症反应、伤口收缩、肉芽组织增生、瘢痕形成以及表皮及其他组织再生。

3. 创伤愈合类型

一期愈合：组织缺损少、创缘整齐且无感染的伤口愈合快速，形成的瘢痕较小。

二期愈合：组织缺损较大、创缘不整或伴有感染的伤口愈合较慢，形成的瘢痕较大。

4. 骨折愈合过程

骨折愈合过程分为血肿形成、纤维性骨痂形成、骨性骨痂形成及骨痂改建四个阶段。

5. 影响创伤愈合的因素

（1）全身因素。

①年龄：青少年新陈代谢旺盛，组织再生能力强，愈合快；老年人血管硬化、血供减少，愈合慢。

②营养状况：蛋白质和含硫氨基酸（如甲硫氨酸、胱氨酸）对肉芽组织和胶原形成至关重要。维生素 C 催化前胶原分子的形成，促进胶原纤维合成。锌等微量元素对伤口愈合有重要作用，缺乏时愈合迟缓。

（2）局部因素。

①感染与异物：感染是愈合的主要障碍，坏死组织和异物也妨碍愈合，需清创处理。

②局部血液循环：良好的血液循环提供氧和营养，促进愈合；循环不良则愈合迟缓。

③神经支配：正常神经支配有助于组织再生，神经损伤可导致局部营养不良，影响愈合。

④电离辐射：破坏细胞和小血管，抑制组织再生，影响愈合。

（3）骨折愈合特定因素。

①复位：及时正确的骨折断端复位对于愈合至关重要。

②固定：牢靠固定防止肌肉活动引起的错位，直至骨性骨痂形成。

③功能锻炼：早期适当的功能锻炼可以改善血运，预防萎缩和关节强直，促进愈合和功能恢复。

复习思考题

一、选择题

A 型选择题（每题仅有 1 个正确答案）

1. 关于创伤性神经瘤的形成，正确的说法是（　　）。

A. 神经纤维细胞增生

B. 神经纤维断裂变性

C. 神经鞘细胞增生形成带状的合体细胞

D. 再生轴突与增生的结缔组织混杂在一起并卷曲成团

E. 神经鞘细胞与增生的结缔组织混杂在一起并卷曲成团

2. 创伤愈合过程中，2~3 日后伤口边缘的皮肤及皮下组织向中心移动的主要原因是（　　）。

A. 炎症细胞作用　　B. 胶原纤维的作用　　C. 纤维细胞的作用

D. 肌成纤维细胞的作用　　E. 伤口愈合的自然规律

3. 伤口二期愈合的特点是（　　）。

A. 创面小　　B. 手术切口　　C. 形成瘢痕

D. 肉芽组织少　　E. 创面不洁、伴感染

4. 瘢痕修复可见于（　　）。

A. 急性细菌性痢疾　　B. 胃黏膜糜烂　　C. 肝细胞点状坏死

D. 子宫颈糜烂　　E. 十二指肠溃疡

5. 支气管黏膜上皮出现鳞状上皮化生，常属于（　　）。

A. 分化不良　　B. 不典型增生　　C. 不完全再生

D. 癌前期改变　　E. 适应性改变

6. 关于永久性细胞的描述，正确的是（　　）。

A. 损伤后细胞变化小　　B. 损伤后不能再生，成为永久性缺损的细胞

C. 损伤后可以完全再生的细胞　　D. 容易受损的细胞

E. 在生理状态下，不断衰亡、更新的细胞

7. 由周围健康细胞分裂增生来完成修补的过程称为（　　）。

A. 机化　　B. 增生　　C. 化生

D. 再生　　E. 以上均不是

8. 没有肉芽组织的存在病变是（　　）。

A. 血肿　　B. 血栓　　C. 静脉石

D. 胃溃疡　　E. 静脉性充血

9. 下列组织中最易完全再生修复的是（　　）。

A. 心肌组织　　B. 神经组织　　C. 骨组织

D. 上皮组织　　E. 平滑肌组织

10. 在瘢痕修复过程中最重要的细胞是（　　）。

A. 血管内皮细胞　　B. 中性粒细胞　　C. 成纤维细胞

D. 上皮细胞　　E. 巨噬细胞

11. 维生素 C 缺乏的伤口难以愈合的主要原因是（　　）。

A. 肉芽组织形成不良　　B. 胶原纤维不能交联

C. 前胶原分子难以形成　　D. 原胶原蛋白难以形成

E. 氧化酶不能活化

12. 创伤一期和二期愈合的差异主要是（　　）。

A. 是否为手术切口　　B. 是否经过扩创术

C. 是否有大量肉芽组织形成　　D. 创面是否有出血

E. 创面是否有炎症反应

13. 肉芽组织抗感染的主要成分是（　　）。

A. 炎症细胞　　B. 肌成纤维细胞　　C. 成纤维细胞

D. 细胞外基质　　E. 毛细血管

14. 肉芽组织内能产生基质和胶原并具有收缩功能的细胞是（　　）。

A. 中性粒细胞　　B. 肌成纤维细胞　　C. 纤维细胞

D. 血管内皮细胞　　E. 肥大细胞

15. 瘢痕组织的特点不包括（　　）。

A. 炎症细胞稀少　　B. 含大量纤维细胞

C. 纤维束常已透明变性　　D. 大量胶原纤维束组成

E. 组织内血管稀少

16. 肉眼观察肉芽组织呈颗粒状的主要原因是（　　）。

A. 新生的毛细血管网呈袢状弯曲　　B. 新生的毛细血管灶性集聚

C. 成纤维细胞灶性集聚　　D. 大量炎症细胞灶性集聚

E. 感染、炎性水肿

17. 下列细胞中，再生能力最强的细胞是（　　）。

A. 神经细胞　　B. 唾液腺细胞

C. 消化道黏膜上皮细胞　　D. 肝细胞

E. 心肌细胞

18. 在肉芽组织内具既有收缩功能，又能产生基质和胶原的细胞是（　　）。

A. 成纤维细胞　　B. 巨噬细胞　　C. 血管内皮细胞

D. 成纤维细胞　　E. 中性粒细胞

19. 创伤愈合过程中 2~3 日后伤口收缩的主要原因是（　　）。

A. 纤维细胞的作用　　B. 水分的吸收　　C. 胶原纤维的作用

D. 肌成纤维细胞的作用　　E. 胶原纤维玻璃样变

20. 手术切口一般 5~7 日拆线的原因是（　　）。

A. 伤口两侧出现胶原纤维连接　　B. 伤口内肌成纤维细胞开始形成

C. 伤口内已长满肉芽组织　　D. 伤口内成纤维细胞增生达到顶峰

E. 此时炎症细胞基本消失

21. 一般不会出现肉芽组织的病变是（　　）。

A. 心肌梗死　　B. 脓肿壁　　C. 血肿

D. 化生病灶　　E 结核空洞

22. 肉芽组织中一般不含有（　　）。

A. 单核巨噬细胞　　B. 神经纤维　　C. 中性粒细胞

D. 外源性异物　　E. 胶原纤维

23. 不良肉芽组织的肉眼观察特点包括（　　）。

A. 鲜红色　　B. 苍白色、并高出创面　　C. 颗粒状

D. 表面无脓性渗出　　E. 表面湿润

24. 创伤性神经瘤的形成是由于（　　）。

A. 神经纤维断端变性

B. 施万细胞与增生的结缔组织混合在一起弯曲成团

C. 再生轴突与增生的施万细胞和神经束衣的成纤维细胞混合在一起弯曲成团

D. 神经纤维断端的施万细胞坏死

E. 施万细胞的过度增生

25. 完成瘢痕修复的物质基础是（　　）。

A. 上皮组织　　B. 肉芽组织　　C. 毛细血管网

D. 纤维蛋白网架　　E. 炎性渗出物

26. 关于骨折愈合的描述，错误的是（　　）。

A. 血肿形成后由肉芽组织取代并机化，形成纤维性骨痂

B. 骨痂改建和重塑包括板层骨的形成、重建皮质层与髓腔的关系

C. 纤维性骨痂可分化形成透明软骨

D. 骨性骨痂系由纤维性骨痂演变形成的编织骨

E. 软骨组织经膜性成骨过程演变为骨组织

27. 一期愈合的瘢痕抗拉力强度达到顶峰的时间大约是（　　）。

A. 5~7 天　　B. 30 天　　C. 60 天

D. 90 天　　E. 180 天

28. 影响创伤愈合的局部因素不包括（　　）。

A. 年龄　　B. 电离辐射　　C. 感染或异物

D. 神经支配情况　　E. 局部血液循环状况

29. 二期愈合的最佳条件是（　　）。

A. 组织缺损大、创缘整齐、创面对合紧密

B. 组织缺损少、创缘整齐、创面对合紧

C. 组织缺损大、无感染、创缘整齐

D. 创缘整齐、创面对合紧密、有感染

E. 创缘不整齐、创面对合不紧密、有感染

30. 在创伤愈合中，胶原的形成需要的维生素是（　　）。

A. 维生素 A　　B. 维生素 B　　C. 维生素 C

D. 维生素 E　　E. 维生素 K

X 型选择题（多选题，每题可有 1~5 个答案）

1. 肉芽组织的主要功能包括（　　）。

A. 抗感染　　B. 保护创面　　C. 填平伤口

D. 缩小创面　　E. 机化坏死组织

2. 纤维组织再生时，成纤维细胞来源于（　　）。

A. 结缔组织化生　　B. 肉芽组织

C. 静止状态的纤维细胞转变　　D. 血管内皮细胞素转化

E. 未分化的间叶细胞转化

3. 肉芽组织可以（　　）。

A. 为细菌感染提供条件　　B. 造成局部皱缩、引起器官变形

C. 保护创面、填补伤口　　D. 恢复原有组织的功能

E. 无任何有利于机体的作用

4. 细胞调控中，细胞间信号的传递方式包括（　　）。

A. 内分泌　　B. 轴突反射　　C. 自分泌

D. 旁分泌　　E. 膜结合蛋白直接作用于受体

5. 导致新生毛细血管通透性较高的原因包括（　　）。

A. 毛细血管彼此吻合形成袢状　　B. 新生毛细血管腔小　　C. 内皮细胞间隙较小

D. 内皮细胞间隙较大　　E. 基膜不完整

6. 下列关于瘢痕形成的描述，正确的是（　　）。

A. 瘢痕中的胶原纤维最终与皮肤表面平行

B. 与腹壁疝有关

C. 脑液化性坏死后通过纤维瘢痕修复

D. 瘢痕的抗拉力强度可与正常皮肤相同

E. 瘢痕的抗拉力强度主要由胶原纤维的数量及其排列状态决定

7. 关于神经组织的再生能力的描述，错误的有（　　）。

A. 外周神经损伤后若与之相连的神经细胞仍然存活，则仍可完全再生

B. 外周神经损伤后若两断端相隔太远，则可形成创伤性神经瘤

C. 神经细胞破坏后，只能由神经胶质细胞及其纤维修补

D. 外周神经损伤后都可以完全再生

E. 少量脑组织坏死后可以完全再生

8. 属于细胞外基质包括（　　）。

A. 胶原蛋白　　B. 蛋白多糖　　C. 纤维连接蛋白

D. 层粘连蛋白　　E. 成纤维细胞

9. 不属于稳定细胞的细胞包括（　　）。

A. 汗腺上皮细胞　　B. 淋巴造血细胞

C. 支气管黏膜上皮细胞　　D. 肠黏膜上皮细胞

E. 表皮细胞

10. 由于大量纤维组织增生而造成的不良后果包括（　　）。

A. 关节僵直　　B. 心包粘连　　C. 胸膜腔闭锁

D. 胃肠道管腔狭窄　　E. 纤维瘤形成

11. 痂下愈合的特点包括（　　）。

A. 伤口表面有黑褐色硬痂形成

B. 愈合时间一般较无痂情况下为长

C. 干燥的痂皮一般是造成细菌感染的条件

D. 一般当上皮再生完成后痂皮才脱落

E. 干燥的痂皮一般不利于细菌感染

12. 肉芽组织中具吞噬能力的细胞有（　　）。

A. 巨细胞　　B. 成纤维细胞　　C. 中性粒细胞

D. 肌成纤维细胞　　E. 内皮细胞

13. 不良肉芽组织的表现为（　　）。

A. 表面污浊　　B. 表面湿润　　C. 鲜红色
D. 色暗有脓苔　　E. 苍白色、高出皮肤

14. 能观察到瘢痕修复的病变包括（　　）。
A. 急性细菌性痢疾　　B. 胃黏膜糜烂　　C. 肝细胞点状坏死
D. 子宫颈糜烂　　E. 十二指肠溃疡

15. 肉芽组织成熟的标志有（　　）。
A. 间质内水分逐渐增多　　B. 炎细胞逐渐减少，最后消失
C. 间质内的水分逐渐被吸收、减少　　D. 成纤维细胞逐渐演变为纤维细胞
E. 部分毛细血管腔闭塞、数目减少，部分改建为小血管

16. 二期愈合与一期愈合不同的是（　　）。
A. 炎症反应明显　　B. 愈合时间较短　　C. 形成的瘢痕大
D. 坏死组织多　　E. 伤口小

17. 下列内容中错误的是（　　）。
A. 心肌再生力极弱，一般都是瘢痕修复
B. 毛细血管多以生芽方式再生
C. 神经细胞破坏后也能再生
D. 肝细胞有较强的再生能力
E. 皮肤附属器如完全破坏，则出现瘢痕修复

18. 肉芽组织可出现在（　　）。
A. 手术切口修复过程　　B. 血栓机化的过程　　C. 溃疡底部和边缘
D. 胸膜炎胸腔积液　　E. 脓肿壁形成过程

二、名词解释

1. 再生；2. 修复；3. 不稳定细胞；4. 纤维性修复；5. 肉芽组织；6. 瘢痕组织；7. 瘢痕疙瘩；8. 空洞；9. 一期愈合；10. 二期愈合；11. 骨性骨痂；12. 痂下愈合

三、简答题

1. 简述肉芽组织的形态特点（包括肉眼与镜下）。
2. 简述骨折愈合的基本过程。
3. 简述影响骨折愈合的因素。

第二十五章　局部血液循环障碍

重点内容纲要

一、充血和淤血

（一）充血

1. 概念

充血是局部组织血管内血液含量增多的现象。动脉性充血是指器官或组织因动脉输入血量的增多而发生的充血，表现为细动脉及毛细血管扩张，血液流入增加。

2. 特点

充血为主动过程，通常由神经体液因素导致舒血管神经兴奋性增高引起。

3. 分类。

(1) 生理性充血：适应生理需求和代谢增强，如进食后胃肠道黏膜充血，活动时骨骼肌充血，妊娠子宫充血。

(2) 病理性充血：包括炎症性充血（由致炎因子刺激引起的轴突反射和炎症介质释放）、减压后充血（压力突然解除时，细动脉发生反射性扩张）和其他原因如侧支循环性充血等。

4. 结局

一般为短暂反应，促进局部代谢；但在某些情况下可能导致出血。

（二）淤血

1. 概念

淤血指静脉回流受阻，血液滞留于小静脉和毛细血管内，是一种被动过程。常见原因有静脉受压、静脉腔阻塞、心力衰竭等。

2. 病理变化

(1) 大体观察：器官肿胀，颜色暗紫红色，包膜紧张，重量增加，皮肤和黏膜呈紫蓝色（发绀）。

(2) 镜下观察：小静脉和毛细血管扩张，充满血液，有时伴有水肿。

3. 后果

充血可引起淤血性水肿、出血、实质细胞变性、萎缩，甚至坏死及硬化。

4. 常见举例

(1) 肺淤血：由左心衰竭引起，右心腔内压力升高，阻碍肺静脉回流，造成肺淤血。急性情况下，肺组织增大、变色，切面流出泡沫状血性液体。镜下可见到毛细血管扩张、肺泡壁增厚及水肿和出血。慢性淤血可导致肺褐色硬化，还可见大量吞噬含铁血黄素颗粒的巨噬细胞（心衰细胞）。临床患者表现为气促、缺氧、发绀、咳粉红色泡沫样痰。

(2) 肝淤血：多因右心衰竭造成，影响肝脏静脉的血液回流。急性期，肝脏肿大、颜色变暗，中央静脉和肝窦充满红细胞；慢性期则形成槟榔肝，表现为红黄相间的条纹，是由于中央区淤血和周边脂肪变性的结果。长期严重的肝淤血最终会导致肝硬化，伴随肝功能损害的表现如黄疸等，以及可能的并发症如腹水和脾肿大。

二、出血

1. 概念

出血是指血液从血管或心腔中溢出，分为破裂性出血和漏出性出血两种机制。

2. 分类

根据位置分为内出血（组织间隙、体腔）和外出血（体表）；按出血机制，分为破裂性出血和漏出性出血。破裂性出血一般由心脏或血管壁破裂所致，一般出血量较多。漏出性出血常见原因：血管壁损害、血小板减少或功能障碍、凝血因子缺乏等。

3. 临床意义

内出血可导致体腔积血或血肿；外出血则表现为鼻衄、咯血、瘀点、紫癜等形式。

三、血栓形成

1. 概念

血栓形成是血液在流动状态下由于血小板的活化和凝血因子被激活引起的血液发生凝固。血管内皮细胞损伤、血流状态改变（如涡流）、血液凝固性增高是血栓形成的三个主要条件。

2. 分类

(1) 白色血栓多见于血流较快的心内膜、心腔、动脉内，静脉血栓的头部。

(2) 混合血栓多见于血流缓慢的静脉，以瓣膜囊或内膜损伤处为起始点。

(3) 红色血栓主要见于静脉，随混合血栓逐渐增大最终阻塞管腔，局部血流停滞，血液发生凝固，构成静脉血栓的尾部。

(4) 透明血栓位置：见于弥散性血管性凝血，发生于全身微循环小血管。

3. 临床意义

多数情况下，血栓形成往往引起血管阻塞和其他不良的影响，如阻塞血管、栓塞、心瓣膜病、出血等。

四、栓塞

1. 概念

栓塞是指在循环血液中出现的不溶于血液的异常物质，随血流运行阻塞血管腔的现象。阻塞血管的异常物质称为栓子。

2. 分类

栓塞主要分为血栓栓塞、脂肪栓塞、气体栓塞、羊水栓塞 4 种类型。

3. 栓子的运行路径

(1) 来自静脉系统和右心腔的栓子主要导致肺栓塞。

(2) 来自主动脉系统和左心腔的栓子主要阻塞脑、脾、四肢末端等部位。

(2) 来自门静脉系统的栓子主要引起肝脏内门静脉分支栓塞。

五、梗死

1. 概念

梗死是血管阻塞、血流停滞导致缺氧而发生的坏死，通常由动脉阻塞引起。

2. 原因

任何引起血管管腔阻塞，导致局部组织血液循环中断和缺血的原因均可引起梗死。常见的原因有血栓形成、动脉栓塞、动脉痉挛，以及血管受压闭塞。

3. 分类

(1) 贫血性梗死：常发生在结构致密且侧支循环不丰富的器官，如脾、肾、心等。

(2) 出血性梗死：常见于具有双重血液供应且组织结构疏松的器官，如肺、肠等。

(3) 败血性梗死：梗死区伴有细菌感染。

六、水肿

1. 概念

水肿是指组织间隙内的体液增多。

2. 机制

静脉流体静压的增高；血浆胶体渗透压的降低；淋巴液回流障碍；毛细血管通透性增加。

3. 水肿的病理变化

（1）皮下水肿：组织肿胀、苍白且柔软，按压后会出现凹陷。镜下可见水肿液积聚于细胞与纤维结缔组织之间，HE 染色显示为透亮空白区，蛋白质含量影响染色深浅。

（2）肺水肿：肺部肿胀、硬化，切面有泡沫状液体渗出。镜下可见肺泡腔内充满水肿液，伴有毛细血管充血和细胞及蛋白质渗出，影响氧气交换并可能促进感染。

（3）脑水肿：脑组织肿胀，导致颅内压升高，严重时可危及生命。镜下可见脑组织疏松，血管周围空隙扩大，神经元和胶质细胞周围出现水肿液，伴随可能的血管反应。

复习思考题

一、选择题

A 型选择题（每题仅有 1 个正确答案）

1. 脂肪栓塞时，栓塞主要影响的器官是（　　）。

A. 脾　　B. 心　　C. 肝
D. 肺　　E. 肾

2. 单纯动脉栓塞不易引起（　　）。

A. 肾梗死　　B. 脑梗死　　C. 肺梗死
D. 脾梗死　　E. 心肌梗死

3. 静脉血栓的尾部是（　　）。

A. 白色血栓　　B. 混合血栓　　C. 红色血栓
D. 透明血栓　　E. 层状血栓

4. 骨折后脂肪栓塞的部位通常是（　　）。

A. 肺　　B. 脑　　C. 心
D. 肝　　E. 肾

5. 致使肺梗死的血栓栓子一般来自（　　）。
A. 静脉系统或右心的血栓　　B. 二尖瓣疣状血栓的脱落
C. 门静脉的血栓脱落　　D. 左心房附壁血栓
E. 动脉及左心房的血栓脱落
6. 诊断羊水栓塞的证据主要是在（　　）发现羊水成分。
A. 脑动脉　　B. 子宫腔内　　C. 肺泡腔内
D. 细支气管内　　E. 肺小动脉和毛细血管
7. 不符合静脉性充血的描述是（　　）。
A. 局部发绀　　B. 小动脉扩张　　C. 局部温度降低
D. 局部组织肿胀　　E. 间质水肿
8. 下列哪项不属于病理性充血（　　）。
A. 炎性充血　　B. 减压后性充血
C. 致炎因子引起的充血　　D. 侧支循环性充血
E. 器官组织活动增强时引起的充血
9. 肺淤血主要由（　　）引起。
A. 肺动脉栓塞　　B. 急性风湿性心内膜炎　　C. 空气栓塞
D. 左心衰竭　　E. 肺源性心脏病
10. 右心衰竭时引起淤血的器官主要是（　　）。
A. 肺、肝及胃肠道　　B. 肝、脾及胃肠道　　C. 脑、肺及胃肠道
D. 肾、肺及胃肠道　　E. 脾、肺及胃肠道
11. 潜水员过快地从海底上升到地面可能发生（　　）。
A. 脂肪栓塞　　B. 全身小血管空气栓塞　　C. 二氧化碳栓塞
D. 氧气栓塞　　E. 小血管内氮气栓塞
12. 创伤性脂肪栓塞时，栓塞部位通常是（　　）。
A. 肺　　B. 脑　　C. 心
D. 肝　　E. 肾
13. 血栓的（　　）与血凝块结构相同。
A. 血栓头部　　B. 血栓体部　　C. 血栓尾部
D. 微血栓　　E. 混合血栓
14. 槟榔肝可发展为（　　）。
A. 坏死后性肝硬化　　B. 门脉性肝硬化　　C. 胆汁性肝硬化
D. 淤血性肝硬化　　E. 色素性肝硬化
15. 脾、肾梗死灶肉眼检查的主要特点为（　　）。

A. 多呈楔形、灰白色、界限清楚　　B. 多呈不规则形、暗红色、界限不清
C. 多呈楔形、暗红色、界限不清　　D. 多呈地图形、暗红色、界限不清
E. 多呈地图状、灰白色、界限清楚

16. 急性风湿性心内膜炎心瓣膜上的赘生物为（　　）。
A. 透明血栓　　B. 红色血栓　　C. 白色血栓
D. 混合血栓　　E. 微血栓

17. 血液凝固性增加见于（　　）。
A. 动脉中膜钙化　　B. 血脂增高时　　C. 梅毒性主动脉炎
D. 原发性高血压　　E. 二尖瓣狭窄

18. 硬脑膜外麻醉下行腹腔巨大肿瘤摘除术后，患者突然发生昏厥，可能是由于（　　）。
A. 生理性充血　　B. 动脉性充血　　C. 侧枝性充血
D. 静脉性淤血　　E. 减压后充血

19. 淤血时扩张充盈的血管主要是（　　）。
A. 动脉　　B. 静脉　　C. 小动脉和毛细血管
D. 小静脉和毛细血管　　E. 毛细血管、小静脉和小动脉

20. 肱静脉血栓形成可引起（　　）。
A. 肺动脉栓塞　　B. 尺动脉栓塞　　C. 桡动脉栓塞
D. 脑动脉栓塞　　E. 肾动脉栓塞

21. 慢性肺淤血的特点不包括（　　）。
A. 切面流出淡红色泡沫状液体　　B. 肺泡腔内有心衰细胞
C. 肺泡壁毛细血管扩张充　　D. 肺内支气管扩张　　E. 肺泡间隔增宽

X 型选择题（多选题，每题可有 1~5 个答案）

1. 关于血栓的描述，正确的是（　　）。
A. 血栓中的纤维蛋白及血小板是机化的结果
B. 大多数肺血栓栓塞来自下肢静脉
C. 动脉血栓主要见于损伤的血管壁上
D. 心房纤颤和心肌梗死可引起心附壁血栓
E. 局部贫血不大可能是血栓形成的原因

2. 关于贫血性梗死的描述，正确的是（　　）。
A. 形态与脏器的血管分布有关　　B. 梗死灶边缘常有充血、出血反应带
C. 梗死灶边界不清　　D. 梗死灶呈贫血苍白状
E. 实质细胞发生凝固性坏死

3. 引起出血性梗死的条件有（　　）。

A. 动脉阻塞　　B. 静脉淤血　　C. 组织疏松
D. 双重血供应　　E. 吻合支丰富

4. 缺血引起的病变是（　　）。
A. 实质细胞肥大　　B. 实质细胞萎缩　　C. 实质细胞变性
D. 脑液化性坏死　　E. 组织坏死

5. 红色血栓的特点包括（　　）。
A. 暗红色　　B. 经一定时间后变干燥　　C. 主要见于静脉内
D. 主要见于心瓣膜　　E. 经一定时间后失去弹性

6. 贫血性梗死呈楔形灰白色的脏器有（　　）。
A. 心　　B. 脾　　C. 肾
D. 脑　　E. 肺

7. 关于肺淤血的描述，正确的是（　　）。
A. 肺泡壁毛细血管扩张　　B. 肺泡内中性白细胞和纤维素渗出
C. 肺泡腔内有水肿液　　D. 可发生漏出性出血
E. 常可见心衰细胞

8. 关于淤血组织器官的病变，正确的是（　　）。
A. 常伴有水肿　　B. 呈暗红色　　C. 温度增加
D. 可引起出血　　E. 可发生萎缩

9. 会引起肺淤血的心脏病是（　　）。
A. 高血压心脏病　　B. 冠心病　　C. 风湿性心脏病
D. 肺源性心脏病　　E. 梅毒性心脏病

10. 右心衰不能导致（　　）。
A. 肝细胞透明变性　　B. 槟榔肝　　C. 肝出血性坏死
D. 肝贫血性梗死　　E. 坏死后性肝硬化

11. 混合血栓常有下列特点，除（　　）外。
A. 较干燥，无光泽　　B. 暗红色均匀一致上层似鸡脂
C. 质较硬、脆　　D. 与血管壁有粘连不易剥离
E. 表面常呈波纹状

12. 血栓形成的条件为（　　）。
A. 高血压　　B. 心血管内膜损伤
C. 血流缓慢及涡流形成　　D. 血液性质改变使凝固性增高
E. 血小板的黏集

13. 来自静脉系统的血栓可以引起（　　）。

A. 肺动脉主干栓塞　　B. 出血性梗死　　C. 脾、肾、脑梗死
D. 肝梗死　　E. 心肌梗死

14. 室间隔膜部缺损合并亚急性细菌性心内膜炎可引起（　　）。
A. 脑栓塞　　B. 肺栓塞　　C. 肾栓塞
D. 门静脉栓塞　　E. 肺动脉主干栓塞

15. 弥散性血管内凝血可引起（　　）。
A. 休克加重　　B. 微血栓形成　　C. 多器官出血
D. 肾上腺皮质坏死　　E. 血栓脱落后引起多器官梗死

16. 促进血栓形成的因子有（　　）。
A. ADP　　B. 血栓素　　C. PGI2
D. 凝血调节蛋白　　E. VWF

17. 心血管内膜受损时，促进血栓形成的因素有（　　）。
A. 内皮下胶原　　B. 组织因子　　C. 纤维连接蛋白
D. 凝血酶敏感蛋白　　E. 维生素 K

18. 慢性肺淤血的病理变化有（　　）。
A. 肺毛细血管扩张　　B. 肺泡腔内水肿液　　C. 肺泡隔尘细胞
D. 肺泡腔内心衰细胞　　E. 肺间质纤维化

19. 血管内膜损伤时容易发生血栓形成，其原因是（　　）。
A. 损伤的内皮释放组织因子　　B. 损伤的内皮释放二磷酸腺苷
C. 裸露的胶原纤维吸附血小板　　D. 裸露的胶原纤维激活第 X 因子
E. 裸露的胶原激活血小板

二、名词解释

1. 栓子；2. 机化；3. 透明血栓；4. 逆行性栓塞；5. 败血性梗死；6. 交叉性栓塞；7. 出血性梗死；8. 充血；9. 积液；10. 减压病

三、简答题

1. 简述淤血的原因。
2. 简述血栓形成的条件及类型。
3. 简述慢性肝淤血的病变特点。
4. 分别描述发生在肾、心、肺、肠梗死的肉眼病变特点，并说明出现这些形态的原因。

第二十六章 炎症

重点内容纲要

一、概述

（一）炎症的概念

1. 定义

炎症反应是指具有血管系统的活体组织对损伤因子所发生的以防御为主的病理反应。局部血管反应是炎症过程的中心环节。

2. 临床表现

炎症的局部表现为红、肿、热、痛及功能障碍；全身反应有发热、白细胞计数增多、实质脏器损伤等。

（二）炎症的原因

1. 生物性因子

最常见的生物性因子包括各种病原微生物如细菌、病毒、立克次体、支原体、螺旋体、真菌、原虫和寄生虫等。由生物性因子引起的炎症称为感染。

2. 非生物性因子

非生物性因子包括物理性因子（高温、低温、放射性射线）、化学性因子（外源性和内源性化学物质）、变态反应或异常免疫反应、坏死组织、代谢障碍（如梗死灶边缘的充血出血带和炎细胞浸润）、异物等。

（三）炎症的局部表现和全身反应

1. 炎症的局部表现

局部表现为红、肿、热、痛和功能障碍。红是因为局部血管扩张，充血；肿是由于血管通透性增加，液体和细胞渗出到组织间隙；热是因为血流加快，代谢增强；痛则是由于渗出物压迫及炎症介质刺激神经末梢所致。

2. 炎症的全身反应

（1）发热：多见于病原微生物引起的感染性疾病。引起发热的外源性致热原有细菌、病毒、真菌、螺旋体和抗原抗体复合物等。

（2）外周血白细胞改变：反映患病机体的抵抗力和感染的严重程度，如细菌引起的急性感染性疾病常有外周血白细胞增多，特别是化脓菌感染时中性粒细胞明显增多。

（3）单核巨噬细胞系统增生：在炎症特别是病原微生物引起的感染性疾病中，单核巨噬细胞系统常有增生，主要表现为肝、脾和局部淋巴结肿大，功能增强。

（4）实质器官病变：严重的炎症患者的心、脑、肝、肾等实质器官可能出现不同程度的代谢障碍，甚至功能衰竭。

二、炎症的基本病理变化

（一）变质

1. 概念

炎症局部组织细胞发生的变性和坏死，可发生于实质细胞和间质细胞。

2. 类型

细胞水肿、脂肪变性、玻璃样变性、液化性坏死、凝固性坏死和细胞凋亡等。

3. 影响

由于组织细胞发生变性、坏死和代谢障碍，炎症局部组织器官的功能受到影响，表现为功能低下，甚至功能丧失。

（二）渗出

1. 定义

炎症局部组织血管内的液体、蛋白质和细胞成分通过血管壁进入组织间隙、体腔、黏膜表面和体表的过程，称为渗出。

2. 渗出物

渗出液含有较高蛋白含量、较多细胞和细胞碎片；与漏出液不同，后者是血浆超滤的结果。

渗出具有重要的抗损伤作用，如稀释毒素、运输营养、补体抗体杀菌调理、淋巴引流诱导免疫等。但过多的渗出液可能造成机化粘连、压迫阻塞等问题。

（三）增生

1. 概念

炎症局部的实质细胞和间质细胞的增生，是一个修复过程。

2. 功能

增生具有限制炎症扩散和促进炎症局部组织修复的作用，但在慢性炎症中成纤维细胞增生可产生大量胶原纤维，使炎症组织纤维化。

三、急性炎症

急性炎症起病急骤，持续时间短，一般以渗出为主，浸润的炎症细胞主要是中性粒细胞。急性炎症过程中的血管反应包括血流动力学改变、血管通透性增加、白细胞渗出和吞噬作用等阶段。

（一）急性炎症过程中的血管反应

1. 血流动力学改变

损伤后细动脉立即发生短暂收缩（由神经调节和化学介质引起）。随后细动脉扩张，毛细血管床开放，血流量增加，能量代谢增强。血管通透性增加导致血浆渗出，红细胞浓集，血液黏稠度增加，最终导致血流速度减慢甚至血流淤滞。

2. 血管通透性增加

受组胺、缓激肽等刺激，内皮细胞间出现缝隙。严重损伤可直接破坏内皮细胞，白细胞释放的酶类物质也可造成损伤。新生毛细血管内皮细胞连接不健全，通透性较高。

（二）急性炎症过程中的白细胞反应

1. 白细胞渗出

（1）白细胞边集与滚动：白细胞离开血管中心轴流，到达血管的边缘部，即白细胞边集；随后白细胞在选择素介导下在内皮细胞表面滚动。

（2）白细胞黏附：白细胞紧紧黏附于内皮细胞是白细胞从血管中游出的前提。

（3）白细胞游出：白细胞穿越血管壁进入周围组织的过程。该过程是主动的变形运动，通过降解基底膜和穿过内皮细胞连接处实现。所有白细胞都能进行此过程，但不同类型的炎症中主要参与的细胞不同。如病毒感染以淋巴细胞、单核细胞为主；过敏或寄生虫感染以嗜酸性粒细胞为主。

2. 白细胞的局部作用

（1）吞噬作用：识别并消灭病原体。

（2）免疫反应：参与适应性和先天性免疫。

（3）组织损伤：释放活性氧、酶类等物质可能造成周围组织损伤。

（三）炎症介质在炎症过程中的作用

1. 细胞释放的炎性介质

（1）血管活性胺：包括组胺和5-羟色胺。组胺由肥大细胞和嗜碱性粒细胞释放，引起细动脉扩张和细静脉通透性增加。5-羟色胺主要存在于血小板，可引发血管收缩。

（2）花生四烯酸代谢产物：包括前列腺素、白细胞三烯和脂质素等，参与炎症和凝血反应，影响血管功能和免疫应答。

（3）血小板激活因子：促进血小板活化、增加血管通透性和白细胞黏附及趋化。

（4）细胞因子：属于多肽类物质，介导炎症反应（如 TNF 和 IL-1），还能刺激白细胞迁移至炎症部位。

（5）活性氧：杀死微生物和降解坏死细胞。适量活性氧能增强炎症反应，但活性氧过量则会造成组织损伤。

（6）白细胞溶酶体酶：来自中性粒细胞和单核细胞，具有杀伤微生物和潜在组织损伤的功能。

（7）神经肽：传导疼痛、引起血管扩张并增加血管通透性，如 P 物质。

2. 血浆中的炎症介质

（1）激肽系统：缓激肽能扩大血管、增加血管通透性，还能引发疼痛。

（2）补体系统：补体系统激活后产生 C3a 和 C5a，参与炎症反应，发挥扩张血管、增加血管通透性和趋化白细胞、杀伤细菌等功能。

（3）凝血系统/纤维蛋白溶解系统：凝血酶和纤维蛋白多肽提高血管通透性，促进白细胞游出；纤维蛋白溶解系统启动后产生的降解产物也增强血管通透性。

（四）急性炎症的病理学类型

在急性炎症过程中，渗出性病变表现明显；根据渗出物的主要成分和病变特点，急性炎症的病理学类型分为浆液性炎、纤维素性炎、化脓性炎和出血性炎。

1. 浆液性炎

（1）特征：浆液（含3%~5%白蛋白、少量白细胞和纤维素）渗出。

（2）常见部位：浆膜、黏膜、疏松结缔组织。

（3）案例：感冒流涕、风湿性关节炎。

2. 纤维素性炎

（1）特征：渗出液以纤维蛋白原为主。

（2）位置与表现。

①黏膜：假膜性炎（如白喉的固膜或浮膜、细菌性痢疾伪膜）。

②浆膜：片块状或“绒毛心”，可致缩窄性心包炎。

③肺组织：实变，见于大叶性肺炎；结局为吸收或机化粘连。

3. 化脓性炎

（1）特征：中性粒细胞渗出，伴有组织坏死和脓液形成。

（2）类型。

①表面化脓/积脓：黏膜或浆膜表面化脓，或空腔器官内积脓（如化脓性心包炎、脑膜炎）。

②蜂窝织炎：疏松结缔组织的弥漫性化脓，常由溶血性链球菌引起，易扩散。

③脓肿：局限性化脓，局部坏死形成脓腔，多由金黄色葡萄球菌引起。

4. 出血性炎

炎症处血管损伤严重，渗出物含有大量红细胞，见于流行性出血热、鼠疫和钩端螺旋体病等。

（五）急性炎症的结局

1. 痊愈

通过机体自身的抗损伤反应和适当治疗，炎性渗出物和坏死组织被清除，损伤部位通过组织细胞再生和肉芽组织修复，多数炎症性疾病可以痊愈。

2. 迁延为慢性炎症

当机体抵抗力低下或治疗不彻底时，致炎因子长期存在而不能被清除，在机体内持续损伤组织，造成炎症迁延不愈，使急性炎症转变成慢性炎症。

3. 蔓延扩散

在机体抵抗力低或病原微生物毒力强、数量多时，病原微生物不断繁殖，沿组织间隙或脉管系统向周围及全身组织器官扩散。

四、慢性炎症

慢性炎症是指持续数周甚至数年的炎症，常伴连绵不断的炎症反应、组织损伤和修复反应。病理改变常以增生为主，浸润的炎症细胞主要是淋巴细胞、浆细胞和巨噬细胞。

肉芽肿性炎是一种特殊类型的慢性炎症，以局部巨噬细胞及衍生细胞增生形成境界清楚的结节状病灶（肉芽肿）为特征。巨噬细胞衍生的细胞包括上皮样细胞和多核巨细胞。

复习思考题

一、选择题

A 型选择题（每题仅有 1 个正确答案）

1. 肉芽肿性炎时是以（　　）增生为主。

A. 淋巴细胞　　B. 浆细胞　　C. 肥大细胞
D. 嗜酸性粒细胞　　E. 巨噬细胞

2. 溶血性链球菌感染常引起（　　）。

A. 蜂窝织炎　　B. 假膜性炎　　C. 脓肿
D. 浆液性炎　　E. 卡他性炎

3. 炎性假瘤属于（　　）。

A. 恶性肿瘤　　B. 良性肿瘤　　C. 异型性增生
D. 慢性炎症　　E. 急性炎症

4. 嗜酸性粒细胞在局部炎症灶内增多聚集最常见于（　　）。

A. 化脓性炎　　B. 纤维素性炎　　C. 浆液性炎
D. 寄生虫病　　E. 蜂窝织炎

5. 关于炎症介质的描述，错误的是（　　）。

A. 它可以在炎症局部组织产生　　B. 可分为来自血浆和细胞两大类
C. 它可以促进炎症的增生　　D. 它可以促进炎症的渗出
E. 它可以促进靶细胞产生新的炎症介质

6. 伪膜性炎症发生后对患者危害最大的部位在（　　）。

A. 心包　　B. 胸膜　　C. 腹膜
D. 气管　　E. 结肠

7. 急性病毒性肝炎属于（　　）。

A. 渗出性炎　　B. 肉芽肿性炎症　　C. 变质性炎症
D. 增生性炎症　　E. 出血性炎症

8. 不是浆液性炎的病变是（　　）。

A. 胸膜炎积液　　B. 早期感冒黏膜炎　　C. 肾盂积水

D. 昆虫毒素引起的皮下水肿　　E. 皮肤Ⅱ度烧伤水疱

9. 与炎症渗出液无关的是（　　）。

A. 血管通透性增高　　B. 液体比重高　　C. 液体静止后凝固

D. 液体内含纤维蛋白原　　E. 液体内含极少细胞

10. 痢疾杆菌感染，结肠常出现的炎症类型是（　　）。

A. 蜂窝织炎　　B. 表面化脓　　C. 浆液性炎

D. 假膜性炎　　E. 出血性炎

11. 肺炎双球菌感染最常引起肺的（　　）。

A. 蜂窝织炎　　B. 脓肿　　C. 纤维素性炎

D. 伪膜性炎　　E. 出血性炎

12. 炎症反应的中心环节是（　　）。

A. 白细胞的渗出　　B. 吞噬作用　　C. 血管反应

D. 坏死溶解　　E. 免疫反应

13. 速发性短暂反应时血管通透性增高的机制是（　　）。

A. 细静脉内皮细胞收缩　　B. 细动脉内皮损伤　　C. 基膜降解

D. 内皮细胞胞饮作用增强　　E. 以上都不是

14. 炎性浸润是指（　　）。

A. 白细胞自血管内进入炎区组织　　B. 血浆蛋白自血管进入炎区组织

C. 液体成分自血管内进入炎区组织　　D. 生物病原体进入炎区组织

E. 炎症向周围组织扩展

15. 无多核巨细胞的肉芽肿是（　　）。

A. 风湿小体　　B. 伤寒小结　　C. 血吸虫卵结节

D. 矽结节　　E. 树胶肿

16. 急性炎症反应中出血的机制是（　　）。

A. 化学介质引起的血管通透性增高　　B. 白细胞释放的溶酶体酶

C. 纤维蛋白溶解　　D. 血管壁的损伤

E. 凝血因子缺乏

17. 下列各项急性炎症反应中，最先出现的反应是（　　）。

A. 血管扩张　　B. 血流缓慢　　C. 白细胞附壁

D. 白细胞游出　　E. 血流停滞

18. 白细胞游出前必有的过程是（　　）。

A. 血流加快　　B. 血流变慢甚至停滞　　C. 白细胞边集

D. 白细胞附壁，黏着　　E. 血管通透性升高

19. 慢性炎症病灶内浸润的炎细胞主要是（　　）。

A. 中性粒细胞和单核细胞　　B. 单核细胞和淋巴细胞
C. 浆细胞和嗜碱性粒细胞　　D. 淋巴细胞和嗜酸性粒细胞
E. 嗜酸性细胞和嗜碱性粒细胞

20. 下列属于变质性炎症的是（　　）。

A. 肾盂肾炎　　B. 菌痢　　C. 大叶性肺炎
D. 阿米巴肝脓肿　　E. 阑尾炎

21. 下列关于急性炎症时白细胞渗出的描述中，错误的是（　　）。

A. 在炎症反应中，白细胞进入边流、附壁
B. 内皮细胞收缩，使中性粒细胞从间隙游出血管
C. 中性粒细胞通过伸出伪足，逐渐从内皮细胞间隙游出血管
D. 在趋化因子的作用下，中性粒细胞到达炎症部位
E. 补体 C3、C5 是重要的炎性介质

22. 慢性炎症时局部组织肿胀的机制主要是（　　）。

A. 炎性充血　　B. 炎性渗出　　C. 炎性浸润
D. 增生　　E. 机化

23. 由血吸虫感染引起的急性虫卵结节中，最突出的炎症细胞是（　　）。

A. 淋巴细胞　　B. 浆细胞　　C. 中性粒细胞
D. 嗜酸性粒细胞　　E. 单核巨噬细胞

24. 蜂窝织炎最常见的致病菌是（　　）。

A. 大肠杆菌　　B. 金黄色葡萄球菌　　C. 痢疾杆菌
D. 淋球菌　　E. 溶血性链球菌

X 型选择题（多选题，每题可有 1~5 个答案）

1. 慢性肉芽肿性炎常见的细胞为（　　）。

A. 中性粒细胞　　B. 类上皮细胞　　C. 浆细胞
D. 巨噬细胞　　E. 多核巨细胞

2. 与血管通透性增加无关的是（　　）。

A. 内皮细胞骨架重构　　B. 穿胞作用减弱　　C. 直接损伤内皮细胞
D. 内皮细胞肿胀　　E. 内皮细胞连接不全

3. 假膜性炎的假膜成分包括（　　）。

A. 大量纤维素　　B. 中性粒细胞　　C. 病原体
D. 坏死细胞碎屑　　E. 大量增生的纤维母细胞

4. 能出现纤维素性炎的疾病包括（　　）。

A. 细菌性痢疾　　B. 大叶性肺炎　　C. 乙型脑炎
D. 结核性胸膜炎　　E. 脑膜炎

5. 关于炎症的描述，正确的是（　　）。
A. 炎症可以表现为红、肿、热、痛、功能障碍
B. 患者可有发热
C. 白细胞升高
D. 炎症组织不会发生坏死
E. 炎症局部血管通透性升高

6. 具有阳性趋化作用的炎性介质是（　　）。
A. 白细胞三烯 B4　　B. C5a　　C. TNF
D. IL-8　　E. 缓激肽

7. 下列细胞中来源与巨噬细胞有关的是（　　）。
A. 泡沫细胞　　B. Aschoff 细胞　　C. 伤寒细胞
D. 印戒细胞　　E. 类上皮细胞

8. 炎症的结局包括（　　）。
A. 痊愈　　B. 淋巴道蔓延扩散　　C. 迁延不愈
D. 机化　　E. 血道蔓延扩散

9. 属于化脓性炎的病变包括（　　）。
A. 急性蜂窝织炎性阑尾炎　　B. 疖　　C. 淋病
D. 急性细菌性心内膜炎　　E. 肾小球肾炎

10. 属于假膜性炎的病变包括（　　）。
A. 大叶性肺炎　　B. 小叶性肺炎　　C. 菌痢
D. 白喉　　E. 风湿性心包炎

11. 有诊断价值的肉芽肿是（　　）。
A. 风湿小体　　B. 伤寒结节　　C. 结核结节
D. 含铁结节　　E. 硅结节

12. 从血液中渗出来的炎症灶内成分包括（　　）。
A. 浆液　　B. 淋巴细胞　　C. 浆细胞
D. 单核细胞　　E. 纤维蛋白原

13. 下列可释放血小板激活因子的细胞包括（　　）。
A. 内皮细胞　　B. 淋巴细胞　　C. 嗜碱性粒细胞
D. 单核细胞　　E. 中性粒细胞

14. 属于渗出性炎症的是（　　）。

A. 卡他性炎症　　B. 乙型脑炎　　C. 流行性脑膜炎
D. 肾盂肾炎　　E. 脓肿

15. 多核细胞不见于下列哪项疾病（　　）。
A. 伤寒　　B. 结核　　C. 霍奇金病
D. 血吸虫虫卵结节　　E. 异物肉芽肿

16. 炎性肉芽肿内的细胞成分包括（　　）。
A. 上皮细胞　　B. 淋巴细胞　　C. 巨噬细胞
D. 多核巨细胞　　E. 纤维母细胞

17. 炎症反应的防御作用，包括（　　）。
A. 白细胞渗出有利于清除、消灭致病因子
B. 液体的渗出可稀释毒素
C. 吞噬搬运坏死组织，有利于再生和修复
D. 细胞溶酶体成分外溢有利于炎症介质的形成
E. 纤维素的渗出有利于炎症的局限

二、名词解释

1. 伪膜性炎；2. 肉芽肿；3. 菌血症；4. 渗出；5. 炎症；6. 趋化作用；7. 瘘管；8. 窦道；9. 空洞；10. 炎性息肉

三、简答题

1. 简述常见炎症介质的种类及主要功能。
2. 何谓慢性肉芽肿性炎？主要类型有哪些？
3. 简述急性炎症蔓延扩散的方式。
4. 简述化脓性炎的概念及各种类型的病理变化。
5. 比较脓肿与蜂窝织炎的异同。
6. 举例说明痊愈的类型。

第二十七章　肿瘤

重点内容纲要

一、肿瘤的定义与形成

（一）概念

肿瘤是机体在各种致病因子作用下，细胞遗传物质发生改变、基因表达异常、细胞异常增殖而形成的新生物。

（二）形成机制

在致瘤因子作用下，细胞生长调控发生严重紊乱，导致肿瘤性增殖，这种增殖不受控制且具有相对自主性。

特征	肿瘤性增生	非肿瘤性增生
组织分化程度	低，细胞形态异常	高，细胞形态接近正常
生长限制性	无，自主性生长	有，受机体调控
浸润和转移	可有，特别是恶性肿瘤	无，局限于原发部位

二、肿瘤的分化与异型性

1. 分化

肿瘤的分化是指肿瘤组织在形态和功能上与正常组织的相似之处。

2. 异型性

异型性是指肿瘤组织结构和细胞形态与其发源的正常组织有不同程度的差异，包括结构异型性和细胞异型性。间变是非常明显的异型性，通常与高度恶性的肿瘤相关联。

三、肿瘤的命名

1. 良性肿瘤

良性肿瘤常在组织或细胞类型的后面加“瘤”字结尾，如腺瘤、平滑肌瘤等。

2. 恶性肿瘤

上皮来源的恶性肿瘤称为癌；间叶组织来源的恶性肿瘤称为肉瘤；同时具有癌和肉瘤两种成分的恶性肿瘤，称为癌肉瘤。特殊情况下直接冠以“恶性……瘤”，或以人名命名。

四、肿瘤的生长与扩散

1. 生长方式

膨胀性、外生性和浸润性。

2. 生长特点

倍增时间和生长分数影响肿瘤的发展速度。

3. 演进与异质性

随着肿瘤的增长，其侵袭性增加，并出现不同生物学特性的细胞亚群。

4. 扩散

恶性肿瘤通过局部浸润、淋巴转移、血行转移和种植性转移等方式扩展到其他部位。

六、良性与恶性肿瘤的区别

特征	良性肿瘤	恶性肿瘤
分化程度	高分化，类似正常组织	低分化，细胞形态异常
核分裂象	少见或无	常见，多为病理性核分裂
生长速度	缓慢	快速
生长方式	膨胀性生长，有包膜	浸润性生长，无明确边界
继发改变	较少发生坏死、出血等	常见坏死、出血、溃疡等
转移倾向	一般不转移	易转移至远处器官

七、常见肿瘤举例

（一）上皮组织肿瘤

1. 上皮组织良性肿瘤

(1) 乳头状瘤：发生于被覆上皮，如鳞状上皮或移行上皮的良性肿瘤。表面呈外生性生长，形成乳头状突起，内部含纤维组织与血管。

（2）腺瘤：源自腺上皮，常见于甲状腺、卵巢等。其类型包括囊腺瘤和管状腺瘤，表现为息肉或结节，有包膜，镜下可见密集不规则腺体。

2. 上皮组织恶性肿瘤

（1）鳞状细胞癌：源于鳞状上皮，常在皮肤、黏膜等处发现，分化好的鳞状细胞癌镜下可见角化珠和细胞间桥，分化较差者则异型性明显。

（2）腺癌：源于腺上皮，细胞异型性大，镜下可见癌细胞形成大小不一、排列不规则的腺体或腺样结构。

（3）基底细胞癌：多见于老年人头面部，侵袭性强但很少转移。

（3）尿路上皮癌：即移行细胞癌，发生于肾盂、膀胱、输尿管等部位。

（二）间叶组织肿瘤

1. 间叶组织良性肿瘤

（1）纤维瘤：由纤维组织构成，常见于躯干及四肢皮下，切面灰白色，质地硬。

（2）脂肪瘤：源于脂肪组织，最常见于背部、肩部、颈部和四肢近端皮下。

（3）平滑肌瘤：源自平滑肌细胞，最常见于子宫，其次为胃肠道，通常边界清晰，有完整包膜。

（4）淋巴管瘤：由增生淋巴管构成，内含淋巴液。淋巴管呈囊性扩张并融合、内含大量淋巴液，称为囊状水瘤，多见于小儿。

2. 间叶组织恶性肿瘤

（1）脂肪肉瘤：多见于成人，常位于腹膜后或深部软组织，较少发生于皮下组织。外观呈分叶状或结节状。镜下可见细胞形态多样，以脂肪母细胞为特征。

（2）横纹肌肉瘤：儿童中较常见，特别是 10 岁以下。好发部位包括头颈部、泌尿生殖道。组织学上，肿瘤由不同分化阶段的横纹肌母细胞组成，生长快，预后差。

（3）平滑肌肉瘤：可发生于多个部位，包括软组织和子宫等，多见于中老年人。组织学诊断和恶性程度评估依赖于肿瘤细胞的坏死情况和核分裂象的数量。

（4）血管肉瘤：可影响多个器官和组织，包括皮肤、肝、脾、乳腺、骨等。皮肤表现隆起丘疹或结节，镜下见异型性瘤细胞形成不规则血管腔。

（5）纤维肉瘤：常见于四肢皮下组织，切面呈鱼肉状。组织学上，肿瘤细胞呈梭形，排列成“鲱鱼骨”样结构。

（6）骨肉瘤：青少年最常见骨恶性肿瘤，好发于四肢长骨干骺端。影像学特征包括 Codman 三角和日光放射状阴影，镜下可见肿瘤性骨样组织。

（7）软骨肉瘤：多发于 40～70 岁人群，多见于盆骨，也可发生于股骨、胫骨等长骨和肩胛骨等处，生长慢，转移晚。肿瘤呈半透明分叶状肿块，镜下见异形软骨细胞。

八、癌前疾病与非典型增生

1. 癌前病变

某些具有发展为恶性肿瘤潜能的疾病或病变称为癌前病变。

2. 非典型增生

细胞增生并显示出一定程度的异型性，分为轻、中、重三级。

3. 原位癌

累及上皮全层但未突破基底膜的病变称为原位癌。

九、肿瘤发生的分子基础

1. 基因变化

基因变化包括原癌基因激活、肿瘤抑制基因灭活或丢失、凋亡调节基因和 DNA 修复基因功能紊乱。

2. 致癌因素

致癌因素包括化学致癌物、物理致癌因素（如辐射）、生物致癌因素（如病毒）等。

复习思考题

一、选择题

A 型选择题（每题仅有 1 个正确答案）

1. 葡萄状肉瘤是（　　）。

A. 胚胎性横纹肌肉瘤　　B. 葡萄胎　　C. 恶性葡萄胎
D. 平滑肌肉瘤　　E. 所有呈葡萄状的恶性肿瘤

2. 下列不属于恶性肿瘤的是（　　）。

A. 神经母细胞瘤　　B. 肾母细胞瘤　　C. 髓母细胞瘤
D. 骨母细胞瘤　　E. 视网膜母细胞瘤

3. 下列不属于癌前病变的是（　　）。

A. 黏膜白斑　　B. 肝硬化　　C. 结肠多发性息肉
D. 慢性肾炎　　E. 纤维囊性乳腺病

4. 下列肿瘤中，有明显家族发病倾向者为（　　）。

A. 胶质瘤　B. 结肠息肉性腺瘤　C. 骨软骨瘤
D. 畸胎瘤　E. 淋巴瘤

5. 交界性肿瘤是指（　　）。
A. 发生于表皮与真皮交界处的肿瘤　B. 癌前病变
C. 同时具有癌和肉瘤结构的肿瘤　D. 介于良性和恶性肿瘤之间的肿瘤
E. 以上都不是

6. 骨肉瘤的主要诊断依据是（　　）。
A. 好发于青少年　B. 血行转移　C. 发生于长骨骨干
D. 出现肿瘤性骨质　E. 可发生病理性骨折

7. 表达 AFP 最强的癌是（　　）。
A. 卵巢癌　B. 肝癌　C. 结肠癌
D. 子宫内膜癌　E. 胃癌

8. 乳头状瘤的乳头中心（轴索）的成分是（　　）。
A. 癌细胞　B. 脉管　C. 纤维结缔组织
D. 癌细胞和纤维结缔组织　E. 纤维结缔组织和脉管

9. 骨肉瘤最常发生的部位是（　　）。
A. 肱骨下端，桡骨上端　B. 肩胛骨　C. 脊椎骨
D. 股骨上端，胫骨下端　E. 股骨下端，胫骨上端

10. 恶性肿瘤的主要特征是（　　）。
A. 核分裂象多见　B. 细胞丰富　C. 瘤巨细胞形成
D. 浸润性生长和转移　E. 血管丰富

11. 高分化鳞癌的组织学特点是（　　）。
A. 实质与间质分界清楚　B. 无细胞间桥　C. 基底膜完整
D. 有癌巢形成　E. 有角化珠形成

12. 左锁骨上淋巴结的转移性腺癌的最可能的来源是（　　）。
A. 乳腺癌　B. 卵巢癌　C. 胃癌
D. 肝癌　E. 食管癌

13. 甲胎蛋白明显升高时，对（　　）有诊断意义。
A. 肝硬化　B. 肝转移癌　C. 原发性肝细胞癌
D. 慢性活动性肝炎　E. 原发性胆管细胞癌

14. 肺转移性肾癌是指（　　）。
A. 肺癌转移到肾　B. 肺癌和肾癌相互转移　C. 肾癌转移到肺
D. 肺、肾癌转移到他处　E. 它处转移到肺肾的癌

15. 最符合鳞状细胞癌的特征的是（　　）。
A. 发生于原有单层扁平上皮的覆盖部位
B. 呈外生性生长
C. 癌细胞的排列及形态仍保留单层扁平上皮的某些特征
D. 癌珠形成
E. 主要经淋巴转移
16. 骨肉瘤通过血道可在（　　）形成转移瘤。
A. 脑　B. 肝　C. 肺
D. 脾　E. 肾
17. 来源于三个胚层组织的肿瘤称（　　）。
A. 癌肉瘤　B. 混合瘤　C. 畸胎瘤
D. 错构瘤　E. 胚胎瘤
18. 瘤性增生与炎性增生的根本区别是（　　）。
A. 有炎细胞浸润　B. 有核分裂象　C. 生长快
D. 由肿块形成　E. 细胞不同程度地失去了分化成熟的能力
19. 淋巴结转移性肿瘤首先出现于（　　）。
A. 副皮质区　B. 中央窦　C. 淋巴滤泡生发中心
D. 边缘窦　E. 被膜
20. 容易恶变的痣是（　　）。
A. 皮内痣　B. 交界痣　C. 混合痣
D. 蓝痣　E. 上皮样痣
21. 肿瘤细胞分化程度越高（　　）。
A. 肿瘤的恶性程度越低　B. 对放射治疗越敏感　C. 肿瘤转移越早
D. 预后越差　E. 肿瘤细胞的异型性越大
22. 良性肿瘤对机体的影响最主要决定于（　　）。
A. 肿瘤生长时间的长短　B. 肿瘤的大小　C. 肿瘤组织的来源
D. 肿瘤发生的部位　E. 肿瘤出现继发性变化
23. 镜下容易见到角化珠的肿瘤是（　　）。
A. 低分化基底细胞癌　B. 高分化鳞癌　C. 腺癌
D. 移行细胞癌　E. 未分化癌
24. 在下列良性肿瘤中，呈浸润性生长的是（　　）。
A. 神经母细胞瘤　B. 平滑肌瘤　C. 毛细血管瘤
D. 脂肪瘤　E. 结肠腺癌

25. 肿瘤血行转移最常见的部位是（　　）。

A. 肺、脑　　B. 肝、脑　　C. 肺、肝

D. 肾、肝　　E. 肺、肾

26. 低分化肿瘤的特点是（　　）。

A. 异型性小　　B. 瘤细胞呈明显的巢状排列

C. 瘤细胞呈明显的弥散状排列　　D. 恶性程度高

E. 恶性程度低

X 型选择题（多选题，每题可有 1~5 个答案）

1. 下列属于恶性肿瘤的是（　　）。

A. 白血病　　B. 霍奇金氏病　　C. 尤文氏瘤

D. 精原细胞瘤　　E. 黑色素瘤

2. 下列肿瘤的发生与激素有关的是（　　）。

A. 膀胱癌　　B. 卵巢癌　　C. 前列腺癌

D. 乳腺癌　　E. 胃癌

3. 分化好的鳞癌镜下可见（　　）。

A. 血管少　　B. 癌珠形成　　C. 炎症细胞多

D. 细胞间桥　　E. 色素颗粒

4. 常见的肿瘤抑制基因有（　　）。

A. *ABL*　　B. *SIS*　　C. *TP*53

D. *RB*1　　E. *WT*1

5. 常见的癌基因有（　　）。

A. *RAS*　　B. *MYC*　　C. *NF*1

D. *NME*1　　E. *CDKN2A*

6. 与 DNA 致瘤病毒有关的肿瘤是（　　）。

A. 鼻咽癌　　B. 肝细胞肝癌　　C. 胃腺癌

D. 子宫颈癌　　E. 人 T 细胞白血病

7. 肿瘤病理诊断的意义在于明确肿瘤的（　　）。

A. 组织起源　　B. 分期　　C. 良、恶性

D. 分级　　E. 生长范围

8. 下列说法正确的是（　　）。

A. 从遗传角度讲，肿瘤是一种基因病

B. 瘤细胞的单克隆性扩增形成肿瘤

C. 原癌基因激活或肿瘤抑制基因失活导致肿瘤的恶性转化

D. 肿瘤发生是一个长期、分阶段、多种基因突变积累过程

E. 肿瘤的发生是免疫监视功能丧失的结果

9. Krukenberg 瘤的特征可以表现为（　　）。

A. 双侧卵巢转移性腺癌　　B. 多见于黏液性腺癌　　C. 种植性转移瘤

D. 卵巢原有的内分泌障碍　　E. 原发肿瘤多为胃腺癌

10. 癌与肉瘤的区别是后者常（　　）。

A. 呈巢状结构，分界清晰　　B. 发生于间叶组织

C. 肉眼见肿瘤呈暗红色鱼肉状　　D. 多见于青少年

E. 多经淋巴转移

11. 关于骨肉瘤的描述，正确的是（　　）。

A. 起源于骨母细胞的恶性肿瘤

B. 肿瘤性骨质形成

C. X 射线摄影见肿瘤呈日光性射线样改变

D. 碱性磷酸酶增高

E. 多见于老年人

12. 与副肿瘤综合征相关的因素包括（　　）。

A. 肿瘤破坏器官的结构和功能

B. 肿瘤转移

C. 肿瘤细胞的一些酶活性增高，从而使部分激素分解丧失或部分丧失功能

D. 肿瘤细胞产生和分泌激素或激素类物质

E. 肿瘤的产物或异常免疫反应或其他原因

13. 原癌基因突变的方式包括（　　）。

A. 点突变　　B. 染色体易位　　C. 插入诱变

D. 基因扩增　　E. 染色体畸形

二、名词解释

1. 癌前病变；2. 肿瘤的演进；3. 原位癌；4. 非典型增生；5. 交界性肿瘤；6. 原癌基因；7. 异型性；8. 病理核分裂象

三、简答题

1. 何谓癌前病变？简述常见的癌前病变。

2. 为什么血行转移癌常出现在脏器表面？癌脐是如何形成的？

3. 肿瘤的异型性包括哪几个方面？简述其特点。

4. 肿瘤的生长方式有哪些？所形成的肿瘤各有哪些大体特点？

第二十八章　呼吸系统疾病

重点内容纲要

一、慢性阻塞性肺疾病

慢性阻塞性肺疾病是一组慢性气道阻塞性疾病的统称，其共同特点为肺实质和小气道受损，导致慢性气道阻塞、呼吸阻力增加和肺功能不全，主要包括慢性支气管炎、支气管哮喘、支气管扩张症和肺气肿等疾病。

（一）慢性支气管炎

慢性支气管炎是气管、支气管黏膜及其周围组织的慢性非特异性炎。

1. 病因和发病机制

感染、吸烟、大气污染和气候变化、过敏因素等致黏膜上皮损伤、防御能力降低。

2. 病理变化

早期病变仅累及大中支气管，晚期逐渐累及细小支气管及其周围组织。镜下见黏膜上皮损伤修复、腺体增生肥大及化生、支气管壁慢性炎症损害；大体表现为支气管黏膜粗糙、充血、水肿，有黏性或脓性分泌物。

3. 临床病理联系

患者因支气管黏膜受炎症的刺激及分泌物增多而出现咳嗽、咳痰的症状；因支气管狭窄或痉挛，并被渗出物阻塞而出现喘气、啰音、哮鸣音等症状。慢性萎缩性支气管炎患者可因支气管黏膜和腺体萎缩而痰量减少或无痰。

4. 结局及并发症

慢性支气管炎可痊愈，或可并发慢性阻塞性肺气肿、支气管扩张症、支气管肺炎、肺癌。

（二）支气管哮喘

支气管哮喘是一种由呼吸道过敏引起的以支气管可逆性发作性痉挛为特征的慢性炎性疾病。

1. 病因和发病机制

病因复杂，遗传与过敏因素促使 IgE 升高，肥大细胞等释放介质引发气管平滑肌收缩等反应。

2. 病理变化

镜下可见黏膜上皮损害、杯状细胞增多；大体表现为黏膜基底膜增厚、平滑肌肥大等致细支气管狭窄、痉挛。

3. 临床病理联系

患者因黏膜肿胀和黏液栓使细支气管狭窄、痉挛，从而出现呼气性呼吸困难、哮鸣等症状。

4. 结局及并发症

支气管哮喘可缓解，并发症有胸廓变形、肺气肿、气胸等。

（三）支气管扩张症

支气管持久性扩张并常继发化脓性炎症，好发于肺段及以下小支气管，男性居多。

1. 病因

感染、先天性发育缺陷和遗传因素等导致支气管壁及周围组织受损。

2. 病理变化

镜下可见黏膜上皮、支气管壁及周围组织均有损害；大体表现为支气管呈柱或囊状扩张，周围肺组织萎缩等。

3. 临床病理联系

慢性炎症、腺体分泌和感染引发咳嗽、咳痰，血管壁损害导致咯血。

（四）肺气肿

肺气肿是指呼吸细支气管以远的末梢肺组织因残气量增多而呈持久性扩张，并伴随肺泡间隔破坏，以致肺组织弹性减弱、容积增大的病理状态。

1. 病因和发病机制

吸烟、遗传性 α1-AT 缺乏等导致弹性蛋白酶及其抑制物失衡，引发支气管阻塞性通气障碍等。

2. 类型及病理变化特点

肺气肿分为肺泡性肺气肿（腺泡中央型最常见）、间质性肺气肿等，镜下可见肺泡扩张等，大体肺体积大、弹性差、色灰白、切面呈蜂窝状。

3. 临床病理联系

出现呼气性呼吸困难、桶状胸等，可并发慢性肺源性心脏病等。

二、慢性肺源性心脏病

慢性肺源性心脏病是一种由慢性肺部或胸廓疾病引发的心脏病，其特点是肺血管阻力增加导致的肺动脉高压，进而引起右心室结构和功能的改变。这种疾病在我国较为常见，对患者的生活质量和寿命有重大影响。

1. 病因

(1) 呼吸系统疾病：如COPD、哮喘、支气管扩张和肺结核等。

(2) 胸廓运动障碍性疾病：如脊椎结核、类风湿性关节炎、胸膜广泛粘连及胸廓形成术后造成的严重胸廓或脊椎畸形，以及神经肌肉疾患如脊髓灰质炎，可引起胸廓活动受限、肺受压、支气管扭曲或变形。

(3) 肺血管疾病：包括慢性血栓栓塞性肺动脉高压和特发性肺动脉高压。

(4) 其他因素：如睡眠呼吸暂停低通气综合征和原发性肺泡低通气综合征等。

2. 发病机制

(1) 肺动脉高压形成：因缺氧、高碳酸血症、体液因子变化及解剖学上的肺血管床破坏等因素导致肺血管阻力增加。

(2) 心脏病变与心力衰竭：肺动脉高压导致右心室负荷加重，最终导致右心室肥厚、扩张乃至右心衰竭。

(3) 多器官损害：长期缺氧和二氧化碳潴留可导致肺性脑病、酸碱平衡失调、电解质紊乱、心律失常等。

3. 并发症

并发症有肺性脑病、酸碱平衡失调及电解质紊乱、心律失常、休克（感染性和心源性）、消化道出血、弥散性血管内凝血等。

4. 病理生理变化

(1) 红色肝样变：大叶性肺炎第二期，即实变早期，肺泡腔内有大量红细胞和纤维蛋白，肺泡壁毛细血管仍呈扩张状态，因此肺组织质实，切面呈暗红色颗粒状，形似肝脏。

(2) 灰色肝样变：大叶性肺炎第三期，即实变晚期，肺泡腔内有大量纤维蛋白和中性粒细胞渗出，且肺泡壁毛细血管受压，因此肺组织质实，切面呈灰白颗粒状，形似肝脏。

(3) 小叶性肺炎：主要由化脓菌感染引起，病变起始于细支气管，并向周围或末梢肺组织扩展，形成以肺小叶为单位、呈灶状散在分布的急性化脓性炎症。

(4) 肺气肿：末梢肺组织（呼吸性细支气管、肺泡管、肺泡囊和肺泡）因过度充气呈持久性扩张并伴有肺泡间隔破坏，以致肺组织弹性减弱，容积增大的一种病理状态。

(5) 透明膜：间质性肺炎时，由于渗出明显，导致浆液纤维蛋白性渗出物浓缩在肺泡腔而形成一层均匀红染的膜状物，即透明膜。可造成换气功能障碍。

(6) 肺尘埃沉着症：长期吸入空气中有害粉尘引起的粉尘结节和肺广泛纤维化为主要病变的疾病，简称尘肺。常见的有硅肺、石棉肺、煤工尘肺等。

三、肺炎

(一) 细菌性肺炎

1. 大叶性肺炎

(1) 病因：大叶性肺炎由肺炎链球菌引发，以肺泡内弥漫性纤维素渗出为特征的急性炎症，常累及一个肺段或整个大叶。

(1) 临床病理联系：历经充血水肿期（1~2 日），肺泡壁毛细血管扩张充血，肺泡腔有大量浆液性渗出物等，患者出现中毒症状、咳嗽及咳淡红色痰；红色肝样变期（2~4 日），肺泡壁毛细血管持续扩张充血，肺泡腔充满红细胞等，患者咳铁锈色痰，肺实变致缺氧及高热稽留；灰色肝样变期（4~6 日），肺泡壁毛细血管受压，肺泡腔有大量中性粒细胞等，患者咳嗽、咳脓性痰，缺氧症状减轻；溶解消散期（7~10 日），巨噬细胞和中性粒细胞使渗出物溶解，肺体积缩小，咳痰症状持续。

2. 小叶性肺炎

(1) 病因：小叶性肺炎主要由化脓菌引起，是以肺小叶为病变单位的急性化脓性炎，常以细支气管为中心，多为并发症，常见于小儿和年老体弱者。

(2) 临床病理联系：肺内呈多发性、散在斑片状实变病灶，镜下以细支气管为中心的化脓性病变。患者有发热、咳嗽、黏液脓性痰等症状。X 射线显示患者肺部存在不规则小片状、斑点状等模糊阴影。

特征	大叶性肺炎	小叶性肺炎
感染原	最常见的是肺炎链球菌	葡萄球菌、肺炎克雷伯菌、流感嗜血杆菌
发病年龄	常见于青壮年	多发生在儿童、老年人或免疫力低下的个体中
病变部位	累及肺的一个或多个完整的肺叶	病变分布在两肺的多个小叶，通常是双侧且不规则分布
病变性质	纤维素性炎症	化脓性炎症

续表

特征	大叶性肺炎	小叶性肺炎
肉眼观	在疾病的不同阶段，分别可见红色肝样变期、灰色肝样变期、溶解消散期的变化	可见散在的小灶状病变，颜色发红或黄白色，散布在肺部各处
镜下观	肺泡腔内有大量纤维蛋白、红细胞、白细胞浸润，随着病情进展，肉芽组织随之形成	细支气管和周围肺泡壁增厚，伴有中性粒细胞和其他炎症细胞的浸润
临床表现	突然发热、寒战、咳嗽、胸痛，咳铁锈色痰，呼吸急促，严重者可出现发绀	发热、咳嗽、咳黏液脓性痰，呼吸困难，有时伴有喘息、湿啰音和喘鸣音

（二）病毒性肺炎

病毒性肺炎常由上呼吸道病毒感染向下蔓延引发，常见的病毒有流感病毒、呼吸道合胞病毒和腺病毒等。病理变化主要表现为间质性炎症。肺泡腔一般无渗出物，若有则为浆液纤维素性渗出物，并可形成透明膜，在上皮细胞或多核巨细胞内可见病毒包涵体。病毒包涵体是重要诊断依据。临床表现为咳嗽、缺氧、呼吸困难及中毒症状。

（三）支原体肺炎

（1）定义：一种由肺炎支原体引起的间质性肺部感染，该病原体为一种无细胞壁的原核生物。病理改变与病毒性间质性肺炎相似，临床表现也不宜与病毒性肺炎相鉴别，但可由患者痰液、鼻分泌物及咽拭培养出肺炎支原体而诊断。此病在儿童和青少年中较为常见。

（2）发病机制。

①黏附与侵入：支原体通过特定结构黏附于呼吸道上皮细胞，并可能侵入细胞内繁殖，造成细胞损伤。

②免疫反应：机体产生特异性抗体和细胞因子，激活补体系统和炎症反应，有时会导致过度的免疫反应和组织损伤。

③上皮细胞损伤：直接导致呼吸道上皮细胞受损，破坏气道屏障功能。

（3）病理改变：主要累及肺间质，通常不引起明显的实变，可见散在斑片状阴影。镜下，病变区内肺间质充血、水肿，伴有大量淋巴细胞和单核细胞浸润，可见免疫复合物沉积。

（4）临床表现：患者表现为发热、刺激性干咳、胸痛、乏力等全身症状，儿童可能出现皮疹和关节痛。其肺部体征轻微，但可闻及湿啰音或哮鸣音，儿童可能伴有咽部充血或其他上呼吸道感染体征。

四、硅沉着病

硅沉着病（硅肺）是一种因长期吸入大量游离二氧化硅粉尘微粒所致而引起的以硅结节形成和肺广泛纤维化为病变特征的肺尘埃沉着病。硅结节历经细胞性、纤维性、玻璃样结节等阶段，中央可坏死形成空洞。并发症包括肺结核、肺感染、慢性肺源性心脏病、肺气肿和自发性气胸。

五、急性呼吸窘迫综合征

1. 成人呼吸窘迫综合征

成人呼吸窘迫综合征是肺内、外严重疾病导致的以肺毛细血管弥漫性损伤、通透性增强为基础的，以肺水肿、透明膜形成和肺不张为主要病理变化的，以进行性呼吸窘迫和难治性低氧血症为临床特征的急性呼吸衰竭综合征。

2. 新生儿呼吸窘迫综合征

新生儿呼吸窘迫综合征与肺发育不全、肺表面活性物质缺乏相关，呼吸性细支气管等内表面有透明膜，肺叶有肺不张和肺水肿。主要表现为呼吸急促（>60 次/分）、鼻翼扇动、呼气呻吟、吸气性三凹征、青紫。严重时表现为呼吸浅表、呼吸节律不整、呼吸暂停及四肢松弛。体格检查可见胸扁平、两肺呼吸音减低，肺泡有渗出时可闻及细湿啰音。

六、呼吸系统常见肿瘤

1. 鼻咽癌

鼻咽癌是鼻咽部上皮组织恶性肿瘤，好发于鼻咽顶部，与 EB 病毒等有关。

(1) 病理类型：大体有结节型等；组织学包括角化性鳞状细胞癌、腺癌等。

(2) 扩散及转移途径：可直接蔓延至颅内、中耳等，淋巴转移早至颈深上淋巴结，血行转移至肝、肺、骨等。

(3) 临床病理联系：有头痛、鼻塞等症状及脑神经受损体征。

2. 肺癌

肺癌多起源于支气管黏膜上皮。

(1) 病理类型：大体分为中央型（常见，多为鳞状细胞癌、小细胞癌）、周围型（多为腺癌）、弥漫型（少见）。组织学分为非小细胞癌（鳞状细胞癌、腺癌、大细胞癌）和小细胞癌。

(2) 扩散转移途径：中央型侵犯纵隔等，周围型侵犯胸膜，淋巴转移至支气管肺门淋巴结、锁骨上淋巴结等，血行转移至脑、骨骼、肾上腺等。

(3) 临床病理联系：早期症状隐匿，后期出现咳嗽等临床症状，可引发多种综合征。

复习思考题

一、选择题

A 型选择题（每题仅有 1 个正确答案）

1. 最常出现反复大量咯血的疾病是（　　）。

A. 肺气肿　　B. 肺炎　　C. 肺源性心脏病

D. 支气管哮喘　　E. 支气管扩张症

2. 最常见的慢性阻塞性肺疾病是（　　）。

A. 支气管扩张症　　B. 支气管哮喘　　C. 慢性支气管炎

D. 硅肺　　E. 慢性空洞性肺结核

3. 慢性支气管炎伴哮喘的主要因素是（　　）。

A. 支气管黏膜内杯状细胞增多　　B. 支气管黏膜水肿

C. 支气管壁平滑肌痉挛　　D. 支气管腔内黏液增多

E. 支气管管壁炎细胞浸润

4. 肺源性心脏病最常见的原因是（　　）。

A. 小叶性肺炎　　B. 肺结核球　　C. 大叶性肺炎

D. 慢性阻塞性肺气肿　　E. 急性支气管炎

5. 下列关于支气管扩张症的说法，错误的是（　　）。

A. 常由支气管壁的炎症损伤引起　　B. 病变位于叶及段等大支气管

C. 常并发肺脓肿　　D. 可导致肺心病

E. 可发展成小叶性肺炎

6. 不属于硅肺的并发症是（　　）。

A. 肺癌　　B. 肺心病　　C. 肺气肿

D. 自发性气胸　　E. 肺结核病

7. 与鼻咽癌的发生密切相关的病毒是（　　）。

A. CMV　　B. HBV　　C. EBV

D. HPV　　E. HCV

8. 预后最差的肺癌类型是（　　）。

A. 鳞状细胞癌　　B. 小细胞癌　　C. 腺鳞癌

D. 腺癌　　E. 大细胞癌

9. 肺肉质变的发生主要是由于（　　）。

A. 渗出的中性粒细胞数量少或功能缺陷

B. 患者全身免疫功能低下

C. 感染的细菌数量过多或毒力过强

D. 胶原纤维大量增生

E. 单核巨噬细胞系统功能亢进

10. 大叶性肺炎好发于（　　）。

A. 儿童　　B. 体弱多病者　　C. 青年

D. 久病卧床者　　E. 老年

11. 关于大叶性肺炎的特点，错误的是（　　）。

A. 多由肺炎链球菌感染引起　　B. 由肺泡开始　　C. 属于纤维蛋白性炎

D. 破坏小支气管壁和肺泡壁结构　　E. 患者可咳出铁锈色痰

12. 最常出现反复大量咯血的疾病是（　　）。

A. 肺气肿　　B. 肺炎　　C. 肺源性心脏病

D. 支气管哮喘　　E. 支气管扩张症

13. 鼻咽癌最常见的组织学类型是（　　）。

A. 分化型非角化性癌　　B. 腺癌　　C. 角化性鳞状细胞癌

D. 未分化型非角化性癌　　E. 基底细胞样鳞状细胞癌

14. 大叶性肺炎的合并症不包括（　　）。

A. 蜂窝肺　　B. 感染性休克　　C. 肺脓肿及脓胸

D. 肺肉质变　　E. 败血症和脓毒败血症

15. 不累及肺泡的肺气肿类型是（　　）。

A. 腺泡中央型　　B. 腺泡周围型　　C. 全腺泡型

D. 不规则型　　E. 间质性肺气肿

16. 患者突起畏寒、高热、胸痛、咳嗽、吐铁锈色痰时，最有可能是（　　）。

A. 小叶性肺炎　　B. 支气管扩张　　C. 肺结核

D. 肺源性心脏病　　E. 大叶性肺炎

17. 在间质性肺炎中，浸润的炎症细胞主要是（　　）。

A. 嗜酸性粒细胞　　B. 浆细胞

C. 单核细胞及淋巴细胞　　D. 中性粒细胞　　E. 巨噬细胞

18. 硅肺常见的合并症为（　　）。

A. 肺肉质变　　B. 肺气肿及肺心病　　C. 支气管扩张

D. 胸膜间皮瘤　　E. 食管癌

19. 绝大部分肺心病继发于（　　）。

A. 硅肺　　B. 慢性支气管炎　　C. 肺结核

D. 支气管扩张　　E. 小叶性肺炎

20. 呼吸窘迫综合征的病理变化特征是（　　）。

A. 肺泡壁破裂　　B. 病毒包涵体形成　　C. 透明膜形成

D. 肺广泛纤维化　　E. 肺泡上皮细胞增生

21. 在鼻咽癌的组织学类型中，最常见的是（　　）。

A. 未分化癌　　B. 泡状核细胞癌　　C. 低分化鳞状细胞癌

D. 高分化鳞状细胞癌　　E. 腺泡状腺癌

22. 慢性阻塞性肺病最常见的原因是（　　）。

A. 支气管哮喘　　B. 支气管扩张　　C. 肺脓肿

D. 肺结核球　　E. 慢性支气管炎

23. 能够反映大叶性肺炎的本质的病变是（　　）

A. 肺泡的化脓性炎症　　B. 肺泡的出血性炎症

C. 肺泡的纤维素性炎症　　D. 肺的肉质变　　E. 以上都不是

24. 关于慢性肺源性心脏病的演进，描述正确的是（　　）。

A. 支气管肺炎→代偿性肺过度充气→慢性肺心病

B. 慢性支气管炎→阻塞性肺气肿→慢性肺心病

C. 间质性肺炎→间质性肺气肿→慢性肺心病

D. 大叶性肺炎→肺肉质变→慢性肺心病

E. 肺癌阻塞、压迫支气管→肺气肿→慢性肺心病

25. 成人呼吸窘迫综合征早期最有诊断意义的病理组织学变化是（　　）。

A. 部分肺泡萎陷　　B. 肺泡壁充血水肿　　C. 肺泡腔充满水肿液

D. 透明膜形成　　E. 毛细血管内中性粒细胞聚集

26. 大叶性肺炎的病变性质是（　　）。

A. 纤维素性炎　　B. 变态反应性炎　　C. 化脓性炎

D. 浆液性炎　　E. 出血性炎

X 型选择题（多选题，每题可有 1~5 个答案）

1. 下列符合肺源性心脏病病变特点的描述是（　　）。

A. 心脏增大，心尖由左心室构成

B. 左心衰竭

C. 肺动脉瓣下 2 cm 处右心室肌壁厚度超过 5 mm

D. 肺动脉高压

E. 右心室心肌细胞肥大

2. 下列疾病中，可表现为小叶性肺炎的有（　　）。

A. 支原体性肺炎　　B. 军团菌性肺炎

C. 金黄色葡萄球菌性肺炎　　D. 巨细胞病毒性肺炎

E. 吸入性肺炎

3. 下面描述中不符合大叶性肺炎病变特点的有（　　）。

A. 属化脓性炎　　B. 好发于青壮年

C. 肺肉质变是并发症之一　　D. 常累及肺段或肺大叶

E. 常累及两肺各叶

4. 慢性支气管炎的合并症包括（　　）。

A. 肺气肿　　B. 小叶性肺炎　　C. 支原体肺炎

D. 肺源性心脏病　　E. 支气管扩张症

5. 硅肺的基本病理变化是（　　）。

A. 硅结节形成　　B. 肺气肿　　C. 硅肺结核病

D. 肺间质弥漫性纤维化　　E. 肺心病

6. 肺鳞状细胞癌的特点是（　　）。

A. 与吸烟关系密切　　B. 常经鳞状上皮化生癌变而来

C. 常为周围型　　D. 常早期经血行转移

E. 常伴肺门淋巴结转移

7. 硅肺的合并症有（　　）。

A. 肺癌　　B. 硅肺结核病　　C. 肺气肿

D. 自发性气胸　　E. 易继发肺部细菌或病毒感染

8. 肺癌的组织学类型包括（　　）。

A. 泡状核细胞癌　　B. 鳞状细胞癌　　C. 燕麦细胞癌

D. 腺癌　　E. 瘢痕癌

9. 肺尖部肺癌引起的交感神经麻痹综合征是指（　　）。

A. 胸壁无汗　　B. 瞳孔缩小　　C. 瞳孔扩大

D. 腹泻　　E. 眼睑下垂

10. 关于小叶性肺炎的描述，正确的是（　　）。

A. 主要由细菌感染引起　　B. 病变以细支气管为中心的化脓性炎

C. 肺泡内弥漫性纤维素渗出　　D. X 线片示肺部散在不规则小片状模糊阴影

E. 可并发心力衰竭

11. 慢性支气管炎的病理变化有（　　）。
A. 黏膜上皮纤毛脱落、倒伏　　B. 黏膜上皮鳞化　　C. 黏液腺肥大、增生
D. 管壁淋巴细胞、浆细胞浸润　　E. 管壁平滑肌束断裂、萎缩
12. 支气管扩张的主要发病基础是（　　）。
A. 支气管阻塞性通气障碍　　B. 支气管慢性感染
C. 支气管壁平滑肌和弹力纤维遭受破坏　　D. 支气管异物吸入
E. 支气管壁的炎性损伤和支气管阻塞
13. 肺癌主要起源于（　　）。
A. 肺泡上皮细胞　　B. 支气管黏膜上皮　　C. 肺间皮
D. 支气管腺体上皮　　E. 神经内分泌细胞
14. 慢性肺源性心脏病是由下列哪些疾病引起的（　　）。
A. 反复发作的慢性支气管炎及细支气管周围炎
B. 硅肺引起的弥漫性肺间质纤维化
C. 慢性阻塞性肺气肿
D. 支气管扩张
E. 大叶性肺炎

二、名词解释

1. 肺大疱；2. 大叶性肺炎；3. 肺气肿；4. 透明膜；5. COPD；6. 硅结节

三、简答题

1. 简述早期肺癌的分型及特点。
2. 哪些疾病会使肺组织中有明显的纤维组织增生？试举一例说明。
3 简述慢性支气管炎、肺气肿、肺心病三者之间的内在联系及其演变过程。

第二十九章　心血管系统疾病

重点内容纲要

一、动脉粥样硬化

（一）危险因素

1. 代谢因素

（1）高脂血症：血浆总胆固醇和/或甘油三酯异常增高，低密度脂蛋白胆固醇（LDL-C）尤其是小而致密的低密度脂蛋白胆固醇（sLDL）与发病密切相关，脂蛋白 a 血浆浓度与发病率呈正相关。

（2）糖尿病：胰岛素抵抗及高血糖状态会促进血管内皮损伤。

（3）高胰岛素血症：通过刺激平滑肌细胞增殖间接参与病变。

2. 血管因素

高血压引起内皮细胞损伤，促进粥样硬化斑块形成

3. 全身性疾病

（1）甲状腺功能减退：代谢减慢加速脂质沉积。

（2）肾病综合征：大量蛋白尿导致脂质代谢紊乱。

4. 其他因素

其他危险因素包括遗传、年龄、性别等因素。

（二）发病机制

损伤应答学说认为，内皮损伤后脂质沉积，LDL 氧化修饰，单核细胞和平滑肌细胞吞噬形成泡沫细胞，平滑肌细胞分泌胶原蛋白形成纤维帽，释放细胞因子引起炎症反应，泡沫细

胞变性坏死形成粥样物质，后期可能发生钙化。

（三）病理变化

1. 脂纹期

动脉内膜面可见黄色斑点或条纹。镜下可见内皮下大量泡沫细胞聚集。

2. 纤维斑块期

肉眼观，呈淡黄/灰黄色不规则隆起斑块，后期胶原纤维增多、玻璃样变。镜下观，表层为胶原纤维和平滑肌细胞，下层有泡沫细胞、平滑肌细胞、脂质和炎细胞。

3. 粥样斑块期

肉眼见黄色斑块及大量黄色粥糜样物。镜下观，纤维帽呈玻璃样变性，坏死核心区含胆固醇结晶、无定形物质，底部见肉芽组织及淋巴细胞浸润，中膜萎缩变薄。

4. 继发性病变

斑块内出血（新生血管破裂）、斑块破裂（形成栓子）、血栓形成（内皮损伤和粥样瘤性溃疡所致）、钙化、动脉瘤形成（动脉管壁局限性扩张）。

（四）主要动脉的病理变化及影响

1. 主动脉粥样硬化

好发部位为腹主动脉后壁及其分支开口处，动脉瘤破裂可致致命性大出血。

2. 冠状动脉粥样硬化及冠心病

左冠状动脉前降支最易受累，病变呈节段性，斑块在血管近侧端分支开口处重，管腔偏心性狭窄。可引发心绞痛（心肌急剧缺血缺氧，表现为阵发性心前区疼痛，硝酸酯制剂或休息可缓解）、心肌梗死（冠状动脉供血中断致心肌坏死，分为心内膜下和透壁性心肌梗死，后者好发于左前降支供血区，病理变化为凝固性坏死，有心脏破裂、室壁瘤等并发症）、心肌纤维化和冠状动脉性猝死等。

3. 脑动脉粥样硬化

常累及颈内动脉起始部、基底动脉等，可致脑萎缩、脑软化、脑出血（常发生于基底节、内囊，因豆纹动脉特殊分支及血管硬化形成动脉瘤，血压升高时破裂）等。

肾动脉粥样硬化：肾动脉开口处及主动脉近侧端常见，可引起肾实质萎缩、间质纤维组织增生，导致顽固性高血压和动脉粥样硬化性固缩肾。

4. 四肢动脉粥样硬化

下肢动脉狭窄，可引起间歇性跛行、萎缩或干性坏疽。

二、 原发性高血压

（一）诊断标准

静息状态下，成人收缩压≥140 mmHg 和/或舒张压≥90 mmHg，需非同日测量 3 次确认。

（二）类型和病理变化

1. 良性高血压（缓进型高血压）

（1）功能紊乱期：全身细小动脉间歇性痉挛，无器质性病变，血压波动，可有头昏、头痛等症状。

（2）动脉病变期：细动脉硬化是主要特征，肾入球动脉等细小动脉玻璃样变，管壁增厚、管腔狭窄；肌型小动脉硬化表现为内膜及中膜纤维增生、平滑肌细胞增生肥大，血管壁增厚、管腔狭窄。

（3）内脏病变期：心脏代偿期左心室心肌向心性肥大，失代偿期离心性肥大，严重时心力衰竭；肾脏呈原发性颗粒性固缩肾，肉眼见肾脏体积缩小、变硬、表面细颗粒状，镜下肾小球等病变；脑表现为脑水肿、高血压脑病、脑软化、脑出血（基底节、内囊常见）；视网膜中央动脉玻璃样变，眼底血管迂曲等。

2. 恶性高血压（急进型高血压）

恶性高血压多见于青少年，舒张压显著升高，常超过 230/130 mmHg，病变进展迅速，以肾脏病变为主。特征性病变为增生性小动脉硬化（内膜增厚、平滑肌细胞增生肥大等）和坏死性细动脉炎（内膜、中膜纤维素样坏死），可出现微血栓、出血和微梗死等并发症，常较早出现肾衰竭。

3. 继发性高血压

继发性高血压由其他疾病引起，如肾脏疾病、内分泌疾病等。

三、动脉瘤

（一）病因

动脉瘤的病因包括动脉粥样硬化（最常见病因）、高血压（长期高压使动脉壁受损并扩张）、感染、外伤、遗传因素及其他因素（吸烟、高血脂等）。

（二）病理变化

1. 形态分类

动脉瘤可分为真性动脉瘤（全层扩张）、假性动脉瘤（无正常动脉壁）和夹层动脉瘤（内膜破裂致血肿）。

2. 组织学变化

瘤壁结构破坏，炎症细胞浸润，血栓形成；在一些动脉瘤中可能出现瘤壁钙化。

四、风湿性心脏病

1. 病因

风湿性心脏病与 A 组乙型溶血性链球菌感染有关。

2. 发病机制

链球菌感染后，机体产生抗体，这些抗体不仅针对链球菌抗原，还可能交叉作用于心脏组织（如心瓣膜），导致免疫介导的炎症和损伤。免疫反应引发的慢性炎症主要累及心脏瓣膜、心肌和心包。其中，瓣膜病变最为常见，表现为瓣膜增厚、纤维化和钙化，导致瓣膜狭窄或关闭不全，影响心脏功能。

3. 病理变化

（1）风湿性心内膜炎：主要侵犯二尖瓣，其次为二尖瓣和主动脉瓣同时受累。病变初期，瓣膜肿胀，间质有黏液样变性和纤维素样坏死。病程进展，瓣膜闭锁缘上形成串珠状单行排列、半透明、大小如粟粒的灰白色疣状赘生物（白色血栓），病变后期赘生物机化可致瓣膜病。

（2）风湿性心肌炎：主要累及心肌间质，以风湿小体形成为主。风湿小体由 Aschoff 细胞、Anitschkow 细胞和少量 T 淋巴细胞组成。Aschoff 细胞是一种多核巨细胞，胞质丰富，嗜碱性，核大，呈圆形或椭圆形，染色质集中于中央，核膜清晰，形似鹰眼。Anitschkow 细胞是一种胞质丰富、嗜碱性、核呈枭眼状或毛虫状的细胞。

（3）风湿性心外膜炎：主要累及心包脏层，心包脏层表面出现浆液性或纤维素性渗出物。纤维素性渗出物可因心脏的不停搏动而呈绒毛状，称为绒毛心。渗出物中的纤维素在心脏表面可形成一层厚薄不均的灰白色纤维素性假膜，假膜机化后可形成缩窄性心包炎。

五、 感染性心内膜炎

（一）概念

感染性心内膜炎是由病原微生物经血行途径侵犯心内膜（心瓣膜）引起的炎症性疾病，

分为急性和亚急性。

（二）病因及病理变化

1. 急性感染性心内膜炎

致病力强的化脓菌引起脓毒败血症感染心内膜，病变常累及主动脉瓣或二尖瓣等正常瓣膜。瓣膜上形成菜花状或息肉状、污秽灰黄色、质脆的赘生物，由血栓、坏死组织、大量细菌及中性粒细胞构成，受累瓣膜易穿孔，可出现明显心功能不全、感染性梗死等。

2. 亚急性感染性心内膜炎

毒力较弱的草绿色链球菌感染已有病变的瓣膜。瓣膜上形成灰黄色赘生物，由血栓、坏死组织、细菌及少量中性粒细胞构成，瓣膜可有溃疡但极少穿孔，赘生物脱落可引起栓塞，常为无菌性梗死，还可出现肾小球肾炎、败血症等。

六、心瓣膜病

（一）概念

心瓣膜的器质性病变，表现为瓣膜口狭窄或关闭不全，常见原因是风湿性心内膜炎反复发作，也可由感染性心内膜炎、主动脉粥样硬化、梅毒等引起。

（二）常见类型及病理变化

1. 二尖瓣狭窄

风湿性心内膜炎反复发作导致二尖瓣瓣叶交界融合、腱索增粗缩短，形成隔膜样狭窄。二尖瓣狭窄时，左房血液流入左室受阻，左房代偿性扩张肥大（可继发房颤），进而出现肺静脉高压、肺淤血、肺动脉高压，导致右心室肥厚扩张，终末期发展为右心衰竭。听诊心尖区舒张期隆隆样杂音，胸部 X 线呈梨形心。

2. 二尖瓣关闭不全

二尖瓣瓣叶脱垂（如腱索断裂）、风湿性瓣膜损害或左室扩大致瓣环扩张，收缩期血液反流入左房。左房容量负荷骤增，进而引起左房左室继发性扩张、肺静脉高压、肺淤血（急性失代偿时可致急性肺水肿）。听诊心尖区收缩期吹风样杂音，胸部 X 线呈球形心。

3. 主动脉瓣狭窄

先天性二叶瓣畸形（最常见）、老年退行性钙化或风湿性炎症导致主动脉瓣瓣口狭窄。左室射血受阻，进而出现左室肥厚（心肌纤维增粗排列紊乱），冠脉灌注不足，外周动脉供血不足。主动脉瓣区收缩期杂音，胸部 X 线呈靴形心。

4. 主动脉瓣关闭不全

感染性心内膜炎、主动脉根部扩张（马凡综合征）、梅毒性主动脉炎或主动脉夹层累及主动脉瓣瓣环。舒张期血液反流入左室，左室容量负荷过重，出现代偿性肥厚，最终导致全心衰竭。主动脉瓣区舒张期杂音。

七、心肌病

（一）概念

心肌病是一组由不同病因引起的心脏机械和电活动异常的异质性心肌疾病。病理表现为心室不适当的肥厚或扩张。严重心肌病会引起进展性心力衰竭或心血管性死亡。

（二）常见类型及病变特点

1. 扩张性心肌病

进行性心脏肥大、心腔高度扩张和心肌收缩力降低，表现为充血性心力衰竭。

2. 肥厚型心肌病

左心室壁和/或右心室显著肥厚、室间隔不对称增厚，舒张期心室充盈受限及左心室流出道受阻，心输出量减少。

3. 限制型心肌病

心室充盈受限，因心室内膜及心内膜下心肌纤维化所致。

复习思考题

一、选择题

A 型选择题（每题仅有 1 个正确答案）

1. 心肌梗死室壁瘤形成最多发生于（　　）。

A. 左心室前壁近心尖处　　B. 左心室后壁　　C. 彻底的液化性坏死

D. 室间隔　　E. 右心室前壁

2. 风湿性心内膜炎最常累及的瓣膜是（　　）。

A. 二尖瓣　　B. 肺动脉瓣　　C. 三尖瓣

D. 二尖瓣和主动脉瓣　　E. 主动脉瓣

3. 亚急性感染性心内膜炎皮肤出现（　　）。

A. Asshoff 小体　　B. 皮下结节　　C. Osler 结节
D. 纤维斑块　　E. 环形红斑

4. 关于风湿病的描述，错误的是（　　）。
A. 诊断性病变是风湿小体　　B. 皮肤渗出形成环形红斑
C. 病变反复发作可引起心瓣膜病　　D. 常引起关节炎症并造成关节僵直、畸形
E. 变态反应性的结缔组织病

5. 高血压病脑出血多见于（　　）。
A. 大脑　　B. 脑干　　C. 基底核内囊
D. 小脑　　E. 桥脑

6. 关于室壁瘤的描述，正确的是（　　）。
A. 高血压病的心肌病变　　B. 心肌梗死后心室向外膨隆局限性病变
C. 心室壁良性肿瘤　　D. 风湿性心肌炎后的心室病变
E. 其他疾病致心室病变

7. 关于急性感染性心内膜炎的特点，不包括（　　）。
A. 多发生于有病变的心脏　　B. 主要波及二尖瓣及主动脉瓣
C. 可致瓣膜穿孔或破裂　　D. 瓣膜表面常形成巨大、松脆的含菌赘生物
E. 常是脓毒血症的并发症之一

8. 风湿病中最具诊断意义的病变是（　　）。
A. 胶原纤维的纤维素样变性　　B. 风湿小体
C. 心肌间质炎症细胞浸润　　D. 心外膜纤维素渗出
E. 心瓣膜赘生物形成

9. 关于心肌梗死的描述，错误的是（　　）。
A. 梗死多发生在左心室前壁及室间隔前 2/3
B. 血中 CPK 浓度升高　　C. 可继发附壁血栓
D. 病变多属于出血性梗死　　E. 可引起心脏破裂致患者心脏压塞而猝死

10. 原发性高血压最常受损的血管是（　　）。
A. 全身中、小动脉　　B. 全身细小动脉　　C. 全身大中动脉
D. 全身中、小静脉　　E. 全身细小静脉

11. 二尖瓣关闭不全可引起（　　）。
A. 球形心　　B. 靴形心　　C. 梨形心
D. 绒毛心　　E. 虎斑心

12. 高血压代偿期心脏病变为（　　）。
A. 左心室向心性肥大　　B. 心肌出现弥漫性纤维化

C. 左心室明显扩张　　D. 左心室乳头肌明显增粗
E. 左心室肌收缩力加强

13. 风湿性心肌炎的炎症类型是（　　）。
A. 渗出性炎　　B. 变质性炎　　C. 化脓性炎
D. 肉芽肿性炎　　E. 浆液性炎

14. 心肌梗死合并心脏破裂最常见于（　　）。
A. 右心室下 1/3 室间隔和右心室乳头肌
B. 左心室后壁、室间隔后 1/3 及右心室
C. 右心室前壁及前内乳头肌
D. 左心室下 1/3 室间隔和左心室乳头肌
E. 右心室近心尖部

15. 下列动脉粥样硬化的继发性改变中，最凶险的是（　　）。
A. 钙化　　B. 动脉瘤形成并破裂出血
C. 斑块破裂　　D. 斑块内出血　　E. 溃疡形成

16. 关于恶性高血压病的描述，错误的是（　　）。
A. 舒张压升高明显　　B. 多见于青壮年　　C. 细动脉玻璃样变
D. 病变进展迅速　　E. 较早出现肾功能衰竭

17. 恶性高血压病变最常累及（　　）。
A. 心脏　　B. 肺　　C. 肝脏
D. 脾　　E. 肾

18. 高血压脑出血最常见的部位是（　　）。
A. 小脑　　B. 内囊及基底节　　C. 蛛网膜下腔
D. 大脑皮质　　E. 脑室

19. 风湿病常见的联合瓣膜损害是（　　）。
A. 二尖瓣和肺动脉瓣　　B. 二尖瓣和主动脉瓣　　C. 二尖瓣和三尖瓣
D. 主动脉瓣和肺动脉瓣　　E. 主动脉瓣和三尖瓣

20. 虎斑心见于（　　）。
A. 白喉　　B. 中毒　　C. 严重贫血
D. 肥胖　　E. 高脂血症

21. 马氏斑（MacCallum's patch）位于（　　）。
A. 右心房　　B. 左心房　　C. 右心室
D. 左心室　　E. 心外膜

22. 急进型高血压患者死于尿毒症的原发基本病变是（　　）。

A. 肾动脉血栓形成　　B. 肾细小动脉纤维素样坏死
C. 肾小球纤维化　　D. 肾小管坏死　　E. 肾间质出血

23. 亚急性细菌性心内膜炎的赘生物脱落后最易引起栓塞的部位是（　　）。
A. 皮肤　　B. 心脏　　C. 肾
D. 脾　　E. 脑

24. 动脉粥样硬化主要累及（　　）。
A. 小动脉的内膜　　B. 大、中动脉的中膜　　C. 大、中动脉的内膜
D. 小动脉的中膜　　E. 细动脉壁

25. 关于慢性心瓣膜病的描述，错误的是（　　）。
A. 多由风湿性和亚急性细菌性心内膜炎引起
B. 表现为瓣膜口狭窄和/或瓣膜关闭不全
C. 二尖瓣最常受累，其次是主动脉瓣
D. 可引起血流动力学和心脏的变化
E. 一般不会同时累及两个以上的瓣膜

26. 高血压心脏病代偿期的特征是（　　）。
A. 左心室扩张　　B. 心壁肉柱扁平　　C. 左心室向心性肥大
D. 弥漫性心肌纤维化　　E. 以上都不是

X 型选择题（多选题，每题可有 1~5 个答案）

1. 亚急性感染性心内膜炎的病理变化有（　　）。
A. 在瓣膜上形成赘生物　　B. 赘生物不规则，松脆易脱落
C. 化脓病变明显　　D. 出现 Olser 结节　　E. 常有败血症

2. 心肌梗死的常见并发症有（　　）。
A. 心源性休克　　B. 二尖瓣狭窄　　C. 附壁血栓形成
D. 室壁瘤　　E. 心力衰竭

3. 动脉粥样硬化形成的危险因素包括（　　）。
A. 高血压　　B. 高血脂　　C. 吸烟
D. 糖尿病　　E. 肾病综合征

4. 下列关于感染性心内膜炎的说法，正确的是（　　）。
A. 由病原微生物直接侵犯心内膜而引起
B. 亚急性感染性心内膜炎易致瓣膜穿孔
C. 可导致慢性心瓣膜病
D. 急性感染性心内膜炎的瓣膜赘生物中可见大量草绿色链球菌
E. 常见于二尖瓣和主动脉瓣

5. 二尖瓣关闭不全可引起（ ）。

A. 心尖区可听到收缩期吹风样杂音 B. 左心室肥大、扩张 C. 左心房扩张

D. 肺淤血 E. 肺动脉高压

6. 下列关于慢性心瓣膜病的描述中，正确的是（ ）。

A. 多由风湿性和亚急性感染性心内膜炎引起

B. 表现为瓣膜口狭窄和/或关闭不全 C. 二尖瓣最多受累，其次是主动脉瓣

D. 瓣膜口狭窄和关闭不全常同时存在 E. 病变不同时累及两个以上的瓣膜

7. 下列关于心瓣膜病的血流动力学改变的描述，正确的是（ ）。

A. 二尖瓣狭窄：右心房和左、右心室肥大、扩张

B. 二尖瓣关闭不全：左、右心房和左、右心室肥大、扩张

C. 主动脉瓣狭窄：左、右心房肥大、扩张

D. 主动脉瓣关闭不全：左、右心房和左心室肥大、扩张

E. 主动脉瓣狭窄：靴形心

8. 风湿性肉芽肿含有（ ）。

A. 风湿细胞 B. 成纤维细胞 C. 淋巴细胞

D. Langhans 巨细胞 E. 纤维蛋白样坏死

9. 亚急性感染性心内膜炎的特点包括（ ）。

A. 可引起败血症 B. 由致病力强的细菌引起

C. 瓣膜赘生物较大，污秽，易脱落 D. 赘生物脱落可引起栓塞

E. 常发生于正常的心瓣膜上

10. 风湿病可引起（ ）。

A. 皮下结节 B. 脊椎炎 C. 小舞蹈症

D. 缩窄性心包炎 E. 环形红斑

11. 下列关于高血压病的说法，正确的是（ ）。

A. 良性高血压病的基本病变是细动脉硬化

B. 高血压心脏病时先引起左心室离心性肥大

C. 高血压病可引起脑水肿、脑软化

D. 恶性高血压病特征性病变是细动脉纤维蛋白样坏死

E. 恶性高血压病好发于中老年人

12. 主动脉瓣狭窄可引起（ ）。

A. 左心室肥大、扩张 B. 主动脉瓣区收缩期杂音

C. 脉压差增大 D. 冠状动脉供血不足 E. 肺淤血

13. 冠状动脉粥样硬化可引起（ ）。

A. 心绞痛　　B. 心肌梗死　　C. 冠状动脉性猝死

D. 原发性心肌病　　E. 心功能不全

14. 下列关于动脉粥样硬化的说法，正确的是（　　）。

A. 高脂血症尤其是低密度脂蛋白（LDL）的增高是发生 AS 的危险因素

B. 主动脉粥样硬化最好发于腹主动脉

C. 病灶中的泡沫细胞可来源于单核细胞、平滑肌细胞和纤维细胞

D. 肾动脉粥样硬化可导致肾组织梗死

E. 脑动脉粥样硬化最常见于大脑后动脉

15. 下列关于脑动脉粥样硬化的描述，正确的是（　　）。

A. 常见于基底动脉和大脑中动脉　　B. 不引起脑出血　　C. 可引起脑萎缩

D. 可引起脑梗死　　E. 可形成动脉瘤

16. 下列关于高血压病的的病理变化及并发症，正确的是（　　）。

A. 良性高血压病早期主要累及全身细小动脉

B. 高血压脑病可导致脑出血或脑梗死

C. 恶性高血压病常伴发肾功能衰竭

D. 高血压患者不会出现下肢动脉粥样硬化

E. 长期高血压可导致视网膜动脉硬化

17. 原发性心肌病包括（　　）。

A. 克山病　　B. 限制型心肌病　　C. 肥厚型心肌病

D. 扩张性心肌病　　E. 白喉引起的心肌损害

二、名词解释

1. 心肌梗死；2. 风湿小结；3. 纤维斑块；4. 脂纹；5. 风湿小结

三、简答题

1. 高血压时脑出血的原因是什么？为何多见于基底核区域？

2. 简述动脉粥样硬化的基本病变。

3. 简述扩张性心肌病的病变特点。

第三十章　消化系统疾病

重点内容纲要

一、胃肠疾病

（一）慢性胃炎

1. 病因

常见病因包括幽门螺旋杆菌感染、长期慢性刺激（如药物、乙醇）、自身免疫性损伤、十二指肠胃反流对胃黏膜屏障的破坏等。

2. 分型

根据病理特征的不同，分为慢性浅表性胃炎、慢性萎缩性胃炎、慢性肥厚性胃炎及特殊类型胃炎，其中慢性浅表性和萎缩性胃炎常见。

（1）慢性浅表性胃炎：多在胃窦部，胃镜下可见黏膜充血水肿等，镜下黏膜浅层淋巴细胞等浸润，固有腺体无明显破坏。

（2）慢性萎缩性胃炎：常由浅表性胃炎发展而来，好发于胃窦。以胃黏膜萎缩变薄，黏膜腺体减少或消失并有肠上皮化生和假幽门腺化生，固有层内淋巴细胞、浆细胞浸润为特点。可分为 A、B 两型。

	A 型胃炎	B 型胃炎
病因	自身免疫反应导致胃壁细胞受损	幽门螺杆菌感染或非甾体抗炎药等引起
好发部位	主要在胃体部	多见于胃窦部
分泌影响	导致胃酸分泌减少，内因子缺乏	可能初期增加胃酸分泌，后期减少
维生素 B_{12}吸收	影响维生素 B_{12}吸收，可能导致恶性贫血	一般不影响维生素 B_{12}吸收
抗体	存在抗壁细胞抗体（PCA）和抗内因子抗体（IFA）	不特异，可能有针对幽门螺杆菌的抗体

（二）消化性溃疡

1. 病因

幽门螺杆菌感染、黏膜抗消化能力降低、胃液过度消化作用以及神经内分泌功能失调等因素共同作用，破坏了胃和十二指肠黏膜的防御机制，导致黏膜损伤和溃疡形成。

2. 病理特征

（1）胃溃疡：位于胃小弯近幽门（胃窦居多）处，可见单个、圆形或椭圆形溃疡，直径小于 2 cm，深达肌层甚至浆膜层，边缘整齐，底部平坦，周围黏膜皱襞呈放射状。

（2）十二指肠溃疡：多见于球部前壁或后壁，直径小于 1 cm，较浅。

（3）镜下分层：溃疡底部由内向外分为炎性渗出层、坏死层、肉芽组织层和瘢痕层（瘢痕层有增殖性动脉内膜炎）。

（三）阑尾炎

1. 病因

阑尾炎由细菌感染、阑尾腔阻塞（淋巴组织增生、粪石、异物等）引起。

2. 病理特征

（1）急性单纯性阑尾炎：阑尾轻度肿胀，浆膜面充血，黏膜上皮有缺损，伴有中性粒细胞浸润和纤维素渗出。

（2）急性化脓性阑尾炎：阑尾显著肿胀，表面覆纤维素渗出物，各层大量中性粒细胞浸润，伴炎性水肿。

（3）急性坏疽性阑尾炎：阑尾壁血液循环受阻，发生坏死，坏死呈暗红至黑色，易穿孔，引发弥漫性腹膜炎或局部脓肿。

（四）消化道常见恶性肿瘤

1. 食管癌

50 岁以上男性居多，好发于食管中、下段。早期癌包括糜烂型、斑块型等，限于黏膜或黏膜下层；中晚期包括髓质型、蕈伞型、溃疡型和缩窄型，90%为鳞状细胞癌，可直接侵犯邻近器官。早期淋巴转移，晚期血行转移。

2. 胃癌

40~60 岁男性多发，胃窦部小弯侧常见。早期胃癌限于黏膜层或黏膜下层，以原位癌及高分化管状腺癌常见；进展期胃癌分为息肉型或蕈伞型、溃疡型（与良性胃溃疡有形态区别）、浸润型（革囊胃），组织学类型多样，可浸润、淋巴道、血道、腹腔种植转移，胃黏液癌可转移至卵巢形成 Krukenberg 瘤。

特征	良性溃疡（胃溃疡）	恶性溃疡（溃疡型胃癌）
外形	圆形或椭圆形	不整形，皿状或火山口状
大小	溃疡直径<2 cm	溃疡直径>2 cm
深度	较深	较浅
边缘	整齐、不隆起	不整齐，隆起
底部	较平坦，凹凸不平	有坏死，出血明显
周围黏膜	黏膜皱襞向溃疡集中	黏膜皱襞中断，呈结节状肥厚

3. 大肠癌

以直肠癌最多见，好发于直肠、乙状结肠等。进展期癌肉眼有隆起型、溃疡型、浸润型、胶样型，以腺癌为主，可局部扩散、淋巴道、血道、种植转移。

二、肝胆疾病

（一）病毒性肝炎

1. 病理类型

（1）普通型：普通型肝炎中，急性肝炎肝细胞广泛变性，点状坏死及嗜酸性小体形成，轻度炎症细胞浸润。慢性肝炎分轻、中、重度。轻度以点状坏死为主；中度有碎片状和桥接坏死，纤维间隔形成；重度坏死严重，纤维间隔分割肝小叶，肝细胞不规则再生。

（2）重型：重型肝炎中，急性重型肝炎肝细胞广泛大块坏死，无明显再生，大量炎症细胞浸润；亚急性重型肝炎肝细胞大片坏死与结节状再生并存，有炎症细胞浸润、小胆管增生。

2. 病理变化

肝细胞变性坏死、炎症细胞浸润、肝细胞再生和纤维组织增生。

肝细胞变性包括细胞水肿（气球样变）、嗜酸性变；肝细胞坏死分为点状坏死（急性普通型肝炎）、碎片状坏死（慢性肝炎）、桥接坏死（中重度慢性肝炎）、亚大块和大块坏死（重型肝炎）；浸润的炎症细胞主要为淋巴细胞、单核细胞。

（二）肝硬化

1. 病因

在我国，肝硬化的主要病因是病毒性肝炎，还有慢性酒精中毒等因素。

2. 病理类型

（1）门脉性肝硬化：表面和切面呈弥漫全肝的小结节，结节小且大小相仿。正常肝小叶被假小叶取代，假小叶内肝细胞排列紊乱，中央静脉异常，纤维间隔有淋巴细胞浸润和小胆管增生。

(2) 坏死后性肝硬化：肝脏变形明显，结节大且大小不一。假小叶大且不规则，肝细胞变性坏死，胆色素沉积明显，纤维间隔宽，炎症细胞浸润和小胆管增生显著。

3. 临床病理联系

门静脉高压症因肝血窦闭塞、假小叶压迫、动静脉异常吻合引起，表现为脾肿大、腹水、侧支循环形成（食管下段、直肠静脉丛、脐周静脉曲张）、胃肠淤血水肿；肝功能不全表现为蛋白合成障碍、出血倾向、胆色素代谢障碍、激素灭活减弱（出现肝掌、蜘蛛痣等）、肝性脑病。

（三）原发性肝癌

1. 病因

原发性肝癌与乙型肝炎病毒感染、肝硬化、黄曲霉毒素污染有关。

2. 分期

(1) 早期肝癌（小肝癌）单个癌结节直径小于 3 cm，或两个结节直径总和小于 3 cm，多呈球型。

(2) 中晚期肝癌分巨块型、多结节型、弥漫型。

3. 组织学类型

(1) 肝细胞癌：最多见，癌细胞排列成索状等，癌周常伴肝硬化。

(2) 胆管细胞癌：腺癌，间质纤维多，少合并肝硬化。

(3) 混合性肝癌：最少见。

三、其他疾病

（一）巴雷特食管（Barrett 食管）

巴雷特食管是食管下段的正常复层鳞状上皮被化生上皮所取代的食管病变，是食管癌前病变。

（二）炎症性肠病

炎症性肠病包括克罗恩病（回肠末端多发，20~30 岁青年常见，节段性病变，镜下裂隙状溃疡和肉芽肿）和慢性溃疡性结肠炎（直肠、乙状结肠好发，30 岁以上居多，弥漫性病变，镜下广泛溃疡、隐窝脓肿和假息肉），病因与遗传、肠道菌群失调、免疫异常有关，可出现腹部包块、狭窄、肠瘘、癌变等并发症。

复习思考题

一、选择题

A 型选择题（每题仅有 1 个正确答案）

1. 坏死最严重肝炎类型是（　　）。

A. 急性普通型肝炎　　B. 急性重型肝炎　　C. 亚急性重型肝炎

D. 重度慢性肝炎　　E. 轻度慢性肝炎

2. 肝硬化患者出现蜘蛛状血管痣是由于（　　）。

A. 血管内压增高　　B. 侧支循环形成　　C. 凝血机制障碍

D. 雌激素增多　　E. 低蛋白血症

3. 按发病率递减的顺序，食管癌最常见的部位依次是（　　）。

A. 食管上段、中段、下段　　B. 食管中段、下段、上段

C. 食管上段、下段、中段　　D. 食管中段、上段、下段

E. 各段分布相等

4. 急性重型肝炎的病变性质是（　　）。

A. 以肝细胞变性为主的炎症　　B. 以肝细胞坏死为主的炎症

C. 以肝细胞增生为主的炎症　　D. 以汇管区渗出为主的炎症

E. 以汇管区增生为主的炎症

5. 关于病毒性肝炎的描述，错误的是（　　）。

A. 以肝实质细胞变性坏死为主要病变的传染病

B. 各型肝炎病变的性质不完全相同

C. 急性普通型肝炎以广泛的肝细胞变性为主

D. 桥接坏死常见于中、重度慢性肝炎

E. 大片的溶解性坏死是重型肝炎的病变特征

6. 溃疡型胃癌与胃溃疡相比，下列关于癌性溃疡的肉眼描述，错误的是（　　）。

A. 外形呈火山口状　　B. 边缘不整齐　　C. 大小多大于 2 cm

D. 深度较深　　E. 底部凹凸不平

7. 大肠癌的最好发部位是（　　）。

A. 升结肠　　B. 降结肠　　C. 乙状结肠

D. 直肠　　E. 横结肠

8. 肝硬化侧支循环形成可造成严重的上消化道出血是指（　　）。

A. 食管下段静脉丛曲张　B. 食管上段静脉丛曲张　C. 脐周静脉丛曲张
D. 痔静脉丛曲张　E. 以上均不是

9. 原发性肝癌的肉眼分型不包括（　　）。
A. 结节型　B. 弥漫型　C. 巨块型
D. 混合型　E. 小肝癌

10. 下列均为假小叶的特点，但除（　　）外。
A. 肝小叶内中央静脉缺如　B. 肝小叶内出现汇管区
C. 肝小叶内可有两条以上中央静脉　D. 肝细胞排列紊乱，可出现双核肝细胞
E. 肝细胞广泛凋亡，大量凋亡小体形成

11. 可导致肝肿大的疾病不包括（　　）。
A. 肺源性心脏病　B. 普通型肝炎　C. 重型肝炎
D. 糖尿病　E. 乙醇性肝病

12. 关于胰腺癌下述临床表现中，错误的是（　　）。
A. 黄疸　B. CEA 阳性　C. 腹水
D. 疼痛　E. 淀粉酶降低

13. 细胞内出现 Mallory 小体常见于（　　）。
A. 门脉性肝硬化　B. 坏死后性肝硬化　C. 淤血性肝硬化
D. 乙醇性肝硬化　E. 胆汁性肝硬化

14. 最易引起阑尾穿孔的阑尾炎类型是（　　）。
A. 慢性阑尾炎　B. 慢性阑尾炎急性发作　C. 急性坏疽性阑尾炎
D. 急性单纯性阑尾炎　E. 急性化脓性阑尾炎

15. 关于肝细胞气球样变细胞的描述，错误的是（　　）。
A. 细胞内糖原增多　B. 细胞内水分增多
C. 内质网扩张、囊泡变性　D. 线粒体肿胀、嵴消失
E. 粗面内质网核蛋白体颗粒消失

16. 不属于中晚期食管癌的肉眼类型是（　　）。
A. 髓质型　B. 蕈伞型　C. 平坦型
D. 溃疡型　E. 缩窄型

17. 关于病毒性肝炎的肝细胞基本病变的描述，错误的是（　　）。
A. 脂肪变性　B. 嗜酸性变　C. 气球样变性
D. 嗜酸性坏死　E. 溶解性坏死

18. 最易发展成肝硬化的肝炎类型是（　　）。
A. 中-重度慢性肝炎　B. 急性重型肝炎　C. 轻度慢性肝炎

D. 急性乙型肝炎　　E. 急性甲型肝炎

19. 消化性溃疡最好发生的部位是（　　）。

A. 胃小弯近贲门部处　　B. 胃小弯近幽门部　　C. 胃大弯及胃底

D. 十二指肠球部　　E. 十二指肠降部

20. 肝细胞癌患者的血清中，（　　）增加，并具诊断意义。

A. 酸性磷酸酶　　B. 碱性磷酸酶　　C. 甲胎蛋白

D. 谷丙转氨酶　　E. 癌胚抗原

21. 原发性肝癌的肉眼分型不包括（　　）。

A. 巨块型　　B. 多结节型　　C. 弥漫型

D. 小肝癌　　E. 混合型

22. 胰腺炎的临床表现不包括（　　）。

A. 休克　　B. 急腹症

C. 血清及尿淀粉酶升高　　D. 逐渐加重的黄疸

E. 血清钙、钾、钠离子水平下降

23. 病毒性肝炎时最常见的肝细胞变性是（　　）。

A. 嗜酸性变　　B. 脂肪变性　　C. 细胞水肿

D. 玻璃样变　　E. 黏液样变

24. 革囊胃的形成是指（　　）。

A. 范围较大的溃疡型胃癌　　B. 胃溃疡广泛瘢痕形成

C. 胃癌癌细胞弥漫浸润胃壁　　D. 胃癌伴胃囊性扩张

E. 胃黏液腺癌大量黏液潴留

25. 癌变率较高的大肠病变是（　　）。

A. 绒毛状腺瘤　　B. 增生性息肉　　C. 腺瘤性息肉

D. 幼年性息肉　　E. 炎性息肉

26. 急性重型肝炎的病变性质是（　　）。

A. 以肝细胞坏死为主的炎症　　B. 以肝细胞增生为主的炎症

C. 以肝细胞变性为主的炎症　　D. 以门管区间质增生为主的炎症

E. 以门管区炎细胞渗出为主的炎症

27. 胃癌的细胞来源主要是（　　）。

A. 胃腺颈部的干细胞　　B. 壁细胞　　C. 主细胞

D. 杯状细胞　　E. 幽门腺上皮细胞

28. 最可能发生癌变的肠道疾病是（　　）。

A. 出血坏死性肠炎　　B. 先天性巨结肠　　C. 慢性溃疡性结肠炎

D. 肠阿米巴病　　E. 克罗恩病

29. 肠上皮化生多见于（　　）。

A. 慢性肠炎　　B. 慢性萎缩性胃炎　　C. 慢性胃溃疡

D. 十二指肠溃疡　　E. 溃疡性结肠炎

X 型选择题（多选题，每题可有 1~5 个答案）

1. 关于慢性溃疡性结肠炎的描述，错误的是（　　）。

A. 最初黏膜隐窝有小脓肿形成　　B. 溃疡浅表不累及黏膜下层

C. 黏膜不会出现大片坏死　　D. 溃疡呈椭圆形，其长轴与肠管平行

E. 溃疡底部有肉芽组织形成，并有增生性动脉内膜炎

2. 关于肝硬化腹水形成机理，正确的是（　　）。

A. 醛固酮增多　　B. 淋巴回流障碍

C. 血管活性胺分泌增加　　D. 血浆胶体渗透压降低

E. 肝细胞合成蛋白功能降低

3. 消化性溃疡的结局及合并症有（　　）。

A. 出血　　B. 穿孔　　C. 幽门梗阻

D. 恶变　　E. 愈合

4. 与胃溃疡的发病机理有关的是（　　）。

A. 胃泌素分泌亢进　　B. 迷走神经兴奋性增高　　C. 幽门螺杆菌感染

D. 胃蛋白酶分泌增加　　E. H^+逆向弥散

5. 慢性消化性溃疡的发生与下列哪项因素无关（　　）。

A. 迷走神经兴奋性降低　　B. 胃的壁细胞分泌胃酸增多

C. 胃泌素瘤分泌胃泌素样物质　　D. 胆汁排入十二指肠增多

E. 胃窦部 G 细胞分泌胃泌素亢进

6. 肝硬化形成过程的基本病理变化不包括（　　）。

A. 肝细胞溶解性坏死　　B. 肝细胞结节状再生　　C. 肝细胞嗜酸性坏死

D. 肝细胞桥接坏死　　E. 纤维组织增生

7. 慢性萎缩性胃炎的肉眼变化有（　　）。

A. 黏膜薄而平滑　　B. 结节状，有痘疹状突起

C. 皱襞肥大加深变宽似脑回　　D. 黏膜下血管清晰可见

E. 黏膜由橘红色变为灰色或灰绿色

8. 关于肝细胞气球样变细胞的描述，正确的是（　　）。

A. 肝细胞肿胀呈球形，胞质透明化

B. 细胞内水分增多，糖原含量增加

C. 粗面内质网核蛋白扩张、脱颗粒，核糖体减少或消失
D. 线粒体肿胀、嵴断裂或消失，氧化磷酸化功能受损
E. 主要见于病毒性肝炎、药物性肝损伤等急性肝损伤

9. 关于大肠癌的特点，错误的是（　　）。
A. 发生部位多见于直肠、乙状结肠　B. 发病与环境及遗传因素有关
C. 癌胚抗原是常见的肿瘤抗原　D. 可向肠壁深层弥漫浸润，使肠壁增厚
E. 常早期血行转移

10. 肝硬化时雌激素增多，可引起（　　）。
A. 睾丸萎缩　B. 蜘蛛状血管痣　C. 男性乳房发育症
D. 出血倾向　E. 侧支循环形成

11. 关于病毒性肝炎的描述，正确的是（　　）。
A. 以肝实质细胞变性坏死为主要病变的传染病
B. 各型肝炎病变的性质不完全相同
C. 急性普通型肝炎以广泛的肝细胞变性为主
D. 桥接坏死常见于中、重度慢性肝炎
E. 大片的溶解性坏死是重型肝炎的病变特征

二、名词解释

1. 假小叶；2. 革囊胃；3. 嗜酸性小体；4. 桥接坏死；5. Mallory 小体

三、简答题

1. 简述慢性萎缩性胃炎的大体及镜下改变。
2. 简述良性和恶性消化溃疡区别。
3. 简述病毒性肝炎的基本病理变化。

第三十一章　泌尿系统疾病

重点内容纲要

一、肾小球疾病

（一）病因和发病机制

1. 免疫复合物介导

循环免疫复合物沉积于肾小球基底膜（如链球菌感染后肾炎），免疫荧光呈颗粒状沉积；原位免疫复合物形成（如IgA肾病），免疫荧光呈颗粒状沉积于系膜区。

2. 抗肾小球基底膜抗体介导

抗肾小球基底膜抗体直接攻击肾小球基底膜，免疫荧光呈线性沉积（如Goodpasture综合征）。

3. 细胞免疫介导

T细胞直接攻击肾小球细胞，导致炎症损伤（如微小病变性肾小球病）。

（二）分类

1. 原发性肾小球疾病

原发性肾小球疾病主要累及肾脏，由抗原-抗体反应导致的循环免疫复合物沉积或原位免疫复合物形成引起。

2. 继发性肾小球疾病

继发性肾小球疾病作为全身性疾病的一部分出现，如过敏性紫癜性肾炎、狼疮性肾炎等。

二、常见肾小球疾病的临床综合征

(一) 急性肾炎综合征

急性肾炎综合征包含血尿、轻至中度蛋白尿、水肿和高血压，严重时伴有氮质血症。常与急性弥漫增生性肾小球肾炎相关。

(二) 急进性肾炎综合征

急进性肾炎综合征的特征是肾功能快速减退，通常由急进性（新月体性）肾小球肾炎造成，表现为少尿无尿、氮质血症和急性肾衰竭。

(三) 慢性肾炎综合征

慢性肾炎综合征表现为多尿、夜尿、低比重尿、高血压、贫血、氮质血症和尿毒症，镜下可见肾单位纤维化和玻璃样变。

(四) 肾病综合征

肾病综合征表现为大量蛋白尿、低蛋白血症、水肿和高胆固醇血症，主要由微小病变性肾小球病、局灶节段性肾小球硬化症、膜性肾病等引起。

(五) 无症状尿检异常

临床表现为持续或反复发作的镜下或肉眼血尿、轻度蛋白尿，IgA 肾病是最常见的原因。

症状分类	尿的改变	特点	其他症状
急性肾炎综合征	肉眼血尿，蛋白尿+—++（<3. 5 g/d）	急	水肿，高血压，氮质血症
急进性肾炎综合征	肉眼血尿，蛋白尿+—++，少尿/无尿	迅速进展	氮质血症，急性肾衰竭
慢性肾炎综合征	多尿，夜尿，低比重尿，蛋白尿+（<1. 5 g/d）	反复发作	高血压，氮质血症，贫血，尿毒症
肾病综合征	蛋白尿+++（>3. 5 g/d）		高蛋白尿、高度水肿、高脂血症、低蛋白血症
无症状性血尿或蛋白尿	持续反复发作肉眼/镜下血尿，蛋白尿+（<1. 5 g/d）		

三、肾小球疾病的病理变化

（一）基本病理变化

1. 肾小球细胞增生

系膜细胞、内皮及上皮细胞的增殖，伴随中性粒细胞、单核细胞和淋巴细胞浸润。

2. 基底膜增厚和断裂

基膜增厚、断裂，通透性增加，导致代谢废物的潴留和血管袢或肾小球硬化。

3. 炎症渗出和坏死

炎症渗出和坏死包括纤维素渗出、血管壁纤维素样坏死和血栓形成。

4. 玻璃样变和硬化

肾小球内出现均质红染物质堆积，最终可能导致肾小球硬化。

5. 肾小管和肾间质改变

肾小管上皮可出现变形，管腔内可出现各种管型，间质水肿，炎症细胞浸润。

（二）肾小球疾病的病理分型

疾病名称	主要病理变化	临床表现	预后
急性弥漫性增生性肾小球肾炎	肾小球内细胞和系膜细胞增生，免疫复合物沉积，C3 沉积，形成“大红肾”或“蚤咬肾”	少尿/无尿、血尿、蛋白尿、管型尿、水肿、高血压	多数预后良好，少数转为急进性或慢性肾炎
急进性（新月体性）肾小球肾炎	新月体形成于肾小球囊壁层上皮，导致肾体积增大且苍白（大白肾）	血尿、蛋白尿、显著水肿、少尿/无尿、氮质血症，快速进展至肾衰竭	进展迅速，严重，预后差
膜性肾病	肾小球毛细血管壁弥漫性增厚，肾小球基膜上皮细胞侧出现电子致密沉积物	成人肾病综合征（三高一低：高度蛋白尿、高度水肿、高脂血症、低蛋白血症）	可见长期并发症，但部分患者可能自发缓解
微小病变性肾小球病	弥漫性脏层上皮细胞足突消失，肾小管上皮细胞脂质沉积	多见于儿童，常以水肿为首发症状，典型表现为单纯性肾病综合征（无血尿、高血压）	通常预后较好，对治疗反应积极
弥漫性膜增生性肾小球肾炎	基底膜增厚，系膜细胞和基质增多，Ⅰ型与循环免疫复合物相关，Ⅱ型与补体异常有关	肾病综合征加血尿或无症状性蛋白尿	预后依赖于类型，可能发展为终末期肾病

续表

疾病名称	主要病理变化	临床表现	预后
IgA 肾病	系膜区 IgA 沉积，局灶性节段性增生或硬化	复发性镜下或肉眼血尿，轻度蛋白尿，急性肾炎综合征	预后多样，取决于病情严重程度
慢性肾小球肾炎	大量肾小球纤维化和硬化，继发性颗粒状固缩肾	早期可有食欲差、贫血、乏力和疲倦；多尿、夜尿，高血压，氮质血症	预后极差，最终可能导致肾衰竭

四、肾小管间质性肾炎

（一）急性肾盂肾炎

急性肾盂肾炎常见于细菌感染，特别是大肠埃希菌引起的上行性感染，以及金黄色葡萄球菌引起的血源性感染。临床表现为发热、寒战、尿频、尿急、尿痛等症状，并可有脓尿、白细胞管型尿等表现。大多数患者经抗生素治疗后可痊愈，但易复发。

（二）慢性肾盂肾炎

慢性肾盂肾炎多因尿路梗阻或反流导致反复细菌感染，病变特点是慢性间质性炎症纤维化和瘢痕形成，常伴有肾盂和肾盏的纤维化和变形。

	急性肾盂肾炎	慢性肾盂肾炎
性质	化脓性炎症，突然发作	肾小管-间质的慢性炎症，长期发展
临床表现	发热、寒战、乏力；尿频、尿急、尿痛、腰酸、腰痛	可能有轻微或无症状；脓尿、低钠血症、低钾血症、代谢性酸中毒；多尿，夜尿增多
尿常规异常	菌尿、脓尿、蛋白尿、管型尿	类似急性，但可能更持久
感染途径	上行性感染最常见（如大肠杆菌），血行感染也可能发生	通常为上行性感染的结果，可能是反复急性发作的结果
病理改变	肾肿大，充血，表面散在小脓肿；肾盂黏膜和间质化脓性炎症	慢性间质性炎症、纤维化和瘢痕形成；肾盂肾盏纤维化和变形
光镜下观察	肾盂黏膜充血、水肿、中性粒细胞浸润；肾间质化脓性炎症；肾小管腔充满脓细胞和细菌；间质小脓肿（血源性感染者）	瘢痕区肾间质破坏，纤维组织增生；间质大量炎细胞浸润；小血管壁增厚狭窄；部分肾小管萎缩、坏死、纤维化或扩张；肾小球萎缩、纤维化、玻变；部分肾单位代偿性肥大
并发症	急性坏死性乳头炎、肾盂积脓、肾周围脓肿	持续的肾脏损害可能导致慢性肾功能不全
预后	多数情况下可以痊愈，但如果治疗不当可转为慢性	长期管理需要，可能导致不可逆的肾损伤，影响肾功能

五、肾和膀胱的常见肿瘤

（一）肾细胞癌

肾细胞癌起源于肾小管上皮细胞，最常见的是透明细胞癌（癌细胞排列成实性巢状或条索状，癌细胞体积大、多角形、胞浆丰富，几乎呈透明状，胞界清楚），其他类型包括乳头状癌和嫌色细胞癌。

1. 透明细胞肾细胞癌

肿瘤细胞胞浆丰富，呈透明或颗粒状，细胞核大小和核仁明显度为分级标准。

2. 乳头状肾细胞癌

细胞呈立方形或矮柱状，排列成乳头状结构，间质含巨噬细胞、砂砾体和胆固醇结晶。

3. 嫌色细胞肾细胞癌

细胞体积大、多边形，胞质淡染或嗜酸性，核周可见空晕，肿瘤内有钙化和纤维间隔。

（二）肾母细胞瘤（Wilms 瘤）

肾母细胞瘤是儿童中最常见的肾脏恶性肿瘤。多表现为单个实性肿物，体积较大，边界清楚，可有假包膜形成。镜下具有肾脏不同发育阶段的组织学结构，细胞成分包括间叶组织的细胞、上皮样细胞和幼稚细胞。

（三）尿路上皮肿瘤

膀胱肿瘤是最常见的尿路上皮肿瘤，好发于膀胱侧壁和三角区，根据级别不同，术后可能容易复发或转移。

复习思考题

一、选择题

A 型选择题（每题仅有 1 个正确答案）

1. 肾盂肾炎的最常见感染途径是（　　）。

A. 淋巴道　　B. 血源性感染　　C. 上行性感染　　D. 经皮肤感染

2. 新月体主要由（　　）构成。

A. 增生的肾球囊壁层上皮细胞和单核细胞

B. 增生的肾球囊脏层上皮细胞和系膜细胞

C. 增生的肾球囊脏层上皮细胞和单核细胞

D. 增生的肾球囊脏层上皮细胞和壁层上皮细胞

E. 增生的肾小球毛细血管内皮细胞和系膜细胞

3. 肾母细胞瘤又名为（　　）。

A. Ewing 瘤　　B. Wilms 瘤　　C. Carcinoma

D. Grawitz 瘤　　E. Krukenberg 瘤

4. 肾癌典型的三大症状是（　　）。

A. 血尿、肿块、疼痛　　B. 血尿、发热、疼痛　　C. 血尿、肿块、水肿

D. 血尿、肿块、高血压　　E. 肿块、发热、血沉快

5. 确诊微小病变性肾小球病常依赖于电镜检查，其特征性病变是（　　）。

A. 基膜增厚　　B. 系膜细胞增生　　C. 电子致密物沉积

D. 上皮细胞足突融合　　E. 肾小管上皮细胞脂滴增多

6. 引起成人肾病综合征最常见的原因为（　　）。

A. 膜性肾小球肾炎　　B. 微小病变性肾小球病

C. 系膜增生性肾小球肾炎　　D. 膜性增生性肾小球肾炎

E. 急性弥漫增生性肾小球肾炎

7. 急性弥漫增生性肾小球肾炎中增生的细胞主要是（　　）。

A. 肾小球周围的成纤维细胞　　B. 肾球囊脏层上皮细胞及系膜细胞

C. 肾小球毛细血管内皮细胞和系膜细胞

D. 肾球囊脏层上皮细胞和壁层上皮细胞

E. 肾球囊壁层上皮细胞及毛细血管内皮细胞

8. 快速进行性肾小球肾炎的预后主要取决于（　　）。

A. 治疗方法　　B. 性别、年龄　　C. 机体的抵抗力

D. 肾小球内细胞增生的多少　　E. 新月体的数量和病变的广泛程度

9. 慢性肾盂肾炎的主要病变特点是（　　）。

A. 常发生急性坏死性乳头炎　　B. 肾小管管腔内有各种管型

C. 均由急性肾盂肾炎转变而来

D. 双侧肾病变不对称，表面不规则凹陷性瘢痕，肾盂和肾盏变形

E. 双侧肾对称性缩小，表面弥漫性细颗粒，表现为颗粒性固缩肾

10. 一侧肾脏体积缩小，且有瘢痕形成，最可能的诊断是（　　）。

A. 高血压肾病　　B. 慢性肾盂肾炎　　C. 肾动脉粥样硬化

D. 肾梗死伴瘢痕形成　　E. 慢性硬化性肾小球肾炎

11. 引起肾盂肾炎的最常见致病菌是（　　）。
A. 链球菌　　B. 大肠杆菌　　C. 产气杆菌
D. 葡萄球菌　　E. 绿脓杆菌
12. 急性肾炎综合征的特点是（　　）。
A. 起病急　　B. 肉眼血尿
C. 严重者出现氮质血症　　D. 不同程度的蛋白尿、水肿、高血压、少尿
E. 以上都是
13. 大红肾或蚤咬肾常见于（　　）。
A. 新月体性肾小球肾炎　　B. 膜性增生性肾小球肾炎
C. 系膜增生性肾小球肾炎　　D. 微小病变性肾小球病
E. 急性弥漫性增生性肾小球肾炎
14. 急性弥漫性增生性肾小球肾炎和急性肾盂肾炎患者，尿液检查最大的不同是（　　）。
A. 细菌　　B. 蛋白　　C. 纤维素
D. 红细胞　　E. 脱落细胞
15. 急性链球菌感染后的肾小球肾炎属于（　　）。
A. 膜性肾小球肾炎　　B. 新月体性肾小球肾炎
C. 系膜增生性肾小球肾炎　　D. 局灶节段性肾小球硬化症
E. 毛细血管内增生性肾小球肾炎
16. 快速进行性肾小球肾炎患者少尿甚至无尿的主要原因是（　　）。
A. 继发性醛固酮增多　　B. 肾小球囊腔狭窄、闭塞，滤过减少
C. 肾小管萎缩、消失，重吸收功能降低
D. 肾小球毛细血管基膜损伤，通透性增高　　E. 以上都不是
17. 膀胱癌最突出的临床表现是（　　）。
A. 尿路梗阻　　B. 腹部肿块　　C. 无痛性血尿
D. 蛋白尿和管型尿　　E. 膀胱刺激综合征
18. 硬化性肾小球肾炎的肾小球变化主要是（　　）。
A. 肾小球纤维化，玻璃样变性　　B. 肾小球球囊壁层上皮细胞显著增生
C. 入球小动脉玻璃样变性，肾小球萎缩
D. 肾小球周围纤维化，肾球囊囊壁增厚
E. 肾小球毛细血管内皮细胞增生，肾小球缺血
19. 脂性肾病在光镜下最显著的特点是（　　）。
A. 肾小球间质内脂质沉积　　B. 肾小球内皮细胞内脂质沉着
C. 肾小球，肾小管均无明显变化　　D. 肾小管上皮细胞内蛋白质沉积

E. 肾小管上皮细胞内大量脂质沉积

20. 肾小球毛细血管基膜增厚伴有齿状突起形成，主要见于（ ）。

A. 膜性肾炎 B. 新月体性肾炎 C. 膜性增生性肾炎

D. 链球菌感染后肾炎 E. 微小病变性肾小球病

21. 关于急性链球菌感染后肾小球肾炎的描述，错误的是（ ）。

A. 多见于儿童 B. 明显血尿

C. 上皮下驼峰样沉积物 D. 肾小球内皮及系膜细胞增生

E. 肾小球毛细血管内有链球菌菌栓

22. 肾细胞癌最常见的组织学类型是（ ）。

A. 腺癌 B. 鳞癌 C. 透明细胞癌

D. 嫌色细胞癌 E. 颗粒细胞瘤

23. 尿路上皮癌好发部位是（ ）。

A. 膀胱顶部 B. 膀胱后壁 C. 膀胱前壁

D. 膀胱侧壁和膀胱三角区近输尿管开口处 E. 以上都不是

24. 不符合慢性肾盂肾炎的病理变化是（ ）。

A. 肾乳头萎缩 B. 肾脏体积缩小 C. 肾盂黏膜粗糙

D. 两侧肾脏病变都对称 E. 切面皮髓质界限不清

25. 肾病综合征的主要临床表现是（ ）。

A. 严重水肿 B. 高脂血症 C. 低蛋白血症

D. 大量蛋白尿 E. 以上都是

26. 急性弥漫性增生性肾炎患者水肿的主要原因是（ ）。

A. 低蛋白血症 B. 继发性醛固酮增多

C. 肾小管重吸收功能降低 D. 肾小球滤过率减少，毛细血管通透性增高

E. 以上都不是

X 型选择题（多选题，每题可有 1~5 个答案）

1. 肾病综合征的临床表现包括（ ）。

A. 高血压 B. 高脂血症 C. 高度水肿

D. 高度蛋白尿 E. 低蛋白血症

2. 与免疫复合物有关的肾小球肾炎是（ ）。

A. 膜性肾小球肾炎 B. 急性肾盂肾炎 C. 轻微肾小球病变

D. 膜增生性肾炎 E. 系膜增生性肾炎

3. 慢性肾小球肾炎患者贫血的主要原因包括（ ）。

A. 高血压 B. 长期血尿 C. 长期慢性消耗

D. 促红细胞生成素分泌减少

E. 体内代谢产物堆积对骨髓造血功能的抑制作用

4. IgA 肾病的肾小球基本病理特征是（　　）。

A. 系膜细胞增生　　B. IgA 沉积为主　　C. 系膜基质增多

D. 毛细血管壁明显增厚　　E. 系膜区电子致密物沉积

5. 关于肾细胞癌的描述，错误的是（　　）。

A. 常在早期即有临床症状　　B. 肉眼上肿瘤切面实性，灰白色

C. 最主要的组织类型为透明细胞癌

D. 转移少见，发生时也只局限于肾周围脂肪组织

E. 大部分患者因血尿、腰痛和腰部肿块三联症被发现

6. 急性肾盂肾炎的常见并发症是（　　）。

A. 阑尾炎　　B. 肾盂积脓　　C. 肾周围脓肿

D. 肾小球肾炎　　E. 肾急性坏死性乳头炎

7. 肾细胞癌的临床病理特点有（　　）。

A. 癌组织间质少　　B. 肾上、下极多见

C. 早期即可发生血行转移　　D. 主要症状是出血、贫血

E. 多呈明显的浸润性生长，边界不清

8. 下述属于链球菌感染后肾小球肾炎的特点是（　　）。

A. 多见于儿童　　B. 明显血尿

C. 肾小球内皮细胞增生　　D. 上皮下驼峰状沉积物

E. 肾小球毛细血管内有链球菌菌栓

9. 慢性肾小球肾炎患者发生高血压的主要原因是（　　）。

A. 细小动脉痉挛　　B. 肾素分泌增多　　C. 细小动脉硬化

D. 肾小球玻璃样变、硬化　　E. 促红细胞生成素分泌减少

10. 以肾小球毛细血管基底膜弥漫性增厚为主要特点的肾小球肾炎有（　　）。

A. 膜性肾小球肾炎　　B. 轻微肾小球病变

C. 膜增生性肾小球肾炎　　D. 系膜增生性肾小球肾炎

E. 局灶性节段性肾小球硬化

11. 肾盂肾炎不同于肾小球肾炎的是（　　）。

A. 肉眼观为大红肾　　B. 主要累及肾间质　　C. 由细菌感染引起

D. 基本病变为化脓性炎　　E. 晚期多因高血压出血死亡

12. 膀胱癌的病理类型中，最常见的有（　　）。

A. 移行细胞癌（尿路上皮癌）　　B. 鳞状细胞癌　　C. 腺癌

D. 横纹肌肉瘤　　E. 小细胞癌

13. 肾小球肾炎的病理特征包括（　　）。

A. 肾小球基底膜增厚　　B. 内皮细胞和上皮细胞增生

C. 系膜细胞增多　　D. 免疫复合物沉积　　E. 肾小管萎缩

14. 急性肾盂肾炎的主要病理变化包括（　　）。

A. 肾实质脓肿形成　　B. 肾间质中性粒细胞浸润

C. 肾盂黏膜充血水肿　　D. 肾小球毛细血管扩张

E. 尿路上皮细胞脱落增加

二、名词解释

1. 新月体性肾小球肾炎；2. 新月体；3. 脂性肾病；4. 蚤咬肾；5. 肾病综合征；6. IgA 肾病

三、简答题

1. 简述急性弥漫增生性肾小球肾炎的病理变化（肉眼、光镜、电镜和免疫荧光）以及临床病理联系。

2. 简述慢性硬化性肾小球肾炎的病理特点。

3. 简述急性肾盂肾炎的发病机制和病因。

4. 比较急、慢性肾盂肾炎的异同点。

第三十二章　生殖系统疾病和乳腺疾病

重点内容纲要

一、男性生殖系统疾病

（一）前列腺增生症

1. 肉眼观

病变呈结节状，结节大小不等，小到几毫米，大到数厘米。结节的颜色和质地与增生的成分有关。若以腺体增生为主，则质软，淡黄色，切面可见腺腔扩张呈海绵状，挤压可见乳白色液体流出。若以纤维间质增生为主，则结节为灰白色，质韧，编织状，和周围正常组织分界不清。

2. 镜下观

主要为腺体、纤维组织和平滑肌增生形成的结节，因结节组成成分不同而有多种形态。

（1）纤维肌腺瘤样型：最常见，腺体、平滑肌和纤维组织同时增生，为混合性增生结节。

（2）腺瘤样型：以腺体增生为主。

（3）纤维肌型：以纤维组织和平滑肌增生为主。

（4）肌型：以平滑肌增生为主，不见腺体。

（5）纤维血管型：以纤维组织和小血管增生为主。增生腺体的上皮由两层细胞组成，内层细胞呈柱状，突入腔内形成乳头，外层为立方或扁平状，腔内可见淀粉样小体，还可见鳞状上皮化生和小灶状梗死。

（二）前列腺癌

1. 肉眼观

约70%的肿瘤发生在前列腺外周区的腺体，质地硬韧，瘤体多呈结节状，境界不清。切面呈颗粒状，浅黄色，偶见出血坏死。

2. 镜下观

95%表现为腺癌，腺癌多数分化较好，腺体排列紊乱，大小形状不一，可见背靠背现象。腺体外层基底细胞层消失，由正常的两层上皮变为单层上皮，有时可呈乳头状。细胞核体积增大，呈空泡状，核仁显著，核分裂象少见，细胞异型性不明显。分化差的可呈筛状或实性、梁状结构，腺体较少或无明显腺体形成。5%表现为鳞癌、移行上皮癌、脂肪肉瘤及恶性淋巴瘤。

二、女性生殖系统疾病

（一）子宫体癌

子宫体癌，又称为子宫内膜腺癌，是发生于子宫内膜上皮细胞的恶性肿瘤。根据病变范围分为局限型和弥漫型。

1. 分型

（1）局限型子宫体癌：多位于子宫底或子宫角，呈乳头状或菜花状向腔内突出，常见出血、坏死或溃疡形成。若癌组织小而浅，可在诊断性刮宫时全部刮出，切除的子宫内找不到癌组织。

（2）弥漫性子宫体癌：子宫内膜弥漫性增厚，色灰白，质脆，易有出血、坏死和溃疡形成，可浸润至肌层。

2. 组织学类型

表现为腺癌，分为三级。Ⅰ级分化良好，腺体结构清晰可见；Ⅱ级分化中等，腺体组织结构较好，可有实性片状癌巢；Ⅱ级分化差，基本无腺体结构，癌巢呈实性片状，细胞异型性大。

（二）葡萄胎

葡萄胎，又称为水泡状胎块，因妊娠后胎盘绒毛滋养细胞增生、间质水肿形成大小不一的水泡，水泡间借蒂相连成串，形如葡萄而得名。

1. 肉眼观

胎盘绒毛高度水肿，形成透明或半透明的薄壁水泡，内含清亮液体，有蒂相连，形似葡萄。病变局限于宫腔内，不侵入肌层。

2. 镜下观

①绒毛间质高度水肿；

②间质内血管消失，偶见无功能的毛细血管，内无红细胞；

③滋养层细胞（合体滋养层细胞和细胞滋养层细胞）有不同程度增生，轻度异型性，失去正常排列，呈多层或成片聚集。滋养层细胞增生是葡萄胎最重要的特征。

（三）绒毛膜癌

绒毛膜癌，简称绒癌，可继发于各种类型妊娠的一种高度恶性的肿瘤，具有较强的局部浸润、破坏及侵入血管并发生早期血行转移的潜能。

1. 肉眼观

癌结节单发或多发，侵入肌层，大者可突入腔内，可穿透宫壁达浆膜外。出血坏死，可观察到暗红或紫蓝色结节。

2. 镜下观

癌组织由细胞滋养层细胞和合体滋养层细胞组成，细胞异型性显著，核分裂象明显。癌组织间无间质和血管，侵犯正常血管获取营养。癌组织和周围正常组织有明显出血、坏死，无绒毛和水泡状结构。

（四）卵巢浆液性囊腺瘤

卵巢浆液性囊腺瘤是一种良性肿瘤，是卵巢肿瘤中最常见的肿瘤，以单侧多见，也可双侧发生，多为囊性。

1. 肉眼观

多为圆形或卵圆形囊肿，表面光滑，多为单房性，少数可为多房性。囊内充满稀薄、清亮的浆液。部分伴有乳头状突起，称乳头状浆液性囊腺瘤。

2. 镜下观

囊壁和乳头间质均为含血管的纤维结缔组织，被覆上皮呈单层低立方状、柱状、纤毛柱状或钉状，核多位于中央，染色质纤细，核仁缺如或不明显，无病理性核分裂像。间质偶见圆形钙化小体（砂粒体）。

（五）宫颈癌

宫颈癌是原发于宫颈的上皮来源的恶性肿瘤，是女性生殖系统最常见的恶性肿瘤。

1. 肉眼观

(1) 糜烂型：环绕宫颈外口表面有粗糙的颗粒状糜烂区，或有不规则的溃疡面、潮红、质脆，直径多在 1 cm 以下，触之易出血，在组织学上多属早期浸润癌，对放射线尚敏感。

（2）外生菜花型：癌组织向宫颈表面生长，形成乳头状或菜花状突起，表面常有坏死和浅表溃疡形成，质脆、易出血，对放射线敏感。

（3）内生浸润型：癌组织向宫颈深部组织浸润生长，使宫颈前后唇增厚变硬，但表面仍光滑或仅有浅表溃疡，对放射线敏感性差，临床检查易漏诊。

（4）溃疡型：癌组织向深部浸润，表面同时坏死脱落，形成溃疡，似火山口状，常可见坏死组织，易合并感染。

2. 镜下观

（1）鳞状细胞癌：约 80%的宫颈癌属于此型，常发生于宫颈鳞状上皮和柱状上皮的交界区。依据其进程，分为早期浸润癌或微小浸润癌和浸润癌。

①早期浸润癌或微小浸润癌：癌细胞突破基底膜，侵入基底膜附近间质中，形成不规则的癌巢或条索，浸润深度不超过 5 mm。

②浸润癌：癌细胞穿透上皮基底膜，向间质内浸润性生长，浸润深度超过 5 mm。

（2）腺癌：约占 15%，此种类型的癌多发于子宫颈管部，大多数为高分化或中分化腺癌。

（六）乳腺纤维腺瘤

乳腺纤维腺瘤是发生于乳腺小叶内纤维组织和腺上皮的混合性肿瘤，是乳腺良性肿瘤中最常见的一种，其发病与内分泌激素失调有关。

1. 肉眼观

腺瘤呈圆形或卵圆形，直径以 1~3 cm 多见，偶可见巨大者。表面光滑，质地坚韧，边界清楚，与皮肤和周围组织无粘连，活动度大。

2. 镜下观

肿瘤由增生的纤维组织和腺体组成，腺体呈圆形或被周围的纤维结缔组织挤压呈裂隙状。间质通常较疏松，也可致密，发生玻璃样变性。

（七）浸润性导管癌

浸润性导管癌是一种乳腺恶性肿瘤，属于非特殊型浸润性癌，由导管内癌突破基底膜发展而来，是乳腺癌最常见的类型，占乳腺癌的 70%左右。

1. 肉眼观

肿瘤呈灰白色，无包膜，分界不清，活动度差，质硬，切面呈砂样感。癌组织浸润性生长，侵入邻近正常组织。如果肿瘤累及乳头下，又伴有间质纤维组织大量增生，纤维组织收缩，可以使乳头内陷。如癌组织累及真皮淋巴管，可阻塞淋巴管，导致皮肤水肿，毛囊、汗腺处皮肤相对下陷，呈橘皮样外观。晚期癌组织体积大，周围可形成多个卫星结节。癌组织穿破皮肤可形成癌性溃疡。

2. 镜下观

癌细胞大小不等，形态各异，异型性明显，易见核分裂象。癌细胞可排列成条索状、巢状，可伴有少量腺样结构。肿瘤组织常有灶状坏死或钙化，间质纤维组织增生。

复习思考题

一、选择题

A 型选择题（每题仅有 1 个正确答案）

1. 前列腺增生症对人体最大的危害在于（　　）。

A. 易恶变　　B. 使内分泌紊乱　　C. 引起排尿困难
D. 引起性功能障碍　　E. 以上都不是

2. 下列肿瘤在男性儿童中常见的是（　　）。

A. 畸胎瘤　　B. 阴茎癌　　C. 胚胎性癌
D. 内胚窦瘤　　E. 精原细胞瘤

3. 子宫颈癌好发部位是（　　）。

A. 子宫颈管　　B. 子宫颈内口　　C. 子宫颈外口
D. 子宫颈前唇　　E. 子宫颈后唇

4. 早期子宫颈癌较典型的临床表现是（　　）。

A. 白带增多　　B. 子宫功能性出血　　C. 接触性出血
D. 白带过多，有腥臭　　E. 下腹部、腰肌部疼痛

5. 子宫颈癌的癌前病变是（　　）。

A. 宫颈息肉　　B. 宫颈肥厚　　C. 腺体潴留性囊肿
D. 宫颈上皮异型增生　　E. 宫颈上皮鳞状化生

6. 卵巢生殖细胞来源的肿瘤是（　　）。

A. 畸胎瘤　　B. 颗粒细胞瘤　　C. 间质细胞瘤
D. 浆液性囊腺瘤　　E. 黏液性囊腺瘤

7. 卵巢肿瘤最常起源于（　　）。

A. 性索　　B. 间叶组织　　C. 生殖细胞
D. 淋巴组织　　E. 上皮组织

8. 女性，53 岁，阴道不规则流血，超声显像见子宫浆膜下、肌壁和黏膜有多个大小不

等结节，最可能诊断是（　　）。

A. 绒毛膜癌　　B. 子宫内膜癌　　C. 侵蚀性葡萄胎

D. 子宫平滑肌瘤　　E. 子宫内膜异位症

9. 最能体现腺癌的特点的是（　　）。

A. 癌巢形成　　B. 异型性明显　　C. 呈结节样外观

D. 发生于腺上皮　　E. 癌细胞呈腺样排列

10. 下列关于浆液性囊腺瘤的描述中，错误的是（　　）。

A. 肿瘤常为单房性　　B. 不容易发生癌变

C. 上皮呈矮柱状或立方形　　D. 是最常见的一种卵巢肿瘤

E. 囊内壁或囊外壁可有乳头状突起

11. 子宫颈原位癌与不典型增生的鉴别主要在于原位癌（　　）。

A. 累及上皮全层　　B. 细胞具有异型性　　C. 细胞排列极向消失

D. 细胞增生活跃、层数增多　　E. 增生细胞表层为不全角化层

12. 慢性宫颈炎大体观呈红色糜烂状的病理学机制是（　　）。

A. 黏膜缺损　　B. 表面出血　　C. 腺上皮鳞状化生

D. 鳞状上皮层脱落消失　　E. 柱状上皮替代鳞状上皮

13. 关于宫颈原位癌的描述，错误的是（　　）。

A. 局部无淋巴结转移　　B. 组织类型为鳞状细胞癌

C. 癌细胞未突破上皮基底膜　　D. 累及腺体时便成为浸润癌

E. 阴道脱落细胞涂片检查阳性

14. 下列关于子宫颈上皮非典型增生的描述，错误的是（　　）。

A. 细胞来源为移行带柱状上皮　　B. 好发部位是鳞、柱状细胞交界带

C. 重度非典型增生和原位癌之间没有明显界限

D. 非典型增生如合并感染 HPV-16、18、33 型，易恶变

E. 宫颈浸润癌的形成并非均通过上皮非典型增生—原位癌—浸润癌发展的过程

15. 黏液癌最常见于（　　）。

A. 子宫　　B. 胆囊　　C. 胃肠道

D. 血管壁　　E. 腹膜后

16. 输卵管妊娠最常见的部位是（　　）。

A. 峡部　　B. 伞端　　C. 间质部

D. 壶腹部　　E. 漏斗部

17. 良性畸胎瘤最容易恶变为（　　）。

A. 腺癌　　B. 软骨肉瘤　　C. 未分化癌

D. 鳞状细胞癌　　E. 神经母细胞瘤

18. 有关葡萄胎下述描述正确的是（　　）。

A. 妊娠反应较轻　　B. 可感觉到胎动　　C. 子宫增大不明显

D. 阴道有不规则流血　　E. 临床上早期可听到胎心音

19. 含有三个胚层组织成分的肿瘤称为（　　）。

A. 间叶瘤　　B. 混合瘤　　C. 畸胎瘤

D. 错构瘤　　E. 迷离瘤

20. 葡萄胎的诊断依据是（　　）。

A. 胎心音消失　　B. HCG 含量升高　　C. 子宫体积增大

D. 阴道无痛性流血　　E. 宫腔内充满大小不一的水泡

21. 侵蚀性葡萄胎与良性葡萄胎的主要不同点是（　　）。

A. 绒毛结构消失　　B. 间质血管消失

C. 绒毛侵犯子宫壁深肌层　　D. 滋养层细胞增生，具有异型性

E. 可见胎盘绒毛间质水肿、增大

22. 乳腺浸润癌和乳腺硬化性腺病的主要鉴别点是（　　）。

A. 浸润癌增生活跃　　B. 浸润癌核分裂象多

C. 浸润癌腺体异型明显

D. 浸润癌腺腔周围无肌上皮细胞

23. 下列哪项不是绒癌的特点（　　）。

A. 癌组织内不含血管　　B. 常伴有大片出血坏死　　C. 形成绒毛结构

D. 常侵犯子宫肌层　　E. 滋养层细胞高度增生

24. 乳腺橘皮样外观最常见于（　　）。

A. 典型髓样癌　　B. 小叶原位癌　　C. 浸润性导管癌

D. 浸润性小叶癌　　E. 导管内原位癌

25. 乳腺癌最常发生在乳腺的（　　）。

A. 外上象限　　B. 内上象限　　C. 外下象限

D. 内下象限　　E. 乳腺中央区

X 型选择题（多选题，每题可有 1~5 个答案）

1. 宫颈癌的大体形态可表现为（　　）。

A. 糜烂型　　B. 肥厚型　　C. 溃疡型

D. 内生浸润型　　E. 外生菜花型

2. 卵巢浆液性囊腺瘤的病理特点有（　　）。

A. 砂粒体形成　　B. 细胞无间质浸润

C. 肉眼可见囊内实性结节　　D. 乳头被覆异型性明显的

3. 关于葡萄胎的描述，正确的是（　　）。

A. 绒毛间质水肿　　B. 滋养层细胞不同程度增生

C. 肉眼见大小不等的葡萄样外观　　D. 完全性葡萄胎不会发展为绒癌

E. 可分为完全性及部分性葡萄胎

4. 宫颈癌病理形态学特征不包括（　　）。

A. 碘溶液染料显红棕色　　B. 宫颈前后唇增厚变硬

C. 外观呈乳头状或形成溃疡　　D. 鳞癌多见　　E. 触之易出血

5. 下列属于非浸润性乳腺癌的有（　　）。

A. 粉刺癌　　B. 小管癌　　C. 髓样癌

D. 小叶原位癌　　E. 乳腺髓样癌

6. 绒毛膜上皮细胞癌的特点是（　　）。

A. 常转移至肺　　B. 癌肿常侵袭血管

C. 癌组织缺乏间质和血管　　D. 病灶内常伴出血、坏死

E. 原发肿瘤切除后，转移瘤可自行消退

7. 关于浸润性导管癌的描述，正确的是（　　）。

A. 肿瘤界限不清　　B. 可呈橘皮样外观　　C. 双侧者占 20%~30%

D. 是乳腺癌中最常见的类型　　E. 由于纤维组织收缩使乳头内陷

8. 乳腺髓样癌的形态特点是（　　）。

A. 边界清楚　　B. 癌细胞体积大

C. *HER*2 基因过表达　　D. 有较多的淋巴细胞浸润

9. 下列易发生癌变的疾病是（　　）。

A. 慢性宫颈炎　　B. 完全性葡萄胎　　C. 部分性葡萄胎

D. 乳腺纤维囊腺病　　E. 卵巢浆液性乳头状囊腺瘤

10. 下列组合正确的是（　　）。

A. 畸胎瘤——畸形胎　　B. 乳腺癌——橘皮样改变

C. 绒癌——肺部血行转移　　D. 子宫颈糜烂——宫颈癌

E. 卵巢囊腺癌——血性腹水

二、名词解释

1. 乳腺癌皮肤橘皮样外观；2. Krukenberg 瘤；3. 子宫内膜异位症；4. CIN；5. 葡萄胎

三、简答题

1. 简述葡萄胎与侵袭性葡萄胎的病理变化。
2. 简述前列腺增生症的病理变化。

第三十三章　造血、内分泌及神经系统疾病

重点内容纲要

一、淋巴造血系统疾病

（一）恶性淋巴瘤

恶性淋巴瘤是原发于淋巴结和淋巴结外淋巴组织的恶性肿瘤，根据肿瘤细胞的特点和肿瘤组织的结构成分，可将恶性淋巴瘤分为霍奇金病（HD）和非霍奇金淋巴瘤（NHL）两大类。

1. 霍奇金病

（1）概念：霍奇金病是恶性淋巴瘤的一种独特类型，与其他恶性淋巴瘤不同，它原发于淋巴结，呈渐进性扩散，瘤组织含一种独特的瘤巨细胞，即里-施细胞（RS 细胞），伴炎症细胞浸润。淋巴结早期可活动，晚期纤维化粘连。

（2）病理特征：肉眼观，病变的淋巴结肿大，切面灰白色呈鱼肉状，可见散在的黄色坏死灶。镜下观，淋巴结的正常结构破坏消失，由瘤组织取代。瘤组织中散在分布 RS 细胞，背景为混合炎症细胞。RS 细胞胞体大，胞质丰富，单核、双核、多核或多分叶核，核膜清楚，核内可见单个嗜酸性包涵体样核仁及核周空晕。RS 细胞是诊断 HD 的重要依据。

2. 非霍奇金淋巴瘤

（1）概念：一组起源于淋巴细胞或淋巴组织的恶性淋巴瘤。根据细胞来源不同又可分为 B 细胞、T 细胞和 NK 细胞淋巴瘤。

（2）病理特征：以弥漫大 B 细胞淋巴瘤为例，淋巴结结构破坏，代以弥漫增生肿瘤组织，肿瘤细胞大于正常淋巴细胞，染色深，伴高内皮微静脉增生。镜下观淋巴结结构消失，肿瘤组织弥漫增生，肿瘤细胞之间可见较多的高内皮微静脉。在淋巴瘤的边缘可见模糊的滤

泡样结构。

肿瘤细胞为异形的淋巴细胞，核圆或者卵圆形，染色质块状，核仁靠近核膜，核分裂多见，形似 B 细胞分化阶段细胞。

（二）白血病

白血病是由造血干/祖细胞于发育成熟过程中的不同阶段发生分化阻滞、凋亡障碍和恶性增殖引起的一组异质性造血系统恶性肿瘤。根据白血病细胞的分化成熟程度和自然病程，将其分为急性和慢性两大类。

1. 急性白血病

以起病急、贫血、发热、出血、消瘦、肝脾及淋巴结肿大、骨痛尤其胸骨压痛，白细胞计数增高，血片中有原始、幼稚细胞，骨髓增生明显等为主要表现的白血病。病情发展迅速，病程仅几个月。根据主要受累细胞系列可分为急性淋巴细胞白血病和急性髓系白血病。

2. 慢性白血病

白血病细胞分化停滞在较晚阶段，多为较成熟幼稚细胞和成熟细胞，病情发展缓慢，自然病程为数年。根据主要受累细胞系列可分为慢性髓系白血病、慢性淋巴细胞白血病及少见类型如毛细胞白血病、幼淋巴细胞白血病等。

二、内分泌系统疾病

1. 单纯性甲状腺肿（非毒性甲状腺肿）

甲状腺体积增大，切面可见大小不等的结节，结节界限清楚。颜色透亮区表明滤泡含胶质较少，颜色较深区内含胶质较多，亦无结节。

镜下观，甲状腺滤泡大小不等，滤泡腔内可见大量红染的胶质储积。可见小滤泡形成。较大的滤泡上皮复旧扁平化；较小的滤泡上皮呈立方形。

2. 结节性甲状腺肿

甲状腺滤泡大小不等，充满胶质，被间质增生的结缔组织分割包绕为大小不等的结节状病灶。镜下观，部分滤泡上皮呈柱状或乳头样增生，小滤泡形成；部分滤泡上皮复旧或萎缩，胶质贮积。

3. 毒性甲状腺肿

甲状腺切面可见多数大小不等的囊腔，多数腔内无胶质，囊腔狭小相互靠近，质软呈肉样，有些区域囊腔内含深色的胶质。镜下观，滤泡大小不等，充满染色较淡的胶质。上皮细胞增多，染色较深，增生的小滤泡较多；小型滤泡上皮和大型滤泡上皮分别呈立方形和高柱状，可见较多的乳头状增生。间质可见血管扩张、充血，未见淋巴组织增生。

4. 桥本氏甲状腺炎

甲状腺滤泡被广泛破坏萎缩，代之以淋巴组织和疏松结缔组织。镜下观，滤泡上皮萎缩扁平，胶质薄厚不均；淋巴组织可见淋巴滤泡形成，增生的结缔组织内血管壁增厚。

三、神经系统疾病

以流行性脑膜炎为例，脑标本切面可见脑膜血管扩张充血（脑沟内发黑及脑回表面黑色条纹），脑沟变浅，变平，似有物质填充；在矢状面的沟池处可见黄色脓性渗出物附着。渗出物为大量变性坏死的中性白细胞和纤维素（红染的丝状物）组成，间有少量淋巴细胞和单核细胞。

复习思考题

一、选择题

A 型选择题（每题仅有 1 个正确答案）

1. 急性白血病中，最重要和具有诊断意义的病理改变是（　　）。

A. 淋巴结肿大　　B. 骨髓巨核细胞减少　　C. 外周血白细胞增多

D. 肝内幼稚白细胞浸润　　E. 骨髓幼稚白细胞增多

2. 典型 R-S 细胞特征是（　　）。

A. 多核瘤巨细胞　　B. 有大的嗜酸性核仁

C. 核大、核膜厚、核呈空泡状　　D. 细胞大，胞质丰富，双色性或嗜酸性

E. 双核并列，有大的嗜酸性核仁，形似镜影的 R-S 细胞

3. 绿色瘤常出现于（　　）。

A. 滤泡型淋巴瘤　　B. 急性髓性白血病　　C. Burkitt 淋巴瘤

D. 慢性髓性白血病　　E. 急性淋巴母细胞白血病

4. 患者，女性，26 岁，右颈单一无痛性淋巴结肿大为 2.5 cm×3.0 cm，活动欠佳。活体组织检查发现包膜完整，无出血及坏死。镜下见其结构已破坏，大量的束状纤维组织增生及散在一些大细胞，其胞质丰富、透明、核大，有多个核仁，并与周围形成透明的空隙。同时还可见嗜酸性粒细胞、浆细胞及少量的中性粒细胞。该病最可能的诊断为（　　）。

A. 淋巴结炎　　B. 淋巴结转移性癌　　C. 非霍奇金淋巴瘤

D. 霍奇金淋巴瘤，结节硬化型　　E. 霍奇金淋巴瘤，结节性淋巴细胞为主型

5. 关于Ⅰ期淋巴组织肿瘤的病变范围，下列描述正确的是（　　）。

A. 局限于一组淋巴结　　B. 局限于一个结外器官或部位
C. 累及一个或多个结外器官，如骨髓、消化道等
D. 累及膈肌两侧的淋巴结或再累及一个结外器官或部位
E. 局限于膈肌同侧的两组或两组以上的淋巴结或直接蔓延至一个结外器官或部位

6. 与 EB 病毒感染有关的造血系统肿瘤是（　　）。
A. 霍奇金病　　B. Burkitt 淋巴瘤
C. 急、慢性粒细胞白血病　　D. 急性淋巴细胞性白血病
E. 弥漫型大 B 细胞性淋巴瘤

7.“爆米花”细胞常见于（　　）。
A. 混合细胞型　　B. 淋巴细胞减少型
C. 富于淋巴细胞型　　D. 结节性淋巴细胞为主型
E. 结节硬化型霍奇金淋巴瘤

8. 少年及成年人甲状腺功能低下表现为（　　）。
A. 克汀病　　B. 黏液水肿　　C. 毒性甲状腺肿
D. Cushing 综合征　　E. 结节性甲状腺肿

9. 一例甲状腺肿瘤，呈浸润性生长。镜下见癌细胞呈滤泡状排列，细胞核呈玻璃状，核重叠，核沟明显。应诊断为（　　）。
A. 髓样癌　　B. 滤泡状癌
C. 乳头状癌　　D. 未分化癌

10. 甲状腺腺瘤与结节性甲状腺肿的主要区别是（　　）。
A. 滤泡中有无胶质　　B. 结节的数目不同
C. 发病年龄和性别不同　　D. 前者肿块为单个，大小不超过 3 cm
E. 有无完整的包膜，瘤内组织结构是否一致

11. 糖尿病的临床表现为（　　）。
A. 满月脸、水牛背　　B. 多食、多汗、肥胖
C. 皮肤、黏膜黑色素沉着　　D. 多饮、多尿、血糖升高
E. 多饮、多尿、体重增加

12. 生长慢、发病最多、恶性度最低、五年生存率最高的甲状腺癌类型是（　　）。
A. 髓样癌　　B. 乳头状癌　　C. 滤泡状癌
D. 未分化癌　　E. 嗜酸细胞瘤

13. 间质中出现砂粒体的甲状腺癌是（　　）。
A. 髓样癌　　B. 乳头状癌　　C. 未分化癌
D. 滤泡性腺癌　　E. 混合细胞癌

14. 神经组织病毒感染出现的病理变化不包括（　　）。

A. 砂粒小体　　B. 胶质细胞增生　　C. 噬神经细胞现象

D. 淋巴细胞血管套　　E. 核内或胞质内包涵体

15. 流行性脑脊髓膜炎的传染途径主要是通过（　　）。

A. 皮肤　　B. 呼吸道　　C. 泌尿道

D. 消化道　　E. 蚊子叮咬后经血

16. 脑脓肿引起死亡的最常见原因是（　　）。

A. 局部组织破坏　　B. 细菌栓子进入肺

C. 局灶性和全身性癫痫　　D. 小脑幕疝及小脑扁桃体疝

E. 脓肿扩大并破入脑室和蛛网膜下腔

17. 流行性乙型脑炎的噬神经细胞现象是（　　）侵入神经细胞内。

A. 中性粒细胞　　B. 小胶质细胞　　C. 淋巴细胞

D. 中性粒细胞和小胶质细胞　　E. 淋巴细胞和小胶质细胞

18. 流行性乙型脑炎病变最明显的部位是（　　）。

A. 桥脑　　B. 小脑　　C. 丘脑

D. 脊髓　　E. 大脑皮质及基底核

19. 流行性脑膜炎的主要病变是（　　）。

A. 脑脊髓膜的变质性炎　　B. 脑脊髓膜的化脓性炎

C. 脑脊髓膜的增生性炎　　D. 脑实质的变质性炎　　E. 脑实质的化脓性炎

20. 发生高血压脑内出血，预后最差的部位是（　　）。

A. 脑桥出血　　B. 小脑出血　　C. 基底核内侧型

D. 基底核外侧型　　E. 蛛网膜下腔出血

21. 最多发的原发性颅内肿瘤是（　　）。

A. 胶质瘤　　B. 脑膜瘤　　C. 听神经瘤

D. 髓母细胞瘤　　E. 血管母细胞瘤

22. 缺氧时最先发生改变的细胞是（　　）。

A. 神经细胞　　B. 小胶质细胞　　C. 星形胶质细胞

D. 少突胶质细胞　　E. 毛细血管内皮细胞

23. 小脑扁桃体疝可导致（　　）。

A. 硬膜下血肿　　B. 颅内压增高　　C. 听觉中枢损害

D. 心脏，呼吸中枢的致命性损害　　E. 通过血压运动中枢引起高血压危象

24. 感染乙脑时，在变性坏死的神经细胞旁出现几个胶质细胞围绕，称为（　　）。

A. 卫星现象　　B. 袖套状浸润　　C. 胶质结节形成

D. 软化灶的范围　　E. 神经细胞被噬现象

25. 缺氧时最先发生改变的细胞是（　　）。

A. 神经细胞　　B. 小胶质细胞　　C. 少突胶质细胞

D. 星形胶质细胞　　E. 毛细血管内皮细胞

26. 霍奇金病的病变中最具有诊断价值的细胞是（　　）。

A. RS 细胞　　B. 镜影细胞　　C. 隐窝细胞

D. 多形性瘤细胞　　E. 未分化型细胞

X 型选择题（多选题，每题可有 1~5 个答案）

1. 以下细胞属于变异的 RS 细胞的是（　　）。

A. 陷窝细胞　　B. L&H 形细胞　　C. 霍奇金细胞

D. 多核瘤巨细胞　　E. Langerhans 细胞

2. 关于弥漫型大细胞性 B 细胞淋巴瘤的描述，正确的是（　　）。

A. 镜下特点是大细胞的弥漫浸润　　B. 患者以老年人为主，男性稍占优势

C. 大细胞的直径为小淋巴细胞的 1~2 倍

D. 由中心母细胞 B 免疫母细胞和 B 细胞的间变性大细胞淋巴瘤组成

E. 可以有间变性的多核瘤细胞出现，类似霍奇金淋巴瘤的 R-S 细胞

3. 关于类白血病反应与粒细胞白血病的不同点，错误的是（　　）。

A. Ph1 染色体阳性　　B. 有明显贫血和血小板减少

C. 粒细胞有严重中毒性改变　　D. 病因去除后血象不能恢复正常

E. 中性粒细胞的碱性磷酸酶活性和糖原皆明显降低

4. 关于慢性白血病的描述，正确的是（　　）。

A. 外周血可见大量幼稚粒细胞　　B. 为惰性肿瘤，患者主要是成年人

C. Ph1 染色体是其特征性的遗传学改变

D. 骨髓移植对年轻患者而言是较好的治疗选择

E. 来源于向淋巴细胞和髓细胞分化的多潜能干细胞

5. 关于甲状腺乳头状癌的描述，正确的是（　　）。

A. 肿瘤细胞核呈毛玻璃样　　B. 肿瘤细胞核内可见假包涵体

C. 肿瘤间质可见淀粉样组织沉积　　D. 患者预后与局部淋巴结转移有关

6. 腺垂体功能亢进可引起的疾病或综合征包括（　　）。

A. 垂体性巨人症　　B. 肢端肥大症　　C. Sheehan 综合征

D. 溢乳-闭经综合征　　E. 垂体性 Cushing 综合征

7. 缺血性脑病的病因是（　　）。

A. 失血　　B. 低血糖　　C. 低血压

D. 心脏骤停　　E. 颅内压升高

8. 下列符合类癌特点的有（　　）。

A. 起源于上皮细胞　　B. 可发生淋巴转移

C. 细胞形态较一致　　D. 小于 2 cm 者很少转移

9. 室管膜瘤的基本组织学改变除外（　　）。

A. 瘤细胞核周围可有空晕　　B. 有时可形成乳头状结构

C. 瘤细胞形成菊形团结构　　D. 瘤细胞形成假菊形团结构

E. 瘤细胞形态多样，可有瘤巨细胞

10. 多形性胶质母细胞瘤镜下的基本改变是（　　）。

A. 核分裂象　　B. 偶见瘤细胞呈多形性

C. 瘤细胞呈假栅栏状排列　　D. 瘤组织坏死和出血明显

E. 瘤内血管丰富，血管内皮细胞明显增生和肿大

二、名词解释

1. RS 细胞；2. 库欣综合征；3. 黏液水肿；4. 卫星现象；5. 胶质结节；6. 血管套或围管状浸润；7. 噬神经细胞现象

三、简答题

1. 简述霍奇金淋巴瘤的基本病理特征与特征细胞。

2. 简述弥漫性毒性甲状腺肿的主要病理改变特点。

3. 简述流行性乙型脑炎感染组织的镜下特征。

第三十四章　传染病病理学

重点内容纲要

一、结核病

（一）结核病的概念

结核病是由结核杆菌引起的一种传染病，其病体特征是形成结核性肉芽肿，继而结核中心干酪样坏死或钙化。结核病患病器官不同，有肺结核、乳房结核、淋巴结核、肠结核、生殖器结核、脑结核、浆膜腔结核及全身结核等，以肺结核最常见。

（二）病因和发病机制

1. 病因

结核分枝杆菌（人型、牛型）。

2. 传播途径

（1）呼吸道（最常见，飞沫核直径<5 μm时致病力最强）。

（2）消化道（如饮用含菌牛奶）。

（3）皮肤或黏膜接触。

3. 发病机制

迟发性变态反应（Ⅳ型超敏反应），与机体细胞免疫功能密切相关。

（三）结核病的基本病理变化

1. 以渗出为主的病变

细菌量大，毒力强时，见于结核性炎症的疾病早期或机体抵抗力低下时，表现为浆液性或浆液纤维素性炎。

2. 以增生为主的病变（结核结节）

细菌量少，毒力较低或人体免疫反应较强时，形成有诊断意义的结核结节。结核结节由上皮样细胞、郎汉斯巨细胞及外周局部集聚的淋巴细胞和少量反应性增生的成纤维细胞构成，典型的结核结节中央有干酪样坏死。

3. 以坏死为主的病变（干酪样坏死）

细菌数量多、毒力强，机体抵抗力低或变态反应强时发生。结核坏死灶由于含脂质较多而呈淡黄色、均匀细腻，质地较实，状似奶酪而称为干酪样坏死。镜下为红染无结构的颗粒状物。

（四）结核基本病变的转化规律

1. 转向愈合

（1）吸收、消散：渗出性病变的主要愈合方式，渗出物经淋巴道吸收而使病灶缩小或消失。

（2）纤维化、钙化：增生性病变和小的干酪样坏死灶，可逐渐纤维化，最后形成瘢痕而愈合。

2. 转向恶化

（1）浸润进展：疾病恶化时，病灶周围出现渗出性病变，范围不断扩大，并继发干酪样坏死。

（2）溶解播散：病情恶化时，干酪样坏死物可发生液化，形成半流体物质经自然管道排出，致局部形成空洞。

（五）肺结核病

1. 原发性肺结核

（1）概念：机体第一次感染结核杆菌所引起的肺结核病称原发性肺结核。

（2）好发部位：通气较好的上叶下部或下叶上部近胸膜处。

（3）病变特点：直径 1~1.5 cm，灰白色炎性实变灶，中央多有干酪样坏死。

（4）原发复合征：肺的原发病灶，局部引流淋巴管炎和肺门淋巴结结核，三者合称肺原发复合征。

（5）原发性肺结核的转归：95%病灶进行性纤维化和钙化，肺门淋巴结病变继续发展形成支气管淋巴结结核。少数病灶扩大、干酪样坏死和空洞形成，甚至形成粟粒性肺结核或全身性粟粒性结核病。

2. 继发性肺结核

(1) 局灶性肺结核：常发生于肺尖下 2~4 cm 处，0.5~1 cm 直径大小，病灶境界清楚，有纤维包膜。镜下病理表现以增生为主，中央为干酪样坏死。

(2) 浸润性肺结核：最常见的活动性、继发性肺结核。病变以渗出为主，中央有干酪样坏死，病灶周围有炎症包绕。其结局因机体状况及治疗情况而异。病变继续发展，干酪样坏死灶扩大。

(3) 慢性纤维空洞性肺结核：①肺内有一个或多个厚壁空洞。多位于肺上叶，大小不一，不规则。②同侧或对侧肺组织，特别是肺下叶可见由支气管播散引起的很多新旧不一、大小不等，病变类型不同的病灶。③后期肺组织严重破坏，广泛纤维化、胸膜增厚并与胸壁粘连，使肺体积缩小、变形。

(4) 干酪性肺炎（病变特点）：镜下见肺泡腔内有大量浆液纤维素性渗出物，内含巨噬细胞等炎细胞，且见广泛干酪样坏死。

(5) 结核球：直径为 2~5 cm，有纤维包裹的孤立的境界分明的干酪样坏死灶。

(6) 结核性胸膜炎：分为干性结核性胸膜炎、湿性结核性胸膜炎。

3. 肺结核病血源播散所致病变

(1) 急性全身粟粒性结核病：全身各器官内均匀密布大小一致、灰白色、圆形、境界清楚的小结节。主要病理表现为增生性病变，偶尔出现渗出、坏死为主的病变。

(2) 慢性全身粟粒性结核病：病变的性质和大小均不一致。

(3) 肺外结核病：通过淋巴、血行或局部播散累及肠、腹膜、脑膜、泌尿生殖系统及骨关节。

二、伤寒

（一）概念及特点

伤寒是由伤寒杆菌引起的急性传染病，以全身单核巨噬细胞系统细胞的增生为特征，以回肠末端淋巴组织的病变最为突出。临床表现主要为持续高热、相对缓脉、脾大、皮肤玫瑰疹及中性粒细胞和嗜酸性粒细胞减少等。

（二）传播途径和发病机制

1. 传染源及传播途径

患者或带菌者是本病的传染源，传播途径是粪口途径。

2. 发病机制

淋巴组织中的伤寒杆菌被巨噬细胞吞噬，并在其中生长繁殖，又可经胸导管进入血液，引起菌血症。血中的细菌被单核巨噬细胞系统的细胞吞噬，并在其内大量繁殖，致肝、脾、淋巴结肿大。

（三）病理变化及临床病理联系

1. 肠道病变

（1）髓样肿胀期（起病第 1 周）：回肠下段淋巴组织肿胀。

（2）坏死期（起病第 2 周）：在髓样肿胀处肠黏膜发生坏死。

（3）溃疡期（起病第 3 周）：坏死肠黏膜脱落形成溃疡。

（4）愈合期（起病第 4 周）：肉芽组织填平溃疡。

2. 其他病变

肠系膜淋巴结、肝、脾及骨髓肿大，镜下可见肉芽肿形成；还可能出现中毒性心肌炎等并发症。

三、细菌性痢疾

（一）概念

细菌性痢疾是由痢疾杆菌引起的一种假膜性肠炎，病变区域通常局限于结肠。

（二）疾病传播与发病机制

1. 传染源及传播途径

患者和带菌者为传染源，传播途径包括粪-口途径、接触传播、苍蝇传播等。

2. 发病机制

细菌侵袭结肠黏膜并通过菌毛黏附于上皮细胞并繁殖。细菌释放内毒素和外毒素，直接损伤肠黏膜并引发炎症反应，导致特征性假膜性炎和溃疡。

（三）病理特征

1. 急性细菌性痢疾

初期为急性卡他性炎，黏膜充血、水肿，中性粒细胞浸润，腺体分泌亢进。随后进展为假膜性炎，假膜呈糠皮样，灰白色，并可逐渐脱落，形成形状不一的溃疡。黏膜表层坏死，有大量纤维素渗出，后者与坏死组织、红细胞、白细胞等一起构成假膜。

2. 慢性细菌性痢疾

病程超过 2 个月者称为慢性细菌性痢疾。溃疡较急性时深，多达肌层，底部凹凸不平，溃疡边缘黏膜常过度增生而形成息肉。由于病变反复进行，致使肠壁增厚变硬，严重者可引起肠腔狭窄。

3. 中毒性细菌性痢疾

该病起病急，严重的全身中毒症状。肠道病变和症状轻，仅有轻度卡他性炎症或滤泡性结肠炎。

四、流行性乙型脑炎

（一）概念和特点

通过蚊虫为媒介传播的乙型脑炎病毒所引起的一种以脑实质炎症为主要病变的中枢神经系统急性传染病。其流行于夏秋季。临床表现为高热、抽搐、脑膜刺激征、意识障碍等，重症者可出现中枢性呼吸衰竭，病死率较高。

（二）病理变化及临床病理联系

1. 大体变化

病变累及中枢神经系统灰质，以大脑皮质及基底核、视丘最为严重。

2. 镜下变化

（1）血管变化和炎症反应：出血、血管套形成。

（2）神经细胞变性、坏死：卫星现象、噬神经细胞现象。

（3）软化灶形成：为本病的特征性病变之一，病灶呈圆形、卵圆形，边界清楚，分布广泛。

（4）胶质细胞增生：小胶质细胞增生明显。

3. 临床病理联系

患者早期即出现嗜睡昏迷等神经功能障碍，严重时颅内压升高。

五、流行性脑脊髓膜炎

（一）概念和特点

流行性脑脊髓膜炎是由脑膜炎双球菌引起的急性化脓性脑脊髓膜炎，简称脑膜炎。冬春季流行，患者多为儿童及青少年。临床表现为突发高热、剧烈头痛、频繁呕吐、皮肤黏膜瘀点和脑膜刺激征等。

（二）传播途径

患者和带菌者为传染源，经呼吸道传染。

（三）病理变化及临床病理联系

脑膜炎双球菌感染引发脑膜病变，蛛网膜下腔血管高度扩张充血且腔隙增宽，伴有大量中性粒细胞及纤维蛋白渗出和少量单核细胞、淋巴细胞浸润，导致颅内压升高及脑膜刺激征。严重者出现脉管炎、血栓形成，继发脑积水、脑神经麻痹及脑梗死。

六、艾滋病

（一）概念和特点

由人类免疫缺陷病毒（HIV）感染引起的综合征。主要侵犯和破坏人体辅助性 T 细胞，使细胞免疫功能部分或完全丧失，继而发生条件致病性感染和肿瘤。一般通过性接触、血液和母婴传播。

（二）病理变化及临床病理联系

（1）反应性病变：早期表现为滤泡增生性淋巴结肿大，淋巴结生发中心发生淋巴滤泡增生、增大、融合。进展期出现弥漫性淋巴细胞浸润，滤泡生发中心结构模糊。晚期发生纤维性变，正常淋巴组织被纤维组织取代。

（2）肿瘤性病变：如卡波西肉瘤及其他淋巴瘤，表现为恶性淋巴细胞增殖或血管肿瘤形成。

（3）中枢神经系统病变：HIV 病毒侵犯中枢神经系统，导致胶质细胞增生、灶状坏死、血管周围炎性浸润、合胞体形成及脱髓鞘现象等病理变化，导致患者出现头晕、头痛、反应迟钝、智力减退、精神异常、抽搐、偏瘫、痴呆等神经系统症状。

七、乙型肝炎

乙型肝炎是由乙型肝炎病毒（HBV）感染引起的，以肝脏炎症性病变为主的一种传染病，简称乙肝。临床上以食欲减退、恶心、上腹部不适、肝区痛、乏力为主要表现。部分患者可有黄疸、发热和肝大，伴有肝功能损害。有些患者病情可慢性化，甚至发展成肝硬化，少数可发展为肝癌。

HBV 感染肝细胞并在胞内繁殖增生，导致肝细胞损伤、炎症及纤维化，引发肝功能异常、肝硬化甚至肝癌。患者表现为乏力、食欲减退、恶心、上腹部不适（肝区疼痛、肝大等）等。部分患者可能因肝功能障碍出现黄疸，表现为巩膜和皮肤黄染。

复习思考题

一、选择题

A 型选择题（每题仅有 1 个正确答案）

1. 流行性乙型脑炎病变最明显的部位是（　　）。

A. 桥脑　　B. 小脑　　C. 大脑皮质及基底核

D. 脊髓　　E. 丘脑

2. 关于流行性出血热的描述，错误的是（　　）。

A. 肾髓质高度充血和点状出血　　B. 是由细菌引起的化脓性炎

C. 主要病变是小血管的广泛性损伤　　D. 右心房出血

E. 临床上以发热、出血、休克、急性肾功能衰竭为主要表现

3. 流行性出血热的临床发展过程是（　　）。

A. 多尿期→发热期→少尿期→低血压休克期→恢复期

B. 发热期→低血压休克期→少尿期→多尿期→恢复期

C. 低血压休克期→发热期→多尿期→少尿期→恢复期

D. 低血压休克期→发热期→少尿期→多尿期→恢复期

E. 少尿期→多尿期→低血压休克期→发热期→恢复期

4. 下列是梅毒的特征性病变的是（　　）。

A. 象皮肿　　B. 树胶样肿　　C. 异物肉芽肿

D. Hoeppli 现象　　E. ChArCot-Leyden 结晶

5. 第一期梅毒的典型病变是（　　）。

A. 黏膜溃疡　　B. 梅毒疹　　C. 硬性下疳

D. 树胶样肿　　E. 主动脉炎

6. 二期梅毒的主要临床表现是（　　）。

A. 黏膜溃疡　　B. 梅毒疹　　C. 硬性下疳

D. 剥脱性皮炎　　E. 主动脉炎

7. 关于钩端螺旋体病的描述，错误的是（　　）。

A. 是由致病性钩端螺旋体引起的急性传染病

B. 主要是接触传染，传染源是鼠类和猪

C. 是急性全身性中毒性损害，主要累及毛细血管并伴出血

D. 主要累及脾、肾上腺及脑　　E. 属于出血性炎

8. 结核结节的基本病变属于（　　）。

A. 变质性炎　　B. 纤维素性炎　　C. 化脓性炎

D. 急性增生性炎　　E. 肉芽肿性炎

9. 结核病灶中易查见大量结核杆菌的是（　　）。

A. 渗出性病变　　B. 结核结节　　C. 结核球

D. 钙化灶　　E. 干酪样坏死，液化

10. 典型结核结节的中心常见（　　）。

A. 干酪样坏死　　B. 类上皮细胞　　C. 郎汉斯细胞

D. 郎格罕细胞　　E. 变性、坏死的中性粒细胞

11. 肠结核溃疡的形态特征是（　　）。

A. 肠黏膜的皱襞形态　　B. 肠黏膜血管的走向

C. 肠黏膜淋巴管的走向　　D. 肠黏膜神经分布的形态

12. 结核性脑膜炎的特点是（　　）。

A. 蛛网膜下腔内见多量灰黄色、混浊、胶冻样渗出物

B. 渗出物主要为浆液，纤维蛋白和大量中性粒细胞

C. 常见大量典型结核结节形成　　D. 病理变化以脑干最为明显

E. 干酪样坏死极少见

13. 患者女，29 岁，近一年来常有低热、盗汗、咳嗽、痰中带血，X 线胸片见右肺尖有直径 3.5 cm，边缘模糊不清的云雾状阴影，痰培养查见抗酸杆菌，据此应诊断为（　　）。

A. 右肺尖局灶型肺结核　　B. 右肺尖结核球

C. 右肺尖浸润型肺结核　　D. 右肺尖肺癌

E. 右肺尖干酪样肺炎

14. 结核球是指（　　）。

A. 有纤维包裹的干酪样坏死灶　　B. 直径小于 2 cm 的干酪样坏死灶

C. 孤立性的境界不清楚的干酪样坏死灶

D. 状似大叶性肺炎的干酪样坏死灶

E. 直径 2~5 cm，有纤维包裹的、孤立的、境界分明的干酪样坏死灶

15. 肺外器官结核病的感染大多经（　　）。

A. 淋巴道播散　　B. 消化道感染　　C. 通过破损皮肤感染

D. 血行播散　　E. 黏膜感染

16. 关于肺原发复合征的描述，正确的是（　　）。

A. 原发病灶由典型结核结节融合而成　B. 原发灶常是多灶性渗出性病变
C. 原发灶常位于肺通气不良的部位　D. 不发生于儿童
E. 肺门淋巴结的干酪样坏死更显著

17. 肠伤寒病变主要发生在（　　）。
A. 空肠下段　B. 十二指肠　C. 回肠上段
D. 回肠末端　E. 结肠

18. 菌痢假膜形成属（　　）。
A. 蜂窝织炎　B. 脓肿　C. 卡他性炎
D. 纤维素性炎　E. 积脓

19. 黏液脓血便最常见于（　　）。
A. 急性细菌性痢疾　B. 中毒型细菌性痢疾　C. 肠伤寒
D. 阿米巴痢疾　E. 肠结核

20. 以单核巨噬细胞系统为主要病变部位的肉芽肿性病变是（　　）。
A. 伤寒小结　B. 矽结节　C. 结核结节
D. 梅毒树胶样肿　E. 风湿小结

21. 易发生肠穿孔而致死的疾病是（　　）。
A. 伤寒　B. 结核　C. 菌痢
D. 阿米巴病　E. 血吸虫病

22. 肠阿米巴病最常发生的部位是（　　）。
A. 升结肠　B. 乙状结肠　C. 升结肠和盲肠
D. 乙状结肠和直肠　E. 升结肠和横结肠

23. 肠阿米巴病所形成的肠溃疡呈（　　）。
A. 环形　B. 烧瓶状　C. 火山口状
D. 椭圆形，长轴与肠长轴平行　E. 匐行形

24. 肝发现多数小囊肿病变呈浸润性生长应考虑（　　）。
A. 丝虫病　B. 血吸虫病　C. 华支睾吸虫病
D. 细粒棘球蚴病　E. 泡状棘球蚴病

25. 血吸虫卵主要沉着在（　　）。
A. 肝脏、回肠　B. 肝脏、升结肠　C. 肝脏、横结肠
D. 肝脏、乙状结肠、直肠　E. 肝脏、横结肠、降结肠

26. 患者，男性，38 岁，发热、腹痛、脓血便 1 个月，3 个月前曾去湖北荆州旅游。查体结果显示，该患者体温 39 ℃，神志清楚，心、肺（-），眼部稍膨胀，肝剑突下 4 cm，有压痛，脾肋下 2 cm，初步诊断为急性血吸虫病，还应当进行（　　）以便确诊。

A. 粪检　　B. 痰培养　　C. 血常规检查
D. 胸片检查　　E. 免疫抗体检查

27. 血吸虫性肝纤维化门脉高压发生较结节性肝硬化早的原因是（　　）。
A. 门静脉炎　　B. 窦前性阻塞　　C. 门静脉血栓形成
D. 成虫寄生于门静脉　　E. 门静脉-肝动脉吻合

28. 糖尿病酸中毒时如出现单侧眼眶周围感染和脑膜炎时应考虑头面部（　　）。
A. 毛霉菌病　　B. 隐球菌病　　C. 念珠菌病
D. 曲霉病　　E. 以上都不是

X 型选择题（多选题，每题可有 1~5 个答案）

1. 树胶样肿可见于（　　）。
A. 骨　　B. 肝　　C. 皮肤
D. 黏膜　　E. 睾丸

2. 肺结核原发复合征恶化进展，且引起血源性结核病，可表现为（　　）。
A. 浸润型结核　　B. 结核性脑膜炎　　C. 全身粟粒性结核病
D. 肺粟粒性结核病　　E. 气管旁淋巴结结核

3. 结核结节的构成成分有（　　）。
A. 成纤维细胞　　B. 上皮样细胞　　C. 干酪样坏死
D. 朗汉斯巨细胞　　E. 纤维素样坏死

4. 关于骨结核的描述，正确的是（　　）。
A. 冷脓肿形成　　B. 多见于儿童和青少年
C. 多侵犯脊椎骨、指骨和长骨骨骺　　D. 多以干酪样坏死为主，伴死骨形成
E. 在周围软组织内形成结核性肉芽组织及干酪性坏死

5. 肠伤寒的主要并发症是（　　）。
A. 肠狭窄　　B. 肠出血　　C. 肠穿孔
D. 肠套叠　　E. 肠坏死

6. 阿米巴痢疾的特点包括（　　）。
A. 腹痛腹泻　　B. 里急后重　　C. 暗红色果酱样便
D. 肠黏膜病变为烧瓶状溃疡　　E. 粪中可查到阿米巴滋养体

7. 急性肠阿米巴病溃疡的形态特点为（　　）。
A. 口小底宽　　B. 周围炎症明显　　C. 黏膜外观如破絮
D. 于黏膜下相互沟通　　E. 位于黏膜表面，较小

8. 血吸虫性肝纤维化引起门静脉高压的原因是（　　）。
A. 血管床减少　　B. 门静脉内血栓形成　　C. 门静脉-肝动脉吻合

D. 汇管区纤维组织增生　　E. 窦周间隙和小叶中央静脉周围纤维化

9. 曲菌所致的病变有（　　）。

A. 组织坏死　　B. 小脓肿形成　　C. 肉芽肿形成

D. 侵入血管并引起血栓形成　　E. 中性粒细胞和单核细胞浸润

二、名词解释

1. 肺原发复合征；2. 嗜酸性脓肿；3. 细菌毒力；4. Charcot-Leyden 结晶；5. 伤寒肉芽肿

三、简答题

1. 试述结核病的基本病理变化和常见临床表现。

2. 简述乙肝病毒感染后的肝脏病理变化。

神经解剖学
及头颈部局
部解剖学

第四部分
神经解剖学及头颈部局部解剖学

第三十五章　神经系统总论

重点内容纲要

一、神经系统的分部和组成

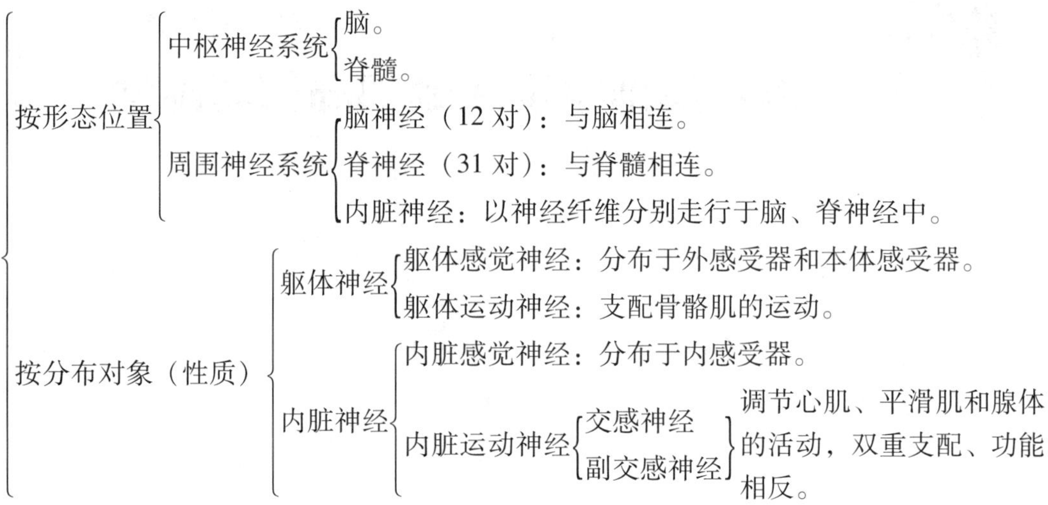

二、反射及反射弧

（一）概念

1. 反射

反射是神经系统的基本活动方式，为神经系统接受刺激并作出反应的过程。

2. 反射弧

反射弧是反射的物质基础，由 5 个部分组成，包括：感受器→传入神经→中枢→传出神经→效应器。

（二）神经系统的常用术语

1. 灰质和白质

在中枢神经系统内，由神经元胞体和树突聚集所形成的结构，颜色灰暗，称灰质；由神经纤维（轴突及其髓鞘）聚集所形成的结构，颜色白亮，称白质。

2. 皮质和髓质

位于大、小脑表面的灰质称皮质；位于大、小脑深面的白质称髓质。

3. 神经核和神经节

由形态和功能相似的神经元胞体聚集形成的团块状结构，在中枢神经系统内称为神经核；在周围神经系统内称为神经节。

4. 神经和纤维束

起止、行程、功能相近的神经纤维在中枢神经系统聚集形成的结构称纤维束，在周围神经系统聚集形成的结构称为神经。

5. 网状结构

在中枢神经系统内，由神经纤维彼此交错形成网状，网眼中充以大、小不等的灰质团块而形成白质和灰质交织混杂的结构。脑干内最发达。

（三）脊髓的位置和外形

1. 位置

脊髓位于椎管内，上端于枕骨大孔处与延髓相连，下端约平第 1 腰椎下缘，向下借终丝固定于尾骨背面。

2. 外形

脊髓呈前后略扁的圆柱形结构。

- 一个圆锥：脊髓圆锥。
- 两个膨大
  - 颈膨大：自 C_5 至 T_1（相当于发出臂丛的节段，支配上肢）。
  - 腰骶膨大：自 L_1 至 S_3（相当于发出腰骶丛的节段，支配下肢）。
- 六条沟
  - 前正中裂、后正中沟：将脊髓分成左右对称的两半。
  - 左、右前外侧沟：有脊神经前根穿出脊髓。
  - 左、右后外侧沟：有脊神经后根进入脊髓。

3. 脊髓节段与椎骨的对应关系

已知脊髓节段数推算平对的椎体数。

上颈髓节数（$C_1 \sim C_4$）= 平对的椎体数。

下颈髓节数（$C_5 \sim C_8$）-1 = 平对的椎体数。

上胸髓节数（$T_1 \sim T_4$）-1 = 平对的椎体数。

中胸髓节数（$T_5 \sim T_8$）-2 = 平对的椎体数。

下胸髓节数（$T_9 \sim T_{12}$）-3 = 平对的椎体数。

全部腰髓节段数平对第 10~12 胸椎体。

全部骶、尾髓节段平对第 1 腰椎体。

4. 脊髓的被膜

脊髓被 3 层膜所包裹，从外到内分别为硬膜、蛛网膜和软膜。

（1）硬膜：厚而坚韧，与椎管内壁相连，形成硬膜囊，对脊髓起到保护作用。硬膜与脊髓之间有空隙，称为硬膜外腔。

（2）蛛网膜：薄而透明，与软膜之间有蛛网膜下腔，内含脑脊液。蛛网膜下腔的脑脊液对脊髓起到缓冲和营养作用。

（3）软膜：紧贴脊髓表面，富含血管，为脊髓提供营养。软膜与脊髓实质之间几乎没有空隙。

5. 脊神经根

（1）前根：由运动神经元轴突构成，主要负责传导运动信号。前根纤维从脊髓前外侧发出，穿过椎间孔，进入脊柱外的软组织，支配骨骼肌的运动。

（2）后根：由感觉神经元轴突构成，主要负责传导感觉信号。后根纤维从脊髓后外侧发出，穿过椎间孔，进入脊柱外的软组织。后根在进入脊髓前，会形成膨大的脊神经节，内含感觉神经元的胞体，接收来自脊神经的感觉纤维，将感觉信息传导至大脑。

（四）脊髓的内部结构

脊髓由灰质与白质组成，与 31 条脊神经相连，有固有结构和传导结构，无中继性灰质。

1. 脊髓的管腔

脊髓中央有脊髓中央管，内含脑脊液，向上通第四脑室，向下在脊髓圆锥内扩大为终室，内面衬有室管膜细胞。

2. 脊髓的灰质

脊髓灰质分为与周围神经直接相关的灰质和固有灰质。

（1）与周围神经直接相关的灰质。

①躯体传出（运动）性灰质：位于脊髓中央管前外侧面，形成脊髓灰质前角，含有 α 和 γ 运动神经元，支配梭外肌和梭内肌。

②躯体传入（感觉）性灰质：位于脊髓中央管后外侧面，形成脊髓后角，含有与疼痛、

温度、触觉、压觉和本体感觉相关的细胞群。

③内脏传出性灰质：位于脊髓中央管两侧，形成中间带外侧核（$T_1 \sim L_3$，交感神经低级中枢）和骶副交感核（$S_2 \sim S_4$，副交感中枢一部分）。

④内脏传入性灰质：神经元胞体分散，不聚成灰质核，位于内脏传出性灰质背侧。

（2）固有灰质：由中间性神经元胞体聚集而成，包括胸核（背核）、中间带内侧核、后角连合核、前角连合核、后角边缘核和网状核等。这些核团位于脊髓灰质的不同区域，具有特定的位置和名称。脊髓灰质前角、后角、中间带及中央管前后方的灰质连合共同组成“H”字形或“蝴蝶”形状的脊髓灰质。

3. 脊髓的白质

脊髓内的白质分为与脊神经直接相关的白质、传导性白质和固有白质，形成白质后索、前索和侧索。

（1）与脊神经直接相关的白质。

前根纤维：发自脊髓灰质前角和中间带外侧核，传递运动冲动至效应器。

后根纤维：形成背外侧束（Lissaur 束），分为内侧部（本体感觉冲动）和外侧部（浅感觉冲动）。内侧部粗纤维上升组成后索，外侧部细纤维终于灰质后角。

（2）脊髓内的传导性白质。

①上行传导束
- 脊髓丘脑侧束：传导疼痛、温度觉冲动，起自灰质后角胶状质，交叉至对侧侧索上行。
- 脊髓丘脑前束：传导粗触觉和压觉冲动，起自灰质后角固有核，交叉至对侧侧索前部上行。
- 薄束和楔束：传导本体感冲动，由脊神经后根粗纤维直接形成，分别位于后索的内侧和外侧。
- 内脏冲动传导束：尚不明确，可能随脊髓丘脑侧束上行，传导内脏感觉。

②下行传导束：脊髓内下行传导束将端脑皮质神经冲动传送至脊髓灰质前角传出性神经元，控制骨骼肌和内脏活动。

a. 管理骨骼肌随意活动的下行传导束——皮质脊髓束。

- 皮质脊髓侧束：位于侧索中间，沿途分出纤维至前角，主要支配肢体远端小肌肉。
- 皮质脊髓前束：位于前索，下降至中胸部以上节段，大部分交叉至对侧前角。
- 皮质脊髓前外侧束：少量不交叉纤维，位于侧索前部，主要终于颈髓前角。

b. 管理内脏效应器活动的下行传导束。

路径：额叶皮质-室周系统-下丘脑-背侧纵束-脑干网状结构-网状脊髓束-脊髓内脏神经运动核。

c. 调节骨骼肌协调动作的下行传导束。

红核脊髓束：位于侧索中间，调节肌张力，抑制伸肌活动。
前庭脊髓束：位于前索边缘，增强肌张力，调整身体姿势。
橄榄脊髓束：侧索前部下行，作用不明确。
网状脊髓束：前索与外侧索交汇处，抑制肌张力及伸肌活动。

(3) 脊髓的固有白质。

脊髓固有白质纤维在脊髓本节或相邻节段间组成反射性神经通路，部分联系于脊髓与其他脑部，形成长距离反射路。

①长距离的固有束。

脊髓小脑后束：传导躯干和下肢骨骼肌本体感刺激至小脑，调节精细活动。
脊髓小脑前束：传导本体冲动至小脑，调节躯干、下肢骨骼肌的一般活动。
脊髓小脑吻侧束：传导上肢活动信息至小脑。
脊髓网状束：维持觉醒状态。
脊髓顶盖束：与痛觉有关。
脊髓前庭束：传送本体感冲动至前庭核。
脊髓橄榄束：功能不明确。
内侧纵束：协同眼球、头、颈部运动，保持身体姿势。
顶盖脊髓束：与头转向声光发出地方有关。

②脊髓本身的固有白质。

联系脊髓两侧半的纤维：组成前、后固有束，与前角躯体运动细胞相联系。
联系相邻节段间的纤维：形成半月束、背周围带、卵圆束、三角束，与灰质前角细胞相突触。
联系本节段灰质前角细胞的短纤维：构成外侧固有束的主要成分。
脊髓固有结构形成节段内或节段间的神经反射路，分为深、浅反射路。

深反射路：由本体感受器刺激，传至固有灰质和纤维，再至前角细胞，引起肌肉收缩，维持肌肉紧张或产生反射活动，为深反射或伸肌反射。
浅反射路：由感受器刺激，通过固有灰质和纤维，传至前角细胞，引起肌肉收缩或调节张力，为防御反射或屈肌反射。

4. 脊髓灰质的节段特征

$C_1 \sim C_4$：前角细胞少，无外侧核群，有膈神经核和脊副神经核，胶状质小，背核大。
$C_5 \sim C_8$：前角细胞增多，分群组，后角大，形成颈膨大，横径大于前后径。
胸段：细胞数目不多，前、后角细小，侧角显著，Clarke 核明显，胶状质断面变三角形。
腰段：前角细胞增多，后角细胞增加，后角断面狭长，胶状质增大，形成腰膨大。
骶段：前、后角均较小，无侧角，有副交感骶核，无背核，胶状质相对增大。

5. 脊髓白质的节段特征

颈段：上、下行传导束粗大，皮质脊髓侧束占侧索中央，薄束与楔束分开，网状结构明显。
胸段：部分下行传导束终止，上行传导束纤维增多，薄、楔二束部分隔开。
腰段：后索只有薄束，前索传导束纤维混淆不清。
骶段：白质传导束细小，许多下行束终止，上行束未形成，白质占比小。

6. 脊髓内部结构的比较解剖

（1）后索及后索核：两栖类无真正后索核，爬行类后索增粗，出现薄束核、楔束核。哺乳动物后索随立体感觉发展而发育，动物越高等后索越发达。人后索占全部白质的39%。

（2）腹根与背根纤维：大多数哺乳动物腹根纤维少但直径粗。鲸背根纤维数量减少。后角胶状质在大多数哺乳动物发育，鲸发育微弱。

（3）皮质脊髓束：哺乳类皮质脊髓束发达，人可能到达脊髓全长。皮质脊髓前束仅见于高等猿类及人，抵达胸髓中段。

（五）脊髓的血供

脊髓前动脉、脊髓后动脉和根动脉

（1）脊髓前动脉：沿脊髓前外侧下行，供应脊髓前2/3区域的血液，是脊髓的主要供血动脉之一，其分支穿入脊髓实质，为灰质和白质提供营养。

（2）脊髓后动脉：沿脊髓后外侧下行，供应脊髓后1/3区域的血液，其分支也穿入脊髓实质，为后角的感觉神经元和侧角的自主神经元提供营养。

（3）根动脉：自椎动脉或节段性动脉发出，穿入椎间孔，供应脊髓的节段性血液，在脊髓表面形成吻合网，确保脊髓的血液供应充足。根动脉是脊髓血液供应的重要补充，当脊髓前动脉或脊髓后动脉受阻时，根动脉可以起到代偿作用，维持脊髓的血液供应。

（六）脊髓的损伤与疾病

1. 脊髓损伤

（1）原因：可能由外伤（如交通事故、坠落伤等）、炎症、肿瘤等因素引起。

（2）表现：可能导致感觉、运动功能障碍，甚至截瘫。损伤部位不同，表现也不同，如颈段脊髓损伤可能导致四肢瘫痪和呼吸功能障碍；胸段脊髓损伤可能导致下肢瘫痪和大小便失禁等。

2. 脊髓疾病

（1）常见类型：包括脊髓炎、脊髓空洞症、脊髓肿瘤等。

（2）临床表现：可能导致脊髓功能受损，出现感觉异常、运动障碍、大小便失禁等症状。疾病的严重程度和临床表现因疾病类型和个体差异而异。

(3) 诊断与治疗：需要结合临床症状、体格检查和影像学检查等进行诊断。治疗则根据疾病类型和严重程度而定，可能包括药物治疗、手术治疗和康复治疗等。

复习思考题

一、选择题

A 型选择题（每题仅有 1 个正确答案）

1. 脊髓位于人体的（　　）。

A. 颅腔内　　B. 胸腔内　　C. 椎管内

D. 腹腔内　　E. 盆腔内

2. 脊髓的（　　）主要由神经元的胞体组成。

A. 白质　　B. 灰质　　C. 蛛网膜

D. 硬膜　　E. 软膜

3. 脊膜中最内层的是（　　）。

A. 硬膜　　B. 蛛网膜　　C. 软膜

D. 黄韧带　　E. 后纵韧带

4. 蛛网膜下腔内含有（　　）。

A. 血液　　B. 淋巴液　　C. 脑脊液

D. 组织液　　E. 血浆

5. 脊神经根分为（　　）。

A. 前根和后根　　B. 左根和右根　　C. 上根和下根

D. 内根和外根　　E. 前外侧根和后内侧根

6. 主要负责将运动指令传递至肌肉的是脊神经根的（　　）。

A. 后根　　B. 前根　　C. 蛛网膜

D. 硬膜　　E. 软膜

7. 脊髓的（　　）损伤可能导致四肢瘫痪。

A. 颈段　　B. 胸段　　C. 腰段

D. 骶段　　E. 尾段

8. 脊膜的功能不包括（　　）。

A. 保护脊髓　　B. 固定脊髓　　C. 营养脊髓

D. 传导神经冲动　　E. 提供润滑作用（通过脑脊液）

9. 脊髓的灰质和白质的排列方式是（　　）。

A. 灰质在外，白质在内　　B. 白质在外，灰质在内

C. 灰质和白质交替排列　　D. 灰质在上，白质在下

E. 白质在上，灰质在下

10. 脊髓的组成部分不包括（　　）。

A. 灰质　　B. 白质

C. 蛛网膜下腔　　D. 中央管

E. 脊神经根（作为脊髓的直接延伸部分考虑，此处指其不属于脊髓本体结构）

X 型选择题（每题选择两个或两个以上的正确答案）

1. 脊髓的组成部分包括（　　）。

A. 灰质　　B. 白质　　C. 蛛网膜下腔

D. 中央管　　E. 脊膜

2. 脊膜包括（　　）。

A. 软膜　　B. 蛛网膜　　C. 硬膜

D. 黄韧带　　E. 后纵韧带

3. 脊神经根的功能包括（　　）。

A. 传导感觉冲动至脊髓　　B. 传导运动指令至肌肉

C. 营养脊髓　　D. 保护脊髓　　E. 形成神经丛

4. 脊髓损伤可能导致的后果包括（　　）。

A. 感觉丧失　　B. 运动障碍　　C. 反射异常

D. 自主神经功能紊乱　　E. 意识障碍

二、名词解释

1. 脊髓；2. 脊膜；3. 脊神经根

三、简答题

1. 请列出脊髓的主要组成部分，并简述其位置关系。

2. 简述脊膜的三层结构及其各自的主要功能。

3. 请描述脊神经根的分类及其功能。

4. 论述脊髓在人体解剖结构中的重要地位及其功能，并结合脊髓损伤的临床表现说明其重要性。

5. 阐述脊膜的三层结构特点及其在保护脊髓方面所起的作用，并讨论脊膜病变可能带来的临床影响。

四、填图题

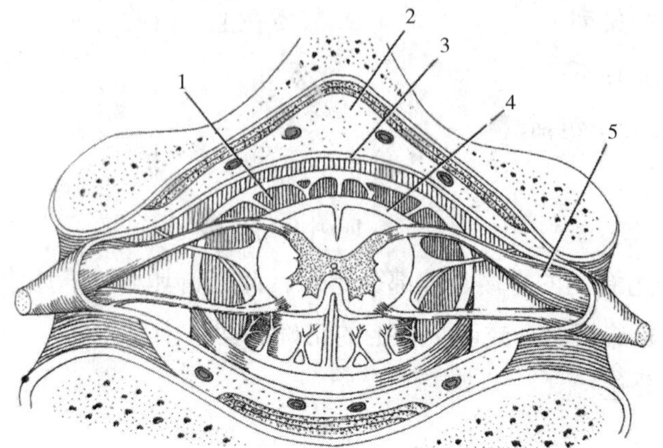

第三十六章　周围神经系统

重点内容纲要

一、脊神经

脊神经是指由脊髓发出的成对神经，共 31 对，均为混合型神经。每一对脊神经由前根和后根在椎间孔处合成。后根在椎间孔附近有椭圆形膨大，称脊神经节。

1. 分部

脊神经：
- 颈神经：8 对。
- 胸神经：12 对。
- 腰神经：5 对。
- 骶神经：5 对。
- 尾神经：1 对。

2. 性质及纤维成分

- 躯体感觉纤维：分布于皮肤、运动器等的躯体感受器。
- 躯体运动纤维：支配骨骼肌的运动。
- 内脏运动纤维：支配平滑肌、心肌和腺体的活动（交感、副交感）。
- 内脏感觉纤维：分布于内脏、心血管和腺体的内感受器。

3. 分支

- 脊膜支：分布于脊髓的被膜和脊柱的韧带。
- 交通支：连于脊神经与交感干之间的细支。
- 后支：分布于脊柱区皮肤和深层的肌肉。
- 前支：分布于躯干前外侧部和四肢的肌肉和皮肤。胸神经前支保持明显的节段性分布，其余的前支交织成神经丛：颈丛、臂丛、腰丛和骶丛。

（一）颈丛

1. 组成和位置

颈丛由 $C_1 \sim C_4$ 的前支组成，位于胸锁乳突肌上部的深面，中斜角肌和肩胛提肌起始处的前方。

2. 颈丛的主要分支及分布

（1）皮支
- 枕小神经：分布于枕部、耳郭背面上部皮肤。
- 耳大神经：分布于耳郭及附近皮肤。
- 颈横神经：分布于颈前部皮肤。
- 锁骨上神经：分布于颈侧区下份、胸壁上部和肩部皮肤。

（2）膈神经：自颈丛发出，由 $C_3 \sim C_5$ 前支组成，经前斜角肌前面下行，穿锁骨下动、静脉之间，由胸廓上口进入胸腔，经肺根前方、心包外侧至膈。

①分布
- 运动纤维：支配膈肌运动。
- 感觉纤维：分布于胸膜、心包、膈下面的部分腹膜。

②损伤表现：主要是同侧的膈肌瘫痪，腹式呼吸减弱或消失。

（二）臂丛

1. 组成和位置

臂丛由 $C_5 \sim C_8$ 的前支和 T_1 前支的大部分纤维组成。这些纤维先合成上、中、下三干，每干分前、后两股，再合为内、外侧束和后束。

臂丛经斜角肌间隙穿出，行于锁骨下动脉后上方，经锁骨中段的后方入腋窝。臂丛在锁骨中点后方比较集中，位置较浅，容易摸到，常作为臂丛阻滞麻醉的部位。

2. 主要分支

（1）腋神经（$C_5 \sim C_6$）：发自臂丛后束，穿四边孔，绕肱骨外科颈至三角肌深面。

①分布
- 肌支：支配三角肌和小圆肌。
- 皮支（臂外侧上皮神经）：分布于肩部和臂外侧上部的皮肤。

②损伤表现：肱骨外科颈骨折、肩关节脱位或腋杖的压迫等，都可能损伤腋神经导致三角肌瘫痪，出现臂不能外展等运动障碍和三角肌区皮肤感觉丧失。由于三角肌萎缩，肩部失去圆隆的外形，形成“方肩”。

（2）肌皮神经（$C_5 \sim C_7$）：发自臂丛外侧束，斜穿喙肱肌，经肱二头肌和肱肌间下降，其终支（皮支）在肘关节稍下方延续为前臂外侧皮神经。

①分布
- 肌支：臂部前群肌。
- 皮支：前臂外侧的皮肤。

②损伤表现：屈肘障碍，屈肩无力，前臂外侧部皮肤感觉麻木。

（3）正中神经（C_6~T_1）：发自臂丛内、外侧束，沿肱二头肌内侧沟下行至肘窝，穿旋前圆肌，在前臂正中下行于指浅、深屈肌之间，穿腕管入手掌。

①分布：
- 肌支：支配除肱桡肌、尺侧腕屈肌和指深屈肌尺侧半以外的前臂前群肌；拇收肌以外的鱼际肌；第1、2蚓状肌。
- 皮支：分布于掌心、鱼际、桡侧三个半指的掌面及其中节和远节手指背面的皮肤。

②损伤表现：前臂不能旋前，屈腕力明显减弱，拇指、食指不能屈，拇指不能对掌，呈“枪手”。若与尺神经合并损伤则呈“猿手”。

（4）尺神经（C_8、T_1）：发自臂丛内侧束，与肱动脉、正中神经伴行于肱二头肌内侧沟至臂中份，继而转至臂后区下行入尺神经沟，再向下穿尺侧腕屈肌起始处，在指浅屈肌与尺侧腕屈肌之间下至尺动脉和豌豆骨之间入手掌。

①分布：
- 肌支：支配尺侧腕屈肌和指深屈肌的尺侧半、小鱼际肌、拇收肌、骨间肌及第3、4蚓状肌。
- 皮支：分布于小鱼际、小指和环指尺侧半掌面的皮肤、手背尺侧半和小指、环指及中指尺侧半背面的皮肤。

②损伤表现：肱骨内上髁骨折等损伤尺神经，致屈腕力减弱，环指和小指远节指骨不能屈，小鱼际萎缩变平坦，拇指不能内收，骨间肌萎缩，各指不能互相靠拢，各掌指关节过伸，第4、5指的指间关节弯曲，呈“爪形手”。感觉丧失区域以手内侧缘为主。

（5）桡神经（C_5~T_1）：臂丛最粗大的分支。发自后束，沿桡神经沟绕肱骨中段背面旋向外下，在肱骨外上髁稍上方下行于肱桡肌与桡侧腕长伸肌之间，经前臂后区至手背。

①分布：
- 肌支：支配肱三头肌、肱桡肌和前臂伸肌。
- 皮支：分布于臂与前臂背面、手背桡侧半和桡侧两个半手指近节背面的皮肤。

②损伤表现：肱骨中段骨折易损伤桡神经，导致伸肌瘫痪，不能伸肘、伸腕、伸指，呈“垂腕”。感觉障碍以第1、2掌骨间隙背面“虎口区”皮肤最为明显。

（三）胸神经前支

胸神经前支共有12对，第1~11对均位于相对应的肋间隙，称为肋间神经；第12对胸神经前支位于第12肋的下方，称为肋下神经。

1. 分布

- 肌支：支配肋间肌和腹肌的前外侧群。
- 皮支：分布于胸、腹壁的皮肤以及胸腹膜壁层。

2. 节段性分布标志

T_2：相当于胸骨角平面。
T_4：相当于胸骨角与剑突根部连线中点平面（男性乳头平面）。
T_6：相当于剑突根部平面。
T_8：相当于剑突根部与脐连线中点平面（肋弓最低点连线平面）。
T_{10}：相当于脐平面。
T_{12}：相当于脐与耻骨联合上缘连线中点平面。

（四）腰丛

1. 组成和位置

腰丛由第12胸神经前支的一部分纤维、第1~3腰神经前支及第4腰神经前支的一部分纤维组成，位于腰大肌深面。

2. 主要分支

（1）股神经（L_2~L_4）：发自腰丛，先在腰大肌与髂肌之间下行，经腹股沟韧带中点深面、股动脉外侧，入股三角，分支分布，最长的分支称隐神经，伴大隐静脉沿小腿内侧面，至足内侧缘。

①分布
- 肌支：支配耻骨肌、股四头肌和缝匠肌。
- 皮支：分布于股前部、膝关节前面、髌下、小腿内侧面和足内侧缘的皮肤。

②损伤表现：屈髋无力，不能伸膝，股四头肌萎缩，膝腱反射消失，大腿前面、小腿内侧面与足的内侧缘皮肤感觉障碍。

（2）闭孔神经（L_2~L_4）：发自腰丛，沿腰大肌内侧缘穿出，循小骨盆侧壁穿闭膜管出小骨盆，到大腿内侧。

①分布
- 肌支：支配闭孔外肌、大腿内收肌群（耻骨肌除外）。
- 皮支：分布于大腿内侧面的皮肤。

②损伤表现：髋关节内收乏力，大腿内侧感觉障碍。

（五）骶丛

1. 组成和位置

骶丛由来自腰丛的腰骶干和所有骶、尾神经前支组成，位于盆腔内，在骶骨及梨状肌前面，髂血管的后方。

2. 主要分支

（1）阴部神经（S_2~S_4）：发自骶丛，伴阴部内动、静脉，出梨状肌下孔，绕坐骨棘，穿坐骨小孔，入坐骨肛门窝。

分布
- 肛（直肠下）神经：分布于肛门外括约肌及肛门部的皮肤。
- 会阴神经：分布于会阴诸肌和阴囊（大阴唇）的皮肤。
- 阴茎（阴蒂）背神经：分布于阴茎（阴蒂）的海绵体和皮肤。

（2）坐骨神经（$L_4 \sim S_3$）：全身最粗大的神经，发自骶丛，穿梨状肌下孔出骨盆，在臀大肌深面经坐骨结节与股骨大转子之间入股后区，至腘窝上角分为胫神经和腓总神经，到小腿和足。

①分布：在股后部发出肌支支配大腿后群肌。

②主要分支
- 胫神经（$L_4 \sim S_3$）：分布于小腿后群肌、足底肌和皮肤。损伤后出现“钩状足”和分布区皮肤感觉障碍。
- 腓总神经（$L_4 \sim S_2$）
  - 腓浅神经：肌支支配腓骨长、短肌；皮支分布于小腿外侧，足背和第2~5趾侧皮肤。
  - 腓深神经：与胫前动脉伴行，分布于小腿肌前群、足背肌及第1，2趾背面的相对缘皮肤。

③损伤表现：腓总神经损伤后形成“马蹄内翻足”和分布区皮肤感觉障碍。

二、脑神经

（一）基本概念

脑神经是从脑发出的左右成对的神经，共12对，属于周围神经系统。

1. 脑神经的顺序代号及名称

Ⅰ嗅神经；Ⅱ视神经；Ⅲ动眼神经；Ⅳ滑车神经；Ⅴ三叉神经；Ⅵ展神经；
Ⅶ面神经；Ⅷ前庭蜗神经；Ⅸ舌咽神经；Ⅹ迷走神经；Ⅺ副神经；Ⅻ舌下神经。

2. 口诀

Ⅰ嗅Ⅱ视Ⅲ动眼，Ⅳ滑Ⅴ叉Ⅵ外展，Ⅶ面Ⅷ听Ⅸ舌咽，迷副舌下顺序全。

3. 脑神经的纤维成分

- 感觉纤维
  - 一般躯体感觉纤维：分布于皮肤、肌腱和大部分口、鼻腔黏膜。
  - 特殊躯体感觉纤维：分布于视器、前庭蜗器等特殊感受器。
  - 一般内脏感觉纤维：分布于头、颈和胸、腹腔内脏器官。
  - 特殊内脏感觉纤维：分布于嗅器、味蕾。
- 运动纤维
  - 躯体运动纤维：支配眼外肌、舌肌。
  - 特殊内脏运动纤维：支配咀嚼肌、面肌、咽喉肌等（鳃弓肌）。
  - 一般内脏运动纤维：支配平滑肌、心肌和腺体的活动。

（二）脑神经的性质

感觉性脑神经：Ⅰ、Ⅱ、Ⅷ三对。

运动性脑神经：Ⅲ、Ⅳ、Ⅵ、Ⅺ、Ⅻ五对。

混合性脑神经：Ⅴ、Ⅶ、Ⅸ、Ⅹ四对。

1. 感觉性脑神经

代号及名称	纤维成分	终止核	连脑部位	出入颅腔部位	分布	损伤表现
Ⅰ嗅神经	特殊内脏感觉	嗅球	端脑	筛孔	鼻腔嗅黏膜	嗅觉障碍
Ⅱ视神经	特殊躯体感觉	外侧膝状体	间脑	视神经管	眼球视网膜	视觉障碍
Ⅷ前庭蜗神经	特殊躯体感觉	前庭神经核	脑桥	内耳门	椭圆囊斑、球囊斑、壶腹嵴	眩晕、眼球震颤等
		蜗神经核			螺旋器	听力障碍

2. 运动性脑神经

代号及名称	纤维成分	起始核	连脑部位	出入颅腔部位	分布	损伤表现
Ⅲ动眼神经	躯体运动	动眼神经核	中脑	眶上裂	上、下、内直肌，下斜肌，上睑提肌	眼外斜视、上睑下垂
	一般内脏运动（副交感）	动眼神经副核			瞳孔括约肌、睫状肌	瞳孔对光及调视反射消失
Ⅳ滑车神经	躯体运动	滑车神经核	中脑		上斜肌	眼不能外下斜视
Ⅵ展神经	躯体运动	展神经核	脑桥		外直肌	眼内斜视
Ⅺ副神经	特殊内脏运动	疑核（延髓部）	延髓	颈静脉孔	咽喉肌	吞咽与发音障碍
	躯体运动	副神经核（脊髓部）	脊髓		胸锁乳突肌、斜方肌	头偏向同侧、面转向对侧、提肩均无力
Ⅻ舌下神经	躯体运动	舌下神经核	延髓	舌下神经管	舌肌	伸舌时舌尖偏向瘫痪侧

3. 混合性脑神经

（1）三叉神经：为混合性神经，含有躯体感觉和特殊内脏运动 2 种纤维。

纤维成分
- 特殊内脏运动纤维：起于三叉神经运动核，支配咀嚼肌等。
- 躯体感觉纤维：分布于面部的皮肤、黏膜、牙齿、脑膜等，传导一般感觉，止于三叉神经脑桥核和脊束核；分布于牙周膜、头面部骨骼肌传导本体感觉，止于三叉神经中脑核。

主要分支：
- 眼神经：感觉性，发自三叉神经节，经眶上裂入眶，分支分布于额顶部、上睑和鼻背的皮肤，硬脑膜、眼等，其终末支为眶上神经。
- 上颌神经：感觉性，发自三叉神经节，经圆孔出颅，进入翼腭窝，经眶下裂入眶，延续为眶下神经。分布于眼裂和口裂间的皮肤（鼻背除外）、硬脑膜、上牙及鼻、口腔黏膜。
- 下颌神经：混合性，发自三叉神经节并有运动纤维加入，经卵圆孔出颅分支。主要分支有舌神经、下牙槽神经、耳颞神经、咀嚼肌神经等。肌支支配咀嚼肌、鼓膜张肌和腭帆张肌。感觉支分布于口裂以下、耳颞区皮肤、硬脑膜、下牙及牙龈、舌前 2/3 及口底黏膜。

（2）面神经：为混合性神经，含有 3 种主要纤维。

纤维成分：
- 特殊内脏运动纤维：起于面神经核，支配面肌的运动。
- 一般内脏运动纤维：属副交感节前纤维，起于上泌涎核，在翼腭神经节及下颌下神经节换元，节后纤维分布于泪腺、舌下腺、下颌下腺及鼻、腭的黏膜腺体。
- 特殊内脏感觉纤维（味觉纤维）：分布于舌前 2/3 味蕾，止于孤束核。

此外，还有少量传导耳部皮肤和表情肌的躯体感觉纤维。

（3）舌咽神经：为混合性脑神经，含 5 种纤维成分。自延髓上部发出后，经颈静脉孔出颅，在舌骨舌肌深面达舌根，分布于舌和咽部。

纤维成分：
- 特殊内脏运动纤维：起于疑核，支配茎突咽肌。
- 一般内脏运动纤维：属副交感纤维，起自下泌涎核在耳神经节换元，节后纤维分布于腮腺。
- 特殊内脏感觉纤维：分布于舌后 1/3 的味蕾，终止于孤束核。
- 一般内脏感觉纤维：分布于咽、舌后 1/3 咽鼓管、鼓室等处的黏膜以及颈动脉窦和颈动脉小球。
- 一般躯体感觉纤维：分布于耳后皮肤。

主要分支：
- 鼓室神经：分布于腮腺等。
- 颈动脉窦支：颈动脉窦支分布于颈动脉窦和颈动脉小球。
- 舌支：舌支为舌咽神经的终支，分布于舌后 1/3 的黏膜和味蕾。

（4）迷走神经：混合性脑神经。迷走神经是行程最长、分布范围最广的脑神经，含有 4 种纤维。迷走神经自橄榄后沟出脑，经颈静脉孔出颅，迷走神经干在颈部位于颈动脉鞘内降至颈根部。

①纤维组成
- 一般内脏运动纤维：属副交感纤维，起自迷走神经背核，主要分布于颈、胸和腹部的大部分脏器，调节平滑肌、心肌和腺体活动。
- 一般内脏感觉纤维：分布于颈、胸和腹部的脏器，终止于孤束核。
- 一般躯体感觉纤维：主要分布于外耳的皮肤和硬脑膜，止于三叉神经脊束核。
- 特殊内脏运动纤维：起自疑核，支配咽喉肌。

②主要分支
- 喉上神经：起自下神经节，分内、外支。外支支配环甲肌，内支分布于声门裂以上的喉黏膜以及会厌、舌根等。
- 喉返神经：左（右）迷走神经经过主动脉弓（右锁骨下动脉）前方处发出左（右）喉返神经，勾绕主动脉弓（右锁骨下动脉）下后方返至颈部。其中运动纤维支配除环甲肌以外所有的喉肌；感觉纤维分布于声门裂以下的喉黏膜。

三、内脏神经

（一）内脏运动神经

1. 内脏运动神经与躯体运动神经的区别

内容	内脏运动神经	躯体运动神经
低级中枢	交感神经：脊髓 $T_1 \sim L_3$ 侧角副交感神经：脊髓 $S_2 \sim S_4$ 骶副交感核及脑干的一般内脏运动核	脊髓前角细胞及脑干内的躯体运动核与特殊内脏运动核
支配对象	心肌、平滑肌、腺体	骨骼肌
支配方式（低级中枢至效应器）	需在内脏运动神经节内换元，由节后神经元发出节后纤维间接支配	无须换元，直接支配
纤维成分	交感神经纤维和副交感神经纤维	躯体运动纤维
分布形式	节后纤维攀附血管或脏器形成神经丛	以神经干的方式
意识控制	不受意识控制（不随意）	受意识控制（随意）

2. 交感神经

（1）分部
- 中枢部：低级中枢位于脊髓 $T_1 \sim L_3$ 节段的灰质中间外侧核。
- 周围部
  - 交感神经节。
  - 交感干。
  - 交感神经、神经丛。

（2）交感神经节
- 椎旁神经节：位于脊柱两旁，参与组成交感干。
- 椎前神经节
  - 位置：位于脊柱前方，腹主动脉脏支的根部。
  - 分支
    - 腹腔神经节。
    - 主动脉肾神经节。
    - 肠系膜上神经节。
    - 肠系膜下神经节。

（3）交感干：由椎旁神经节及其节间支连成的左右两条交感干，位于脊柱两侧，上自颅底，下至尾骨，与尾骨的前面左、右交感干会合于奇神经节。

（4）交通支：椎旁神经节与相应的脊神经之间有交通支相连。从脊神经至椎旁神经节的称白交通支，由椎旁神经节返回脊神经的称灰交通支。

- 白交通支：为节前纤维，由侧角发出，只存在于 $T_1 \sim L_3$ 脊神经中，共 15 对。
- 灰交通支：为节后纤维，由椎旁神经节发出，存在于 31 对脊神经中，共 31 对。

（5）交感神经节纤维的行程。

节前纤维去向
- 终止于相应的椎旁神经节，交换神经元。
- 在交感干内上升或下降，在相应椎旁神经节的上方或下方的椎旁神经节交换神经元。
- 穿出相应椎旁神经节，至椎前节交换神经元。

节后纤维去向
- 经灰交通支返回脊神经，随脊神经分布于头颈部、躯干和四肢的血管、汗腺和竖毛肌。
- 攀附动脉走行，形成相应的神经丛，随动脉分布而分布。
- 直接分布到所支配的脏器。

3. 副交感神经

（1）分部
- 低级中枢：位于脑干的副交感神经核、脊髓的骶副交感核。
- 周围部
  - 副交感神经节：称器官旁节和器官壁内节。
  - 副交感神经的节前纤维和节后纤维。

（2）颅部副交感神经：其节前纤维行于Ⅲ、Ⅶ、Ⅸ、Ⅹ四对脑神经中。

①动眼神经副核发出的副交感神经节前纤维，随动眼神经走行至眶内，在睫状神经节换元，节后纤维支配瞳孔括约肌和睫状肌。

②上泌涎核发出的副交感神经节前纤维，随面神经走行，并发出分支。

- 岩大神经→翼腭神经节→泪腺、鼻腔、口腔以及腭黏膜的腺体。
- 鼓索→舌神经→下颌下神经节→下颌下腺和舌下腺。

③下泌涎核发出的副交感节前纤维，随舌咽神经走行，在耳神经节换元，节后纤维调节腮腺的分泌。

④迷走神经背核发出的副交感神经节前纤维，随迷走神经走行，在胸、腹腔脏器附近或器官内的副交感神经节换元，节后纤维分布于胸、腹腔脏器（结肠左曲以上的消化管）。

（3）骶部副交感神经：脊髓的骶副交感核发出的副交感神经节前纤维，组成盆内脏神经加入盆丛，随盆丛的分支在盆部脏器附近或脏器内的副交感神经节交换神经元，节后纤维支配结肠左曲以下的消化管和盆腔脏器。

4. 交感神经与副交感神经的特点比较

内容	交感神经	副交感神经
低级中枢	脊髓 $T_1 \sim L_3$ 的中间外侧核	脑干和脊髓骶副交感核
神经节	椎旁节、椎前节	器官旁节、器官内节
节前纤维	短	长
节后纤维	长	短
神经元比例	一个节前神经元的轴突可以与许多节后神经元组成突触	一个节前神经元的轴突则与较少的节后神经元组成突触
分布范围	广泛。除瞳孔括约肌和睫状肌外其他所有部位的平滑肌、心肌和腺体均有交感神经支配	较少。瞳孔开大肌、睑板肌、体壁和四肢的血管、汗腺、竖毛肌以及肾上腺髓质等均无副交感神经支配

（二）内脏感觉神经

1. 内脏感觉神经特点

（1）痛阈较高：内脏痛觉主要通过交感神经内的感觉纤维传入脊髓，对内脏反射的调节作用不大，故临床上为了解除内脏痛而切断交感神经不会引起严重的内脏功能紊乱。

（2）定位不准确：内脏感觉神经的传入途径比较分散，即一个脏器的感觉纤维经多个节段的脊神经进入脊髓，而一条脊神经含有几个脏器的感觉纤维。

（3）牵涉性痛：当某些内脏器官发生病变时，常在体表一定区域产生疼痛或感觉过敏的现象称牵涉性痛。一般认为，发生牵涉性痛的体表部位与病变器官往往接受同一脊髓节段的支配，体表部位和病变器官的感觉神经进入同一脊髓节段，并在后角内发生密切联系。因此，从患病内脏传来的冲动可扩散到邻近的躯体感觉神经元，从而产生牵涉痛。

2. 主要的内脏神经丛

名称	位置	组成	分布
心丛	浅丛位于主动脉弓下方、右肺动脉前方；深丛位于主动脉弓和气管杈之间	两侧交感干的颈上、中、下神经节和第 1~4 或第 5 胸神经节发出的心支及迷走神经的心支	心肌等

续表

名称	位置	组成	分布
肺丛	位于肺根前、后方	迷走神经的支气管支、交感干的第2~5胸神经节的分支及心丛的分支	肺、支气管等
腹腔丛	腹腔干和肠系膜上动脉根部周围	两侧胸交感干的内脏大、小神经和迷走神经后干的腹腔支及腰上部交感神经节分支	肝、胃、脾、肾、空回肠等
腹主动脉丛	腹主动脉前面及两侧	腹腔丛在腹主动脉表面向下的延续	结肠左曲至直肠上段的肠管、下肢血管、汗腺和竖毛肌等
腹下丛	上腹下丛位于第5腰椎前面、腹主动脉末端及两髂总动脉之间；下腹下丛（盆丛）位于直肠两侧	上腹下丛由腹主动脉丛向下的延续及下位两腰神经节发出的腰内脏神经组成；下腹下丛是上腹下丛在直肠两侧的部分	盆腔各脏器

复习思考题

一、单项选择题

A 型选择题（每题仅有 1 个正确答案）

1. 下列神经不属于颈丛的是（　　）。

A. 枕小神经　　B. 枕大神经　　C. 耳大神经

D. 颈横神经　　E. 锁骨上神经

2. 临床上颈部皮肤浸润麻醉的阻滞点在（　　）。

A. 胸锁乳突肌后缘中点　　B. 胸锁乳突肌前缘中点　　C. 胸锁乳突肌上部

D. 胸锁乳突肌下部　　E. 斜方肌前缘

3. 颈丛是由（　　）颈神经前支组成。

A. $C_1 \sim C_3$　　B. $C_1 \sim C_4$　　C. $C_1 \sim C_5$

D. $C_1 \sim C_6$　　E. $C_2 \sim C_4$

4. 肱骨中段骨折易损伤（　　）。

A. 尺神经　　B. 腋神经　　C. 正中神经

D. 桡神经　　E. 肌皮神经

5. 属于腰丛分支的是（　　）。

A. 股后皮神经　　B. 股神经　　C. 坐骨神经
D. 阴部神经　　E. 臀下神经

6. 胫神经损伤可引起（　　）。
A. 足不能背屈　　B. 走路时呈“跨阈步态”
C. 形成“仰趾足”　　D. 小腿外侧及足背、趾背感觉障碍
E. 形成“马蹄内翻足”

7. 脊神经节连于（　　）。
A. 脊神经前根　　B. 脊神经后根　　C. 脊神经前支
D. 脊神经后支　　E. 脊髓前角

8. 分布于脐平面的胸神经前支是（　　）。
A. T_6 前支　　B. T_7 前支　　C. T_8 前支
D. T_{10}前支　　E. T_{12}前支

9. 支配肱二头肌的是（　　）。
A. 正中神经　　B. 桡神经　　C. 肌皮神经
D. 腋神经　　E. 尺神经

10. 肱骨外科颈骨折易损伤的是（　　）。
A. 正中神经　　B. 腋神经　　C. 桡神经
D. 尺神经　　E. 肌皮神经

11. 下肢神经的分布，错误的是（　　）。
A. 闭孔神经分布于股内侧肌群　　B. 坐骨神经分布于股后肌群
C. 胫神经分布于小腿后肌群　　D. 腓浅神经分布于小腿外侧肌群
E. 腓深神经分布于足底肌群

12. 腓骨颈处的骨折易导致（　　）。
A. 胫神经损伤　　B. 腓总神经损伤　　C. 隐神经损伤
D. 股后皮神经损伤　　E. 股外侧皮神经损伤

13. 以下结构不属于膈神经支配的是（　　）。
A. 膈肌　　B. 胸膜　　C. 心包
D. 腹膜　　E. 肺

14. 动眼神经不支配的眼外肌是（　　）。
A. 上直肌　　B. 下直肌　　C. 内直肌
D. 上斜肌　　E. 下斜肌

15. 关于三叉神经的描述，错误的是（　　）。
A. 与脑桥相连　　B. 为混合性脑神经

C. 眼神经由眶上裂入颅　D. 上颌神经由圆孔入颅　E. 下颌神经属感觉性

X 型选择题（每题选择两个或两个以上的正确答案）

1. 含有副交感纤维成分的脑神经有（　　）。

A. 动眼神经　B. 滑车神经　C. 面神经

D. 舌咽神经　E. 迷走神经

2. 交感神经兴奋时不会出现（　　）。

A. 冠状动脉收缩　B. 支气管平滑肌收缩　C. 瞳孔开大

D. 心跳减慢　E. 胃肠蠕动减慢

3. 属于椎前神经节的有（　　）。

A. 腹腔神经节　B. 肠系膜上神经节　C. 肠系膜下神经节

D. 主动脉肾神经节　E. 颈上神经节

4. 下列不属于舌咽神经支配的腺体是（　　）。

A. 腮腺　B. 泪腺　C. 舌下腺

D. 下颌下腺　E. 甲状腺

5. 关于舌的神经支配，错误的是（　　）。

A. 舌的一般躯体感觉由面神经和舌咽神经共同管理

B. 三叉神经管理舌前 2/3 的黏膜感觉

C. 舌肌的运动由舌神经控制

D. 舌咽神经的舌支管理舌前 2/3 的味觉

E. 舌后 1/3 的味觉由舌下神经传导

6. 动眼神经损伤可导致（　　）。

A. 眼外斜视　B. 瞳孔缩小　C. 眼内斜视

D. 瞳孔散大　E. 瞳孔没有改变

7. 面神经支配的腺体包括（　　）。

A. 腮腺　B. 泪腺　C. 舌下腺

D. 下颌下腺　E. 鼻黏膜腺

8. 对鼓索的描述，正确的是（　　）。

A. 经鼓室后出茎乳孔　B. 出颅后并入舌神经

C. 其一般内脏运动纤维终于下颌下神经节

D. 味觉纤维分布于舌前 2/3 的味蕾　E. 属混合性神经

9. 对三叉神经描述，正确的是（　　）。

A. 与脑桥相连　B. 为混合性脑神经

C. 眼神经由眶上裂入颅　D. 上颌神经由圆孔入颅

E. 下颌神经属感觉性

10. 动眼神经支配的眼外肌有（　　）。

A. 上直肌　　B. 下直肌　　C. 外直肌

D. 上斜肌　　E. 上睑提肌

二、名词解释

1. 脊神经节；2. 膝神经节

三、论述题

患者，男性，28 岁，骑电动车时被甩出，跌倒时左臂着地，左臂中部疼痛，肿胀有瘀斑，X 线可见肱骨中段骨折并伴有神经损伤。

1. 该患者最可能损伤的神经是哪条?

2. 该患者可能出现的手畸形是哪种?

四、填图题

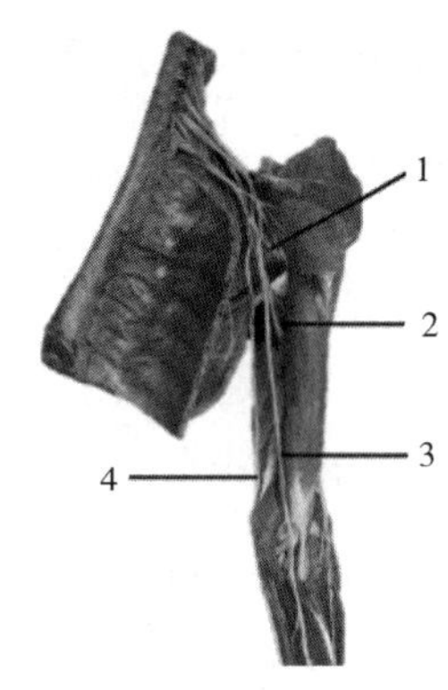

第三十七章　中枢神经系统

重点内容纲要

一、脑的整体结构与分区

（一）脑的基本构成

脑由大脑半球、小脑和脑干 3 部分构成，它们各自承担着不同的神经功能，共同协调人体的各种生理活动和行为表现。

大脑半球是脑的最大部分，表面布满脑沟和脑回，这种结构增加了脑皮质的表面积，为高级神经活动提供了广阔的场所。大脑半球是思维、意识、感知、记忆等高级神经活动的中心。

（二）大脑半球的分区

根据脑沟回的分布，大脑半球可分为额叶、顶叶、枕叶和颞叶 4 个主要区域。额叶位于大脑的前部，负责思维、判断、决策、计划等高级认知功能，以及控制躯体的随意运动。

顶叶位于大脑的顶部，负责处理触觉、温度觉、压力觉等体感觉信息，以及参与空间定位和语言理解。枕叶位于大脑的后部，主要负责视觉信息的处理，包括形状、颜色、亮度等视觉特征的识别。颞叶位于大脑的侧面，负责听觉信息的处理，以及语言、记忆和情感的调控。

二、脑干

（一）概念

脑干是中脑、脑桥和延髓的总称，由脑神经的核团、中继核、上行传导神经、下行传导神经和发达的网状结构组成，是许多躯体反射和内脏反射的中枢。

（二）脑干内部结构

1. 组成成分

（1）与脑神经直接相关结构：脑干与十对脑神经相连，包含相应的脑神经核。

（2）固有结构：由原始神经管演化而来，包括固有灰质和纤维束。

（3）传导结构：连接脊髓与前脑、小脑，传递神经冲动。

（4）中继结构：在进化中作为高级部位，遗留中继核团。

2. 纵向组合

（1）顶部：中脑为顶盖，含顶盖前区、四叠体和内侧丘系；脑桥连小脑腹侧结构；延髓上部为第 4 脑室脉络丛，下部为后索及薄、楔束核。

（2）室腔部：中脑为中脑水管，脑桥和延髓为第四脑室，延髓下部为中央管。管腔壁衬以室管膜，周围包以中央灰质。

（3）被盖部：构成脑干主体，含脑神经核、上行丘系、网状结构等。

（4）基底部：中脑为大脑脚底，脑桥为基底，延髓为锥体。

（三）脑干内神经核团

1. 脑神经核

（1）躯体运动柱。

动眼神经核→动眼神经→支配大部分眼球外肌（除外直肌和上斜肌外）和提上睑肌的运动。

滑车神经核→滑车神经→支配上斜肌的运动。

展神经核→展神经→支配外直肌的运动。

舌下神经核→舌下神经→支配舌肌的运动。

（2）特殊内脏运动柱。

三叉神经运动核→三叉神经→下颌神经→支配咀嚼肌等的运动。

面神经核→面神经→支配面肌和镫骨肌等的运动。

疑核→舌咽神经、迷走神经、副神经→支配软腭、咽、喉的骨骼肌的运动。

副神经核→副神经→支配胸锁乳突肌和斜方肌的运动。

（3）一般内脏运动柱。

动眼神经副核→动眼神经→支配瞳孔括约肌和睫状肌的活动。

上泌涎核→面神经→支配泪腺、舌下腺、下颌下腺和口鼻腔黏液腺的分泌。

下泌涎核→舌咽神经→支配腮腺的分泌。

迷走神经背核→迷走神经→支配颈部和胸、腹腔大部分脏器的活动。

（4）内脏感觉柱。

孤束核←面、舌咽和迷走神经←接受来自味蕾、颈动脉窦、咽、喉、心、肺和肠道等的内脏感觉纤维。

（5）一般躯体感觉柱。

三叉神经中脑核 ←— 三叉神经 ←— 咀嚼肌、眼外肌、面肌和牙周膜的本体感觉。

三叉神经脑桥核 ← 头面部触、压觉
三叉神经脊束核 ← 头面部痛、温觉
（头面部触、压觉和头面部痛、温觉）还接受少量来自面神经、舌咽神经和迷走神经的躯体传入纤维。

（6）特殊躯体感觉柱。

前庭神经核←前庭蜗神经←位置觉感受器（椭圆囊斑、球囊斑、壶腹嵴）。

蜗神经核←前庭蜗神经←听觉的感受器（螺旋器）。

2. 主要的非脑神经核

（1）薄束核与楔束核→薄束与楔束→薄束核与楔束核→内侧丘系交叉→内侧丘系→传导本体感觉和精细触觉。

（2）上丘与下丘：位于中脑背侧部，分别与视觉和听觉反射有关。

（3）红核：位于中脑上丘水平的被盖部，黑质的后内侧，与躯体运动的控制密切相关。

（4）黑质：位于中脑的脚底与被盖之间，由多巴胺能神经元组成，与纹状体有往返联系，参与运动调节，损伤引起震颤麻痹。

（四）脑干内重要的白质

	名称	起始	终止	功能
下行束	锥体束	大脑皮质运动区	脊髓前角及脑干的躯体运动核	支配全身骨骼肌的随意运动
上行束	内侧丘系	薄束核，楔束核	背侧丘脑腹后外侧核	传导躯干四肢本体感觉及精细触觉
	脊髓丘系	脊髓后角固有核		传导躯干四肢浅感觉
	三叉丘系	三叉神经感觉核	背侧丘脑腹后内侧核	传导头面部的一般躯体感觉
	外侧丘系	蜗神经核	后丘脑的内侧膝状体	传导听觉
			中脑下丘	完成听觉反射

三、 小脑

（一）概念

小脑位于颅后窝，呈扁平椭圆形，上面覆盖小脑幕，下面与脑桥和延髓背侧形成第四脑室，并通过三对小脑脚分别与中脑、脑桥和延髓相连接。功能为维持身体平衡、肌张力及协调运动。小脑中部比较狭窄的部分，称为小脑蚓；两侧膨大的部分则为小脑半球。

（二）内部结构

1. 小脑的灰质

（1）小脑半球皮质

小脑表层的灰质，可分为 3 层，即深面的颗粒层、中间的中层（浦肯野细胞层）和表面的分子层。

（2）小脑核

小脑核是小脑向外发出传出纤维的部位，由 4 组成对核团所组成。从小脑的中线向两侧排列，依次为顶核、球状核、栓状核和齿状核。球状核、栓状核合称中间核。

2. 小脑的白质

小脑的白质是小脑内部和进出小脑的纤维构成的白质，联系广泛。

四、间脑

间脑位于左右大脑半球之间、中脑的上方，大部分被大脑半球所掩盖，腹侧面露于脑底，邻颅中窝的蝶鞍和交叉前沟。间脑包括背侧丘脑、后丘脑、上丘脑、下丘脑、底丘脑五个部分。

1. 背侧丘脑

- 丘脑前核。
- 丘脑内侧核。
- 丘脑外侧核
  - 背侧核。
  - 腹侧核
    - 腹前核。
    - 腹外侧核。
    - 腹后核
      - 腹后内侧核：接受三叉丘系和味觉纤维。
      - 腹后外侧核：接受内侧丘系、脊髓丘系纤维。
- 中线核群。
- 板内核群。

2. 后丘脑

- 内侧膝状体：听觉传导的中继核，听辐接受听觉神经冲动的传入，并发出纤维形成听辐射，经内囊后肢至颞叶听觉中枢。
- 外侧膝状体：视觉传导的中继核，接受视觉神经冲动的传入，并发出纤维形成视辐射，经内囊后肢至枕叶视觉中枢。

五、下丘脑

下丘脑由视交叉、灰结节、漏斗、垂体、乳头体等构成。

1. 主要核团

以肽能神经元为主的大小不等的细胞构成边界不甚明显的下丘脑核团，主要有视上核、室旁核，均可分泌加压素（抗利尿激素）、催产素等，经下丘脑垂体束运至神经垂体释放。视上核以分泌加压素（抗利尿激素）为主，室旁核以分泌催产素为主。

2. 主要功能

(1) 是神经内分泌中心，完成神经-体液调节。

(2) 皮质下植物神经中枢，调节体温、觅食、生殖和内分泌活动等。

(3) 参与情绪行为活动，昼夜节律和记忆等。

六、端脑

端脑是脑的最高级部位，外形与颅腔一致，表面有深陷的脑沟和隆起的脑回，增大表面积。端脑分为左右两个半球，借胼胝体相连。每半球借沟裂分为枕叶、颞叶、额叶、顶叶和岛叶。

（一）大脑皮质各主要中枢的位置和功能

名称		位置	一侧损伤表现
第Ⅰ躯体运动区（运动中枢）		中央前回和中央旁小叶的前部	对侧相应骨骼肌瘫痪
第Ⅰ躯体感觉区（感觉中枢）		中央后回和中央旁小叶的后部	对侧躯体感觉障碍
视区（视觉中枢）		距状沟两侧的皮质	双眼对侧视野偏盲
听区（听觉中枢）		颞横回	双耳听力减弱
语言中枢	听话中枢（听觉性语言中枢）	颞上回后部	感觉性失语症
	说话中枢（运行性语言中枢）	额下回后部	运动性失语症
	阅读中枢（视觉性语言中枢）	角回	失读症
	书写中枢	额中回后部	失写症

（二）基底核的位置及组成

1. 位置

是大脑半球基底部，埋藏于髓质内的灰质团块。

2. 组成

尾状核、豆状核、屏状核、杏仁体。

3. 纹状体

（1）概念：是尾状核头与豆状核前端借灰质条索互相连接呈条纹状的结构。

（2）位置：位于丘脑前外侧。

（3）纹状体
- 尾状核。
- 豆状核
  - 壳：新纹状体。
  - 苍白球：旧纹状体。

（4）功能：调节肌张力，协调随意运动（属锥体外系）。

（三）内囊

内囊位于背侧丘脑、尾状核与豆状核之间，是大脑的投射纤维高度集中形成的白质板，呈“><”形。

内囊
- 前肢（豆状核与尾状核之间）
  - 额桥束。
  - 丘脑前辐射。
- 膝（前肢与后肢交汇处）→皮质核束→锥体束。
- 后肢（豆状核与丘脑之间）
  - 皮质脊髓束→偏瘫
  - 丘脑中央辐射→偏麻
  - 视辐射→偏盲

  （以上三项：三偏综合征。）
  - 听辐射。
  - 顶枕颞桥束。

复习思考题

一、选择题

A 型选择题（每题仅有 1 个正确答案）

1. 腺垂体肿大时最容易压迫（　　）。

A. 眼神经　　B. 动眼神经　　C. 颈内动脉

D. 视交叉　　E. 眼动脉

2. 小脑幕切迹疝移位的结构是（　　）。

A. 小脑扁桃体　B. 海马　C. 大脑枕叶

D. 海马旁回和钩　E. 海马和齿状回

3. 海绵窦内的颈内动脉瘤最容易压迫（　　）。

A. 动眼神经　B. 滑车神经　C. 眼神经

D. 上颌神经　E. 展神经

4. 正中孔及左、右外侧孔位于（　　）。

A. 脉络丛　B. 上矢状窦　C. 颈内静脉

D. 第四脑室　E. 蛛网膜粒

5. 瞳孔对光反射中枢在（　　）。

A. 上丘　B. 下丘　C. 上丘臂

D. 下丘臂　E. 顶盖前区

6. 传导躯干、四肢意识性本体感觉的神经纤维最终投射到（　　）。

A. 丘脑　B. 小脑　C. 外侧膝状体

D. 基底核　E. 中央后回上 2/3 和中央旁小叶后部

7. 穿行海绵窦外侧壁的结构不包括（　　）。

A. 动眼神经　B. 滑车神经　C. 眼神经

D. 上颌神经　E. 下颌神经

8. 小脑幕切迹上方的毗邻结构是（　　）。

A. 视交叉　B. 海马旁回钩　C. 端脑枕叶

D. 滑车神经　E. 面神经

9. 不属于副交感核的脑神经核是（　　）。

A. 上泌涎核　B. 下泌涎核　C. 疑核

D. 迷走神经背核　E. 动眼神经副核

10. 不属于一般内脏运动核的核团是（　　）。

A. 舌下神经核　B. 动眼神经副核　C. 上泌涎核

D. 下泌涎核　E. 迷走神经背核

11. 位于中脑的核团是（　　）。

A. 蓝斑　B. 泌涎核　C. 孤束核

D. 齿状核　E. 动眼神经核

12. 菱形窝位于（　　）。

A. 脑桥和中脑的背侧面　B. 脑桥和中脑的腹侧面

C. 脑桥和延髓的腹侧面　D. 脑桥和延髓的背侧面

E. 小脑半球及蚓部的腹侧面

13. 颅腔内听神经瘤最容易压迫的神经是（　　）。

A. 三叉神经　　B. 展神经　　C. 面神经

D. 迷走神经　　E. 上颌神经

14. 下橄榄核参与（　　）。

A. 平衡调节　　B. 体温调节　　C. 生物钟调节

D. 情绪调节　　E. 性调节

X 型选择题（每题选择两个或两个以上的正确答案）

1. 海绵窦内穿经的神经有（　　）。

A. 展神经　　B. 动眼神经　　C. 滑车神经

D. 眼神经　　E. 上颌神经

2. 受一侧皮质核束直接支配的神经核是（　　）。

A. 对侧动眼神经核　　B. 同侧面神经核下部　　C. 对侧舌下神经核

D. 双侧三叉神经运动核　　E. 双侧动眼神经副核

3. 一侧面神经下运动神经元受损时（　　）。

A. 病灶侧所有面肌瘫痪　　B. 额部横纹消失　　C. 不能闭眼

D. 口角下垂　　E. 鼻唇沟消失

4. 属于瞳孔对光反射通路的结构有（　　）。

A. 视网膜　　B. 上丘臂　　C. 顶盖前区

D. 动眼神经　　E. 睫状神经节

5. 视觉传导通路中的三级神经元是（　　）。

A. 视杆细胞　　B. 视锥细胞　　C. 视网膜双极细胞

D. 视网膜节细胞　　E. 外侧膝状体神经元细胞

6. 大脑半球的连合纤维（　　）。

A. 前连合　　B. 穹窿连合　　C. 胼胝体

D. 内囊　　E. 缰连合

二、名词解释

1. 瞳孔对光反射；2. 菱形窝；3. 脑桥小脑三角；4. 第四脑室；5. 内囊

三、简答题

1. 简述瞳孔对光反射途径。

2. 左食指采血时，其痛觉是怎样传到中枢的？

第三十八章　脑脊髓被膜、脑血管及脑脊液循环

重点内容纲要

一、脑脊髓被膜

1. 被膜的名称、位置

(1) 脑的被膜从浅到深依次是：硬脑膜、蛛网膜、软脑膜。

(2) 脊髓的被膜从浅到深依次是：硬脊膜、蛛网膜、软脊膜。

2. 硬膜外隙和蛛网膜下隙

(1) 硬膜外隙为硬脊膜与椎管内面骨膜之间的窄隙。

①特点：内含脂肪和椎内静脉丛；与颅腔不相通；腔内呈负压；腔内有脊神经根通过。

②意义：临床上常将麻醉药注入此隙内进行硬膜外麻醉。

(2) 蛛网膜下隙为蛛网膜与软膜之间的腔隙。

①特点：充满无色透明的脑脊液。

②意义：可在某些部位（如终池）穿刺抽取脑脊液或注射药物。

(3) 硬脑膜：附着于颅骨内面的坚韧的结缔组织膜。由胶质纤维和弹性纤维组成，在枕骨大孔与硬脊膜相延续。

二、脑血管

(一) 脑的动脉

1. 来源和分布范围

颈内动脉系：营养大脑的前 2/3 和部分间脑。
椎-基底动脉系：营养大脑的后 1/3 间脑后部、小脑、脑干。

2. 大脑的动脉供应

颈内动脉：
- 大脑前动脉
  - 皮质支：顶枕沟以前的大脑半球内侧面前2/3。
  - 中央支：纹状体前部和内囊前肢。
- 大脑中动脉
  - 皮质支：大脑半球上外侧面前2/3。
  - 中央支：纹状体后部、内囊膝和内囊后肢。
- 后交通动脉：颈内动脉与椎-基底动脉系的吻合支。
- 脉络丛前动脉：外侧膝状体、内囊后肢的后下部、大脑脚底的中1/3及苍白球等结构。

椎动脉→基底动脉→大脑后动脉：
- 皮质支：大脑半球后1/3及脑底面。
- 中央支：间脑。

3. 大脑动脉环（Willis环）

（1）位置：脑底部，视交叉、灰结节、乳头体的周围。

（2）组成：由前交通动脉、左右大脑前动脉、左右颈内动脉、左右后交通动脉、左右大脑后动脉、基底动脉互相连接而成。

（3）意义：当构成此环的某一动脉血流减少或被阻断时，可在一定程度上调节血液重新分配，以维持脑的血供。

（二）脑的静脉

颅内、外静脉之间有许多交通静脉，主要交通静脉结构包括以下几类。

1. 导血管

该类静脉为直接贯穿颅骨的短静脉通道，使颅外静脉与颅内静脉窦形成直接交通，如顶骨导血管、乳突导血管、破裂孔导血管等。其生理功能包括调节颅内、外静脉的压力，但颅外感染可通过此类结构向颅内扩散。

2. 板障静脉

板障静脉穿行于颅顶骨内、外板之间的板障层内，既与颅内静脉窦相通，又与颅顶部软组织静脉形成网络连接，也是颅外感染向颅内蔓延的途径之一。板障静脉变异较大，根据其位置可分为额板障静脉、颞板障静脉及枕板障静脉。

3. 脑神经及血管周围的静脉网

该静脉网位于颅底孔裂区域，沿神经及血管走行于管腔内，如颈动脉管内的静脉网，舌下神经管内的舌下神经静脉网等。此类结构通过颅内-颅外静脉交通，在脑脊液循环及静脉回流中发挥重要调节作用。

4. 眼静脉

眼上静脉向前与内眦静脉相交通，向后经眶上裂与海绵窦相交通。眼下静脉一支经眶上裂注入眼上静脉，另一支经眶下裂与翼丛相交通。

5. 枕骨大孔周围的静脉网

该静脉网连接着椎管内静脉丛和椎静脉、枕静脉、舌下神经管静脉网、髁导血管、横窦、乙状窦及基底静脉丛等。

三、脑脊液循环

1. 产生

脑脊液由各脑室的脉络丛产生。

2. 循环

左、右侧脑室$\xrightarrow{\text{室间孔}}$第三脑室$\xrightarrow{\text{中脑水管}}$第四脑室$\xrightarrow{\text{正中孔、外侧孔}}$蛛网膜下隙$\xrightarrow{\text{蛛网膜粒}}$上矢状窦→窦汇→横窦→乙状窦→颈内静脉

复习思考题

一、选择题

A 型选择题（每题仅有 1 个正确答案）

1. 关于硬膜外隙的描述，正确的是（　　）。

A. 与蛛网膜相通　　B. 充满脑脊液　　C. 与蛛网膜下隙相通
D. 间隙内无脂肪组织　　E. 有脊神经通过

2. 脑脊液产生于（　　）。

A. 侧脑室前角　　B. 第三脑室前角　　C. 所有脑室脉络丛
D. 中脑水管通连　　E. 上矢状窦

3. 大脑中动脉直接发自（　　）。

A. 大脑前动脉　　B. 颈内动脉　　C. 大脑后动脉
D. 椎动脉　　E. 后交通动脉

4. 脑的蛛网膜下隙位于（　　）。

A. 硬脑膜和蛛网膜之间　　B. 蛛网膜和软脑膜之间
C. 硬脊膜和蛛网膜之间　　D. 软脊膜和脊髓之间
E. 硬脊膜和骨膜之间

5. 脊髓动脉来自（　　）。

A. 椎动脉　　B. 大脑前动脉　　C. 大脑中动脉

D. 大脑后动脉　　E. 颈内动脉

6. 关于海绵窦的描述，错误的是（　　）。

A. 外侧壁由硬脑膜形成　　B. 外侧壁上有脑神经穿行

C. 左、右侧海绵窦互不相通　　D. 与颅内、外静脉相交通

E. 内有颈内动脉和展神经通过

7. 颅底骨折后导致脑脊液漏（　　）。

A. 蝶骨体咽漏　　B. 颅前窝眼漏　　C. 鼓室盖耳漏

D. 颅后窝椎管漏　　E. 不易引起颅腔内感染

8. 不构成大脑动脉环的血管是（　　）。

A. 大脑前动脉起始段　　B. 前交通动脉　　C. 大脑中动脉

D. 颈内动脉末段　　E. 大脑后动脉

9. 关于脉络丛的描述，正确的是（　　）。

A. 是软脑膜、毛细血管和室管膜上皮共同突入脑室内形成

B. 只存在于侧脑室内　　C. 与脑脊液的回流有关

D. 是脑脊液进入血液循环的途径　　E. 是蛛网膜突入硬脑膜窦内形成

X 型选择题（每题选择两个或两个以上的正确答案）

1. 颈内动脉的分支包括（　　）。

A. 眼动脉　　B. 大脑前动脉　　C. 大脑中动脉

D. 大脑后动脉　　E. 脉络丛前动脉

2. 关于硬脑膜窦的描述，正确的是（　　）。

A. 下矢状窦直接注入窦汇　　B. 海绵窦位于垂体窝两侧

C. 海绵窦内有上颌神经通过　　D. 窦汇是上矢状窦、直窦和横窦的交汇处

E. 直窦向后连于窦汇

3. 参与构成大脑动脉环的结构有（　　）。

A. 大脑前动脉　　B. 大脑后动脉　　C. 大脑中动脉

D. 前交通动脉　　E. 后交通动脉

4. 下列关于脑脊液描述，正确的是（　　）。

A. 只循环于脑室内　　B. 相当于外周组织中的淋巴

C. 有维持颅内压的作用　　D. 最后回流入颈内静脉

E. 为无色清亮的液体

5. 关于硬膜外隙的描述，正确的是（　　）。

A. 位于硬脊膜与椎管内面的骨膜之间　B. 内有脂肪、淋巴管、静脉丛

C. 硬膜外隙为负压　　D. 硬膜外隙为正压　　E. 内含脑脊液

二、名词解释

1. 硬脑膜窦；2. 蛛网膜下隙；3. 蛛网膜颗粒；4. 大脑动脉环（Willis 环）；5. 硬膜外隙

三、简答题

1. 试述大脑动脉环的组成及功能。
2. 简述脑脊髓液的产生和循环途径。

四、填图题

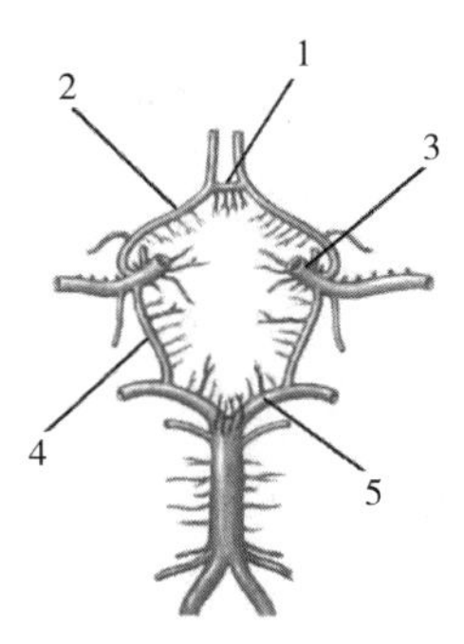

第三十九章　神经系统的传导通路

重点内容纲要

一、感觉传导通路

（一）痛、温觉和粗感觉传导通路

1. 躯干、四肢浅感觉传导通路

躯干、四肢痛温触压觉感受器→脊神经→脊神经节（第一级神经元胞体）→后根→后角（第二级神经元胞体）固有核发出脊髓丘脑前束、胶状质发出脊髓丘脑侧束→白质前连合交叉→脊髓丘脑束→脊髓丘系→丘脑腹后外侧核（第三级神经元胞体）→丘脑中央辐射→内囊后肢→中央后回中上部、中央旁小叶后部。

2. 躯干、四肢深感觉传导通路

躯干、四肢本体感受器和精细触觉感受器→脊神经→脊神经节（第一级神经元胞体）→后根→脊髓后索的薄、楔束→薄、楔束核（第二级神经元胞体）→内侧丘系交叉→对侧内侧丘系→丘脑腹后外侧核（第三级神经元胞体）→丘脑中央辐射→内囊后肢→中央后回中上部、中央旁小叶后部。

3. 头、面部的浅感觉传导通路

头面部皮肤、口鼻腔黏膜的痛温触压觉感受器→三叉神经节（第一级神经元胞体）→三叉神经感觉根→三叉神经脑桥核、脊束核（第二级神经元胞体）→交叉至对侧→对侧三叉丘系→丘脑腹后内侧核（第三级神经元胞体）→丘脑中央辐射→内囊后肢→中央后回下部。

（二）视觉传导通路及瞳孔对光反射通路

1. 视觉传导通路

视网膜的视锥、视杆细胞→双极细胞（第一级神经元胞体）→节细胞（第二级神经元胞体）→视神经→视交叉→视束→外侧膝状体（第三级神经元胞体）→视辐射→内囊后肢→视区（距状沟两侧的枕叶皮质）。

2. 瞳孔对光反射路

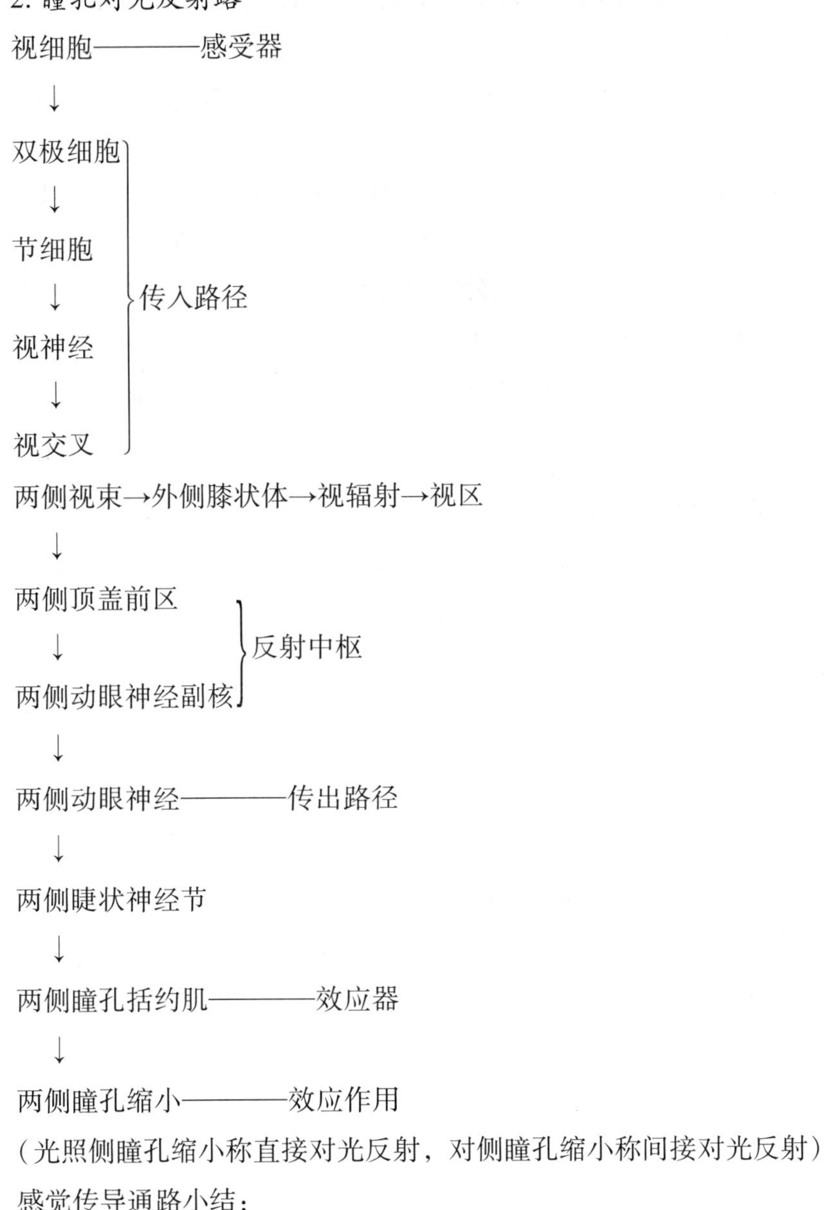

视细胞————感受器
↓
双极细胞
↓
节细胞
↓
视神经
↓
视交叉
（双极细胞→视交叉：传入路径）
两侧视束→外侧膝状体→视辐射→视区
↓
两侧顶盖前区
↓
两侧动眼神经副核
（两侧顶盖前区→两侧动眼神经副核：反射中枢）
↓
两侧动眼神经————传出路径
↓
两侧睫状神经节
↓
两侧瞳孔括约肌————效应器
↓
两侧瞳孔缩小————效应作用

（光照侧瞳孔缩小称直接对光反射，对侧瞳孔缩小称间接对光反射）

感觉传导通路小结：

三元两转一交叉，浅脊深延是交叉，经过内囊后肢处，定位诊断需要它。

二、运动传导通路

运动传导通路包括锥体系（支配骨骼肌）和锥体外系（调节肌张力等）。

（一）椎体系

锥体系由位于中央前回和中央旁小叶前部的巨型锥体细胞（Betz 细胞）和其他类型的锥体细胞以及位于额、顶叶部分区域的锥体细胞组成，包括皮质核束和皮质脊髓束，均由上下两级神经元构成。

- 皮质核束 —下行至→ 内囊膝部
  - 双侧神经运动核：动眼神经核、滑车神经核、展神经核、疑核、副神经核、三叉神经运动核、面神经运动核（支配面上部表情肌眼外肌、咀嚼肌、胸锁乳突肌、斜方肌和咽喉肌）。
  - 对侧：舌下神经核、面神经运动核（支配面下部表情肌）。
- 皮质脊髓束
  - 皮质脊髓侧束（交叉纤维）→内囊后肢→锥体交叉→对侧四肢肌。
  - 皮质脊髓前束（不交叉纤维）→双侧脊髓前角内侧核双侧躯干肌→脊髓前角外侧核。

（二）上、下位运动神经元受损表现

损伤部位	上位运动神经元（大脑皮质运动区及锥体束）	下位运动神经元（脑干躯体运动核、脊髓前角及脊神经）
瘫痪特点	硬瘫（痉挛性）	软瘫（弛缓性）
肌张力	增强	减弱
肌肉萎缩	早期不明显	明显
病理反射	腱反射增强，病理反射阳性	腱反射减弱，病理反射未引出
瘫痪范围	广泛，常为截瘫或偏瘫	局限

第四十章　头部的局部解剖学

重点内容纲要

头部以眶上缘、颧弓、外耳门上缘和乳突的连线为界，分为面部和颅部。

一、面部

（一）面部浅层结构

1. 皮肤

面部皮肤薄而柔软，富于弹性，含有较多的皮脂腺、汗腺、毛囊。

2. 浅筋膜

面部浅筋膜由疏松结缔组织构成，内有面肌、血管、神经和腮腺管等。

3. 面肌（表情肌）

面肌属于皮肌，起自面颅诸骨或筋膜，止于皮肤，收缩时牵动皮肤，使面部呈现各种表情。面肌受面神经支配，面神经损伤可出现面瘫。

分部：
- 眼周围肌：眼轮匝肌。
- 鼻周围肌：鼻肌。
- 口周围肌：
  - 浅层：口轮匝肌、提上唇肌、颧肌、笑肌、降口角肌。
  - 中层：提口角肌、降下唇肌。
  - 深层：颊肌、颏肌。

4. 血管

- 面动脉：于颈动脉三角内起自颈外动脉，穿经下颌下三角，在咬肌止点前缘处入面部。
- 面静脉：与面动脉伴行，缺少静脉瓣，经眼静脉与海绵窦交通，还经面深静脉和翼丛等与海绵窦交通，血管受挤压可导致静脉血逆流。

面部“危险三角”鼻根至两侧口角连线所形成的三角区。

5. 淋巴

面浅层的淋巴管非常丰富，吻合成网，通常均注入下颌下淋巴结和颏下淋巴结。

6. 神经

(1) 三叉神经：管理面部感觉。

(2) 面神经：支配面肌运动。

三叉神经三大分支及其主要皮支

三大分支	皮支	穿面颅的孔	分布
眼神经	眶上神经	眶上切迹或孔	额部皮肤
上颌神经	眶下神经	眶下孔	下睑、鼻翼及上唇的皮肤和黏膜
下颌神经	颏神经	颏孔	颊部、下唇的皮肤和黏膜

(3) 面神经：由茎乳孔出颅，向前进入腮腺分为上、下两干，干再分支交织成丛，最后呈扇形，分为5组分支，由腮腺穿出，支配面肌。

分支
- 颞支：自腮腺上缘穿出→额肌、眼轮匝肌上部。
- 颧支：自腮腺前缘穿出→眼轮匝肌下部、上唇诸肌。
- 颊支分支
  - 上颊支：平行于腮腺管上方（屏间切迹至鼻翼下缘连线）。
  - 下颊支：位于腮腺管下方（口角平面或稍上方）。
- 下颌缘支：自腮腺下端穿出沿下颌骨下缘前行→颏肌、下唇诸肌。
- 颈支：自腮腺下端穿出在下颌角附近至颈部→颈阔肌。

（二）面侧区

面侧区位于颧弓、鼻唇沟、下颌骨下缘与胸锁乳突肌上份前缘之间的区域，分为腮腺咬肌区、面侧深区和颊区。

1. 腮腺咬肌区

腮腺咬肌区指腮腺和咬肌所在的下颌支外面和下颌后窝，其内含有腮腺、咬肌以及有关的血管神经等。

(1) 腮腺：位于外耳道前下方，呈锥体形，底向外侧，尖向内侧突向咽旁。以下颌支的后缘或以穿过腮腺的面神经丛为界，腮腺分为浅、深两部。

①毗邻
- 上缘：邻颧弓、外耳道、下颌关节。
- 下端：平下颌角。
- 前部：邻咬肌、下颌支和翼内肌后缘，浅部向前覆盖咬肌后份的浅面。
- 后缘：邻乳突前缘、胸锁乳突肌前缘上份。
- 深面：茎突诸肌、颈内动脉、颈内静脉、末四对脑神经。

②腮腺床：指紧贴腮腺深面的茎突诸肌，颈内动、静脉，末四对脑神经等结构。

③腮腺咬肌筋膜：来自颈深筋膜的浅层，包绕腮腺形成腮腺鞘。两层在腮腺前缘合为一层，覆盖咬肌表面，称为咬肌筋膜。

（2）腮腺管：自腮腺浅部前缘发出，在颧弓下方一横指处越过咬肌表面，穿过颊肌，开口于与上颌第二磨牙相对处的颊黏膜上的腮腺管乳头。

（3）穿经腮腺的结构
- 纵行结构：颈外动脉、颞浅动、静脉，下颌后静脉及耳颞神经。
- 横行结构：上颌动脉、上颌静脉、面横动脉、面横静脉、面神经。

其中，面神经因穿经腮腺而分为 3 段。

- 第 1 段（腮腺前段）：面神经出茎乳孔至腮腺的一段，位于乳突与外耳道之间的切迹内。
- 第 2 段（腮腺内段）：面神经干在腮腺内通常分为上、下两干，再分支彼此交织成面神经丛，最后形成 5 组分支。
- 第 3 段（腮腺后段）：5 组分支由腮腺浅部穿出，呈扇形分布，支配面肌运动。

2. 面侧深区

面侧深区位于颅底的下方，口腔及咽的外侧，即颞下窝范围。

境界
- 顶：蝶骨大翼的颞下面。
- 底：平下颌骨下缘。
- 四壁
  - 前壁：上颌骨体的后面。
  - 后壁：腮腺深部。
  - 外侧壁：下颌支。
  - 内侧壁：翼突外侧板及咽侧壁。

（1）上颌动脉。

- 第 1 段（下颌段）：自起点至翼外肌下缘，主要分支包括下牙槽动脉、脑膜中动脉。
- 第 2 段（翼肌段）：位于翼外肌浅面或深面，分支为咀嚼肌支、颊动脉。
- 第 3 段（翼腭窝）：位于翼腭窝内，分支为上牙槽后动脉、眶下动脉。

（2）翼静脉丛：位于颞下窝内，收纳与上颌动脉分支的伴行静脉，最后汇合成上颌静脉，回流至下后静脉。翼静脉丛通过面深静脉与面静脉交通，并经眼下静脉、卵圆孔网及破裂孔导血管与海绵窦交通。

（3）下颌神经。

①位置：自卵圆孔出颅进入颞下窝，位于翼外肌深面。

②分支
- 运动支：支配咀嚼肌运动（翼内、外肌、颞肌、咬肌）。
- 感觉支
  - 颊神经。
  - 耳颞神经。
  - 舌神经。
  - 下牙槽神经。

（三）面部的间隙

1. 咬肌间隙

该间隙位于下颌支与咬肌之间。牙源性感染可扩散至此间隙。

2. 翼下颌间隙

该间隙位于下颌支与翼内肌之间。其内包含疏松结缔组织、舌神经、下牙槽神经、血管等。下牙槽神经阻滞麻醉，麻药注入此间隙内。牙源性感染可累及此间隙。

3. 舌下间隙

该间隙位于下颌体的内侧，口底黏膜与下颌舌骨肌之间。其内包含舌下腺、下颌下腺的深部及腺管、下颌下神经节、舌神经、舌下神经及舌下血管。

（四）翼外肌周围结构

翼外肌起于蝶骨大翼的颞下面及翼突外侧板，止于下颌颈的翼肌凹。

邻近结构
- 上缘：颞深前、后血管神经。
- 下方：有翼内肌以及翼内肌外侧从前向后的舌神经、下牙槽神经。
- 浅面：上颌动脉及其分支。
- 深面：脑膜中动脉、下颌神经干及其分支、耳颞神经、鼓索等。
- 两头之间：颊神经穿出。
- 周围：有翼丛。

二、颅部

颅部由颅顶、颅底与颅腔及其内容物等组成。颅顶又分为额顶枕区和颞区。颅底有内、外面之分，有许多重要的孔道，是神经、血管出入颅的部位。

复习思考题

一、单选题

A 型选择题（每题仅有 1 个正确答案）

1. 关于头皮的描述，错误的是（　　）。

A. 由浅入深可分为五层　　B. 连接紧密，难以将其各自分开

C. 血管神经主要走行于第二层内　　D. 全层横行裂伤后创口较大

2. 关于帽状腱膜的描述，错误的是（　　）。

A. 属于颞肌的腱膜　　B. 致密，与浅筋膜紧密连接

C. 与第五层连接疏松　　D. 损伤时由于肌肉收缩裂口较大

3. 关于海绵窦的描述，正确的是（　　）。

A. 窦内由结缔组织分隔成许多小间隙

B. 两侧海绵窦互不相通，感染时不能蔓延到对侧

C. 窦内有面神经通过，病变时易出现面瘫

D. 窦的前方与基底静脉丛相连

4. 垂体前叶肿大时可压迫（　　）。

A. 眼动脉　　B. 颈内动脉　　C. 视交叉　　D. 视束

5. 小脑幕切迹疝时，常受压的神经为（　　）。

A. 展神经　　B. 动眼神经　　C. 滑车神经　　D. 眼神经

6. 面浅层的结构特点为（　　）。

A. 皮肤薄而柔软，富含汗腺、皮脂腺、无毛囊

B. 浅筋膜内弹性纤维与深筋膜相连，形成皮纹

C. 手术时，切口方向应与皮纹一致，愈合后瘢痕较小

D. 睑部皮下组织多而疏松，水肿在此部显现最早

7. 不参与组成“腮腺床”的结构为（　　）。

A. 颈内血管　　B. 颈外血管　　C. 舌咽神经　　D. 迷走神经

X 型选择题（每题选择两个或两个以上的正确答案）

1. 关于额顶枕区的结构，正确的是（　　）。

A. 皮肤厚而致密，为疖肿或皮脂腺囊肿的好发部位

B. 深部两层连接疏松，较易分离

C. 浅筋膜内的血管创伤时不易自行收缩闭合，出血多

D. 浅筋膜层又被认为是颅顶部的“危险区”

E. 帽状腱膜横向断裂时，因枕额肌收缩，创口裂开较小，有利于创口愈合

2. 额顶枕区的血管神经有（　　）。

A. 滑车上动、静脉　　B. 眶上神经　　C. 上颌神经

D. 面动、静脉　　E. 枕动、静脉

3. 关于小脑幕的描述，正确的是（　　）。

A. 不属于硬脑膜　　B. 位于大脑半球枕叶与小脑之间

C. 构成颅后窝的顶　　D. 幕切迹与鞍背围成一孔，有延髓通过

E. 上邻海马旁回钩

4. 关于腮腺咬肌筋膜，正确的是（　　）。

A. 为颈深筋膜中层向上的延续　　B. 分两层包绕腮腺形成腮腺鞘

C. 深入腺实质内，将其分隔成许多小叶

D. 浅层薄而且不完整　　E. 化脓时，脓肿易向浅表穿透

5. 腮腺的深部与下列哪些血管神经相邻（　　）。

A. 颈内动、静脉　　B. 舌下神经　　C. 副神经

D. 迷走神经　　E. 上颌神经

6. 有关腮腺的描述，正确的是（　　）。

A. 位于面侧区　　B. 上邻颞下颌关节　　C. 下平下颌角

D. 前达咬肌前缘　　E. 后缘邻接乳突前缘

二、名词解释

1. 翼点；2. 颅顶部“危险区”；3. 腮腺床；4. 颈袢

三、简答题

1. 如何鉴别颅顶皮下、腱膜下和骨膜下血肿？

2. 简述颅内、外静脉交通。

3. 面部“危险三角”的位置及其临床意义如何？

4. 试述腮腺的位置、形态和毗邻关系。

5. 穿经腮腺的结构由浅入深有哪些？

6. 试述面侧深区的位置和内容。

7. 试以经翼外肌为标志，说明面侧深区血管、神经的局部位置关系。

8. 试述咬肌间隙的位置和临床意义。

9. 试述翼下颌间隙的位置、内容和临床意义。

10. 试述下颌神经的分支及分布范围。

第四十一章　颈部的局部解剖学

重点内容纲要

颈部一般分为两大部分：固有颈部和项部。两侧斜方肌前缘之间和脊柱颈部前方的部分为固有颈部，即通常所指的颈部；两侧斜方肌前缘与脊柱后方之间的部分为项部。

- 固有颈部分区
  - 颈前区
    - 舌骨上区
      - 颏下三角。
      - 下颌下三角（二腹肌三角）。
    - 舌骨下区
      - 颈动脉三角。
      - 肌三角。
  - 胸锁乳突肌区。
  - 颈外侧区（颈后三角）
    - 枕三角。
    - 锁骨上三角。

一、颈部层次结构

（一）浅层结构

1. 皮肤

颈部皮肤较薄，移动性较大，皮纹呈横向分布。

2. 浅筋膜

颈部浅筋膜含脂肪，其深面有颈阔肌，该肌深面有浅静脉、颈丛皮支、面神经颈支。

3. 浅静脉

颈前静脉→颈外静脉。

颈外静脉→锁骨下静脉（或颈内静脉）。

4. 神经

- 颈丛皮支
  - 枕小神经。
  - 耳大神经。
  - 颈横神经。
  - 锁骨上神经。
- 面神经颈支：颈阔肌。

（二）颈筋膜及筋膜间隙

1. 颈筋膜

- 浅层（封套筋膜）：围绕整个颈部并包绕两肌和两腺，形成鞘。
- 中层（内脏筋膜）：位于舌骨下肌群深面，包裹咽、食管颈部、喉、气管颈部、甲状腺和甲状旁腺等，并形成甲状腺鞘。其前下部覆盖气管者为气管前筋膜；后上部覆盖颊肌、咽缩肌者为颊咽筋膜。
- 深层（椎前筋膜）：位于颈深肌浅面，并覆盖颈交感干、膈神经、臂丛、锁骨下动、静脉。

2. 筋膜间隙

- 胸骨上间隙：封套筋膜在胸骨柄上方分为两层所构成的间隙。
- 锁骨上间隙：封套筋膜在锁骨上方分为两层所构成的间隙。
- 咽后间隙：位于椎前筋膜与颊咽筋膜之间。
- 椎前间隙：位于颈椎与椎前筋膜之间。

二、颈前区

颈前区以舌骨为界分为舌骨上区和舌骨下区。

（一）舌骨上区

1. 颏下三角

颏下三角位于两侧二腹肌前腹与舌骨体之间。其浅面覆以皮肤、浅筋膜和颈筋膜浅层，深面由下颌舌骨肌及其筋膜构成，其内包含数个颏下淋巴结。

2. 下颌下三角

下颌下三角位于下颌骨下缘与二腹肌前、后腹之间。其浅面覆以皮肤、浅筋膜、颈阔肌、颈筋膜浅层；深面由两侧的下颌舌骨肌、舌骨舌肌、咽中缩肌构成。

（二）舌骨下区

1. 颈动脉三角

（1）境界：颈动脉三角位于胸锁乳突肌上份前缘、肩胛舌骨肌上腹与二腹肌后腹之间。其浅面为皮肤、浅筋膜、颈阔肌及颈筋膜浅层，深面为椎前筋膜，其内包含咽侧壁及其筋膜。

（2）内容及毗邻：该三角内有颈总动脉及其分支、颈内静脉及其属支、迷走神经及其分支、副神经、舌下神经及其降支及颈深淋巴结等。

①颈总动脉：位于颈内静脉内侧。颈总动脉分叉处的重要结构：颈动脉窦（压力感受器）、颈动脉小球（化学感受器），共同参与调节血压和呼吸。

分支：
- 平甲状软骨上缘处分为颈内、外动脉。
- 颈内动脉：初居颈外动脉后外方，然后至其后方。
- 颈外动脉分支：
  - 向前：甲状腺上动脉、舌动脉、面动脉。
  - 向后：枕动脉。
  - 向内：咽升动脉。

②颈内静脉：位于颈总动脉外侧，其属支自上至下依次为面静脉、舌静脉、甲状腺上静脉和甲状腺中静脉，均经颈动脉浅面向外侧汇入颈内静脉。

③脑神经。

- 迷走神经：
  - 喉上神经。
  - 喉内支：司声门裂以上喉黏膜感觉。
  - 喉外支：支配环甲肌。
  - 心支：入心丛。
- 副神经：经二腹肌后腹的深面进入颈动脉三角的后上角，越过颈内静脉的浅（或深）面，行向后外至胸锁乳突肌深面支配该肌，本干至颈后三角。
- 舌下神经：经二腹肌后腹的深面进入颈动脉三角，勾绕枕动脉起始部弯向前下越过颈内、外动脉浅面，发出颈袢，本干行向前上方，再经二腹肌后腹深面进入下颌下三角。

2. 肌三角

（1）境界：肌三角位于颈前正中线与肩胛舌骨肌上腹和胸锁乳突肌前缘之间。其浅面为皮肤、浅筋膜、颈筋膜浅层，深面为椎前筋膜。该三角内含有甲状腺、甲状旁腺、气管和食管。

（2）甲状腺：呈“H”形，分左、右（侧）叶及甲状腺峡，有时有锥状叶。

①被膜
- 甲状腺鞘（假被膜）：气管前筋膜包绕甲状腺形成假被膜，在侧叶内侧和峡部后面与喉、气管软骨膜愈着，并增厚形成甲状腺悬韧带。
- 纤维囊（真被膜）：与假被膜间有疏松结缔组织、甲状旁腺、血管、神经。

②位置
- 左、右叶：位于喉与气管的前外侧，上极平甲状软骨中部，下极平第 6 气管软骨环，也有的延伸到胸骨柄后方。
- 甲状腺峡：位于第 2~4 气管软骨前方。

③毗邻
- 前面（浅→深）：皮肤、浅筋膜、封套筋膜、舌骨下肌群、气管前筋膜。
- 后内侧：喉、气管、咽、食管、喉返神经。
- 后外侧：颈动脉鞘、交感干。

（3）甲状旁腺：为两对扁圆形小体，棕黄或淡红色。位于甲状腺侧叶后面，真、假被膜之间，有的位于甲状腺实质内或位于气管周围的结缔组织中。

分区与位置
- 上甲状旁腺：甲状腺侧叶上、中 1/3 交界处的后方。
- 下甲状旁腺：变化较大，多位于甲状腺侧叶下 1/3 处的后方。

（4）气管颈段：上方平第 6 颈椎下缘接环状软骨，下方前平胸骨颈静脉切迹，后平第 7 颈椎下缘移行为气管胸部。

毗邻
- 前面（浅→深）：皮肤、浅筋膜、封套筋膜（胸骨上间隙及颈静脉弓）、舌骨下肌群、气管前筋膜。第 2~4 气管软骨前方有甲状腺峡，峡的下方有甲状腺下静脉、甲状腺奇静脉丛和可能存在的甲状腺最下动脉。
- 两侧：甲状腺左、右叶。
- 后方：食管、气管旁沟内有喉返神经。
- 后外侧：颈动脉鞘及交感干。

（5）食管颈段：上端前平环状软骨下缘与咽相接；下端平颈静脉切迹平面处移行为食管胸部。

毗邻
- 前方：气管。
- 后方：椎前筋膜、颈长肌、颈椎。
- 两侧：甲状腺左、右叶，颈动脉鞘及鞘内结构。
- 后外侧：交感干。

三、胸锁乳突肌区及颈根部

（一）胸锁乳突肌区

胸锁乳突肌区指胸锁乳突肌在颈部所占据和覆盖的区域。

1. 颈袢

C_1 前支→舌下神经→颈袢上根 ┐
$C_2 \sim C_3$ 前支→颈袢下根 ┘ 在颈动脉鞘浅面合成颈袢，支配舌骨下肌群。

2. 颈动脉鞘

颈动脉鞘上起自颅底，下续纵隔。鞘内有颈内静脉和迷走神经贯穿全长，颈内动脉行于鞘的上部，颈总动脉行经其下部。

3. 颈丛

颈丛由第1~4颈神经前支组成，位于胸锁乳突肌与中斜角肌、肩胛提肌之间，分为皮支、肌支和膈神经。

4. 颈交感干

颈交感干由颈上、中、下交感神经节及其节间支组成，位于脊柱两侧，椎前筋膜深面。

组成：
- 颈上神经节：位于第2、3颈椎横突前方。
- 颈中神经节：位于第6颈椎横突前方。
- 颈下神经节：常与第一胸神经节融合为颈胸神经节，位于第7颈椎平面，椎动脉起始部分下方。

（二）颈根部

颈根部是颈部与胸部之间的接壤区。其中心标志是前斜角肌，前界为胸骨柄，后界为第1胸椎体，两侧界为第1肋。

1. 斜角肌间隙

该间隙由前、中斜角肌和第1肋三者围成，其内通过的结构包括臂丛、锁骨下动脉。

2. 膈神经

膈神经由第3、4、5颈神经前支组成，位于椎前筋膜深面，经前斜角肌前面下行，在迷走神经的外侧，穿过锁骨下动、静脉之间入胸腔。

3. 胸膜顶

胸膜顶是覆盖肺尖的壁胸膜。突入到颈根部，高出锁骨内侧1/3上缘2~3 cm，被前、中、后斜角肌覆盖。胸膜上膜（Sibson筋膜）是第7颈椎横突至第1肋内侧缘之间增厚的胸内筋膜，与胸膜顶相连，起悬吊作用。

4. 椎动脉三角

境界：
- 外侧：前斜角肌。
- 内侧：颈长肌。
- 下界（底）：锁骨下动脉第1段。
- 尖：第6颈椎横突前结节（颈动脉结节）。
- 后界：胸膜顶、第7颈椎横突、第8颈神经前支、第1肋颈。
- 前方：颈动脉鞘、膈神经、胸导管弓（左侧）。

该三角内的主要结构有椎动脉、椎静脉、甲状腺下动脉、交感干及颈胸神经节。

5. 胸导管

胸导管沿食管左缘上升，继呈弓形向外，经颈动脉鞘后方注入左静脉角。

6. 锁骨下动脉

锁骨下动脉左侧起自主动脉弓，右侧起自头臂干。该动脉以前斜角肌为标志为 3 段：第 1 段经胸膜顶前上方，第 2 段在前斜角肌后方，第 3 段位于第 1 肋上面。

7. 锁骨下静脉

锁骨下静脉自第 1 肋外缘续于腋静脉，经锁骨与前斜角肌之间，向内侧与颈内静脉合成头臂静脉（交角为静脉角）。

四、颈外侧区

（一）枕三角（肩胛舌骨肌斜方肌三角）

该三角位于胸锁乳突肌后缘、斜方肌前缘、肩胛舌骨肌下腹上缘之间。其浅面为皮肤、浅筋膜、颈筋膜浅层。深面为椎前筋膜及其深面头夹肌、肩胛提肌及中、后斜角肌。

1. 副神经

副神经自胸锁乳突肌后缘上、中 1/3 交点处穿出，入枕三角，沿肩胛提肌浅面至斜方肌前缘中、下 1/3 交界处进入斜方肌深面。

2. 颈丛分支

颈丛分支自胸锁乳突肌后缘中点穿出颈筋膜浅层，分布于头、颈、胸前上部及肩上部的皮肤。肩胛背神经支配肩胛提肌、大小菱形肌。

3. 臂丛分支

肩胛上神经分布于冈上肌、冈下肌和肩胛关节。

（二）锁骨上三角（肩胛舌骨肌锁骨三角）

该三角位于胸锁乳突肌后缘、肩胛舌骨肌下腹和锁骨之间。浅面为皮肤、浅筋膜和颈筋膜浅层。深面为斜角肌下份及椎前筋膜。

（1）锁骨下静脉：锁骨下静脉于第 1 肋外缘续腋静脉，在该三角内位于锁骨下动脉第 3 段前下方，在前斜角肌内侧与颈内静脉汇合成头臂静脉。

静脉角：颈内静脉与锁骨下静脉汇合处的夹角称为静脉角，由胸导管或右淋巴导管注入。

（2）锁骨下动脉：穿过斜角肌间隙进入锁骨上三角，为锁骨下动脉第 3 段。

(3) 臂丛：由第5~8颈神经前支和第1胸神经前支大部分组成的5个根，经斜肌间隙入锁骨上三角。在前斜角肌外缘附近合成3干，位于锁骨下动脉后上方。各干均分为前、后股，经锁骨中份的后下方进入腋窝。

五、颈部淋巴

颈部淋巴结较多，除收集头颈部淋巴外，尚收集胸部及上肢的部分淋巴。按部位将颈部淋巴结分为颈上部、颈前部和颈外侧淋巴结。

（一）颈上部淋巴结

该淋巴结沿头颈交界处排列（枕、乳突、腮腺、下颌下及颏下淋巴结等），收纳头部淋巴，注入颈外侧淋巴结。

（二）颈前区的淋巴结

该区淋巴结位于舌骨下方，两侧胸锁乳突肌、颈动脉鞘之间，分为浅、深两组，注入颈外侧深淋巴结。

浅组（沿颈前静脉排列）：收纳舌骨下区浅淋巴。
深组（颈部器官周围）：收纳喉、甲状腺、气管、食管的淋巴。

（三）颈外侧淋巴结

该区淋巴结主要沿颈内静脉排列，上自颅底，下至颈根部。通常以肩胛舌骨肌下腹为界，分为颈外侧上深淋巴结和颈外侧下深淋巴结两群。

复习思考题

一、选择题

A型选择题（每题仅有1个正确答案）

1. 关于颈部各结构分布特点的描述，错误的是（　　）。

A. 颈部血管位于脏器两侧　　B. 颈阔肌为皮肌，而面神经支配

C. 颈静脉弓位于胸骨上间隙内，气管切开时应注意

D. 颈部皮肤移动性大，故手术时常纵行切口，以利愈合

2. 关于气管颈段的描述，正确的是（　　）。

A. 下段位置较深，上段位置较浅　　B. 平第 6 颈椎下缘移行至气管胸部

C. 仰头时，可上下移支 3 cm　　D. 头转向一侧时，气管转向对侧

3. 关于颈根部的描述，正确的是（　　）。

A. 是颈部与胸部之间的接壤区　　B. 其中心标志是前斜角肌

C. 两侧界为第 1 肋　　D. 前内侧有胸膜顶及颈根部的横行结构

X 型选择题（每题选择两个或两个以上的正确答案）

1. 关于甲状腺的描述，正确的是（　　）。

A. 内脏筋膜包绕甲状腺形成真、假被膜

B. 血管神经走行于真、假 被膜之间

C. 吞咽时，甲状腺可随喉上、下移动

D. 假被膜增厚形成甲状腺悬韧带

E. 甲状腺肿大，可出现瞳孔缩小，眼裂变窄等症状

2. 关于椎动脉三角的描述，正确的是（　　）。

A. 外界为前斜角肌　　B. 后方有胸膜顶

C. 颈动脉鞘和膈神经在其内侧　　D. 颈交感干位于此三角

E. 甲状腺下动、静脉也经过此三角

二、名词解释

1. 颈动脉三角；2. 肌三角；3. 枕三角

三、简答题

1. 颈部的筋膜间隙有哪些？其位置及走向如何？

2. 根据甲状腺的毗邻关系，试分析甲状腺肿大可能引起的症状。

3. 气管切开需经过哪些层次？术中应注意哪些解剖结构？